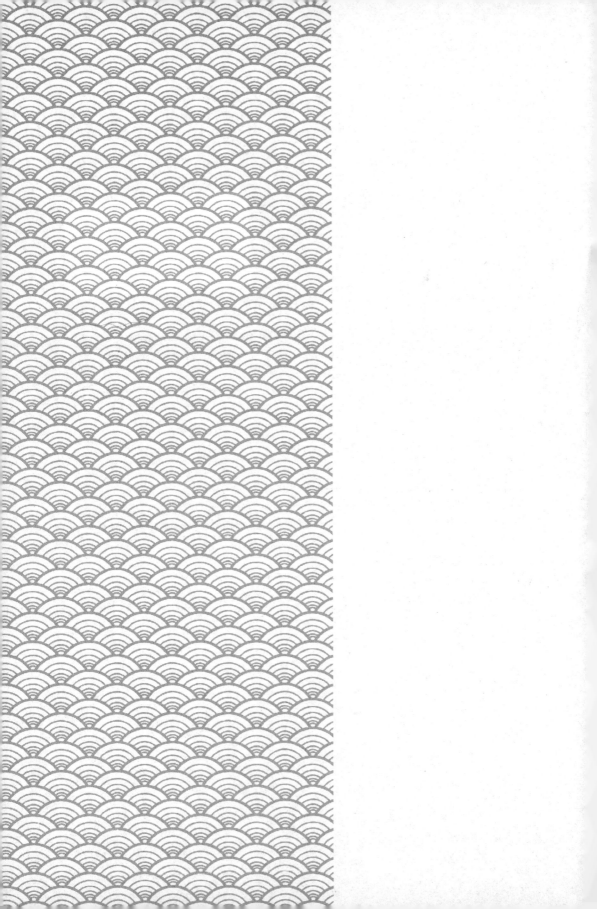

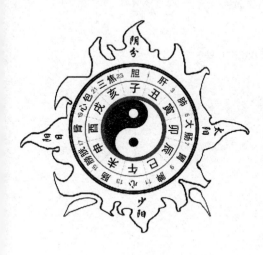

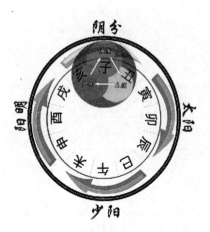

《伤寒论》

经脉营卫体系

SHANGHANLUN

JINGMAI YINGWEI TIXI

兰金树　编著

甘肃科学技术出版社

图书在版编目(CIP)数据

《伤寒论》经脉营卫体系 / 兰金树编著 . -- 兰州：
甘肃科学技术出版社，2022.6（2023.9重印）
ISBN 978-7-5424-2942-1

Ⅰ.①伤… Ⅱ.①兰… Ⅲ.①《伤寒论》-研究
Ⅳ.①R222.29

中国版本图书馆CIP数据核字(2022)第085570号

《伤寒论》经脉营卫体系

兰金树 编著

责任编辑 陈学祥
封面设计 麦朵设计

出 版 甘肃科学技术出版社
社 址 兰州市城关区曹家巷1号 730030
电 话 0931-2131572（编辑部） 0931-8773237（发行部）

发 行 甘肃科学技术出版社 印 刷 三河市铭诚印务有限公司
开 本 710毫米×1020毫米 1/16 印 张 15 插 页 2 字 数 243千
版 次 2022年6月第1版
印 次 2023年9月第2次印刷
印 数 1001~2050
书 号 ISBN 978-7-5424-2942-1 定 价 88.00元

自 序

　　《伤寒杂病论》为东汉末年张仲景所著，已存世 1800 余年，幸有东晋王叔和搜集整理才得以保存流传，之后唐代孙思邈有"江南诸师秘仲景要方不传"之叹，到了北宋成无己则进入全面注释阶段，至此之后注解之风兴起，也开始成为历代中医人逾越不过的那道坎。

　　如果《伤寒论》已经被后世医家真正读懂，其背后理论有了明确结论，人们就应该能够形成共识，历代中医人也就无须再从经络说、脏腑说、脏腑经络说、脏腑经络气化说、营卫气血阴阳气化说、五运六气说、标本中气说、六区经界地面说、阴阳之气说、三部六病说、六经三焦说、六经分证说、病理阶段分类模型说、八纲辨证说、方证说、医易同源说等等不同角度、方向进行各种试探性的研究、争论。说到底，《伤寒论》研究其实一直处于尝试、寻找阶段，远没有进入能够继续延伸发展的地步。

　　由于《伤寒论》各种注解、思考方式越来越多，一些人对原作者张仲景的所思所想还在继续探寻，另外一些人则在后世这些各种注解理论中进行再加工、创造，于是人们的研究方向、求知态度开始出现复杂转变。

　　我的专业是针灸推拿方向，不是专门做《伤寒论》研究的，所以受后世注解理论影响很是有限，始终保持着对《伤寒论》的原始探知兴趣，这样也就避免了以"我"的角度对《伤寒论》进行直接思考，让笔者可以站在第三视野的旁观角度来重新定位《伤寒论》与《黄帝内经》之间的理论联系。因为站的角度、立场不同，看到的结果也就不同，所以在这个探寻过程中得出了一些不一样的收获。

　　《伤寒论》是张仲景所著，假如《伤寒论》背后真的存在一个完整的理论体系，那么这个理论体系只可能是原作者张仲景的构思所想，绝不会是其他人的，所以《伤寒论》理论上应该存在张仲景这个"唯一"性。而后世医家的各种注解、尝试、探寻、百家争鸣不过是为了寻找这个"唯一"可能而做的各种不懈努力。

　　假如我们能够找到这个"唯一"的张仲景理论，就能够以张仲景这个原作者的思想去解读他本人的《伤寒论》，以此为基础对《伤寒论》所做的任何思考都应该是顺风顺水、迎刃而解、畅通无阻的，得出的所有讨论结果都应该是完美、合理的，绝不会产生任何的矛盾、背离。

　　因为《伤寒论》所有条文都是围绕这个"唯一"理论中心在做讨论，所以用此"唯一"理论对《伤寒论》所有条文可以进行"一以贯之"的解读，而不会产生"一个条文，一个理论"的现象。

　　因为所有条文都是围绕这个"唯一"理论中心在做讨论，所以上下条文之间、前后文之间、篇章之间一定存在必然的逻辑关系，而不会是散在的、毫无逻辑可言的临床随笔记录、经验堆积。

　　这个"唯一"理论是否存在？如果存在，我们是否能够有机会探知？它又该是个什么样子？

　　本书通过对《黄帝内经》经脉营卫理论体系进行重新建构，产生了与《伤寒论》顺其自然的对应连接，得出《伤寒论》与《黄帝内经》理论高度一致的结论，并以此理论对《伤寒论》进行详细解读，尝试着去寻找其背后的那个"唯一"可能。此书给出的解读方向、结论是否能够满足这个"唯一"性，是否还存在其他可能，是否还有更佳的理论方式等等，希望诸位同道不吝指正，后学将万分感谢！

兰金树

2022 年 1 月

《伤寒论》定律

要想找到《伤寒论》背后的那个"唯一"可能存在，用张仲景的理论去解读张仲景的《伤寒论》，真正实现"以经解经"，必须首先排除"我"这个外在的第三因素干扰。任何附加进去的"我"之理论创造、设定、想法、自圆其说等等都将是对《伤寒论》原有理论的悖离。简单来说，张仲景绝对不是利用后世读者的这些个人创造、发明、感悟写出的《伤寒论》，而据此给出的任何注解也只能是后人对《伤寒论》不同层次、角度的"读后感"。对于《伤寒论》研究而言，我们只有去寻找的机会，还远远没到我们能够创造、发明的时候。

我们从小学开始就做过数学应用题。要想解答一道数学命题，需要用固定的、成熟的数学定律理论与命题建立逻辑联系，做题者只是前后两者之间逻辑关系的寻找者，而不是制造者。同理，如果我们把《伤寒论》这些条文看作是张仲景给出的命题结论，我们要想明白这些命题背后的"因为……所以……"，就要寻找到能够用来解答这些命题所需要的定律理论。因为我们不能成为"制造者"，所以就只能从中医经典《黄帝内经》中去规规矩矩地寻找理论依据。

为了避免笔者给出的《伤寒论》解读还在重复掺入"我"这个解读者的人为干预，笔者把解读《伤寒论》所需要用到的中医基础理论归纳命名为"《伤寒论》定律"，以此为理论依据、也以此为准绳规矩对《伤寒论》进行重新建构，内容具体如下：

定律一 即伤寒论总纲图

1.《灵枢·卫气行第七十六》"是故平旦阴尽，阳气出于目，目张则气上行于头，循项下足太阳，循背下至小趾之端。其散者，别于目锐眦，下手太阳，下至手小指之间外侧。其散者，别于目锐眦，下足少阳，注小趾次趾之间。以上循手少阳之分侧，下至小指之间。别者以上至耳前，合于颔脉，注足阳明以下行，至跗上，入五趾之间。其散者，从耳下下手阳明，入大指之间，入掌中。其至于足也，入足心，出内踝，下行阴分，复合于目，故为一周"。

2.《灵枢·卫气行第七十六》"水下一刻，人气在太阳；水下二刻，人气在少阳；水下三刻，人气在阳明；水下四刻，人气在阴分"。

3.《灵枢·卫气行第七十六》"阳尽于阴，阴受气矣。其始入于阴，常从足少阴注于肾，肾注于心，心注于肺，肺注于肝，肝注于脾，脾复注于肾为周"。

定律二 《素问·阴阳离合篇第六》"是故三阳之离合也，太阳为开，阳明为阖，少阳为枢"，"是故三阴之离合也，太阴为开，厥阴为阖，少阴为枢"。

推论1 先天状态下阳气与阴气在营脉中形成二维对峙局势。转为后天之后，阳气外出脉外建立起独立的卫气模式；营脉之内由于阳气向脉外运转，脉内阳气动力下降，阴气就相对偏盛。人体为了重新建立平衡，故形成"心"与"肺"的主动运转，在脉内重新建立起阳气推动阴气顺时针运转的模式，继而支持脉外卫气的运转。

推论2 当阳气从营脉外出建立卫气模式，脉中阳气随脉外卫气形成单独的阳气运转状态，阳气本性是从下向上直线上升趋势；由于营脉中阳气外出，脉中阳气减少而阴气留存。阴气本性是从上向下直线沉降趋势。如果任由阳气上升，阴气下降，则阳气与阴气就形成两条平行线运转状态。而人体是阴气与阳气相互对峙、纠缠运转的结果，不能有独阴或者独阳的存在，所以从先天转为后天运转之后，人体为了重新建立起阴气与阳气的平衡局势，就形成"开、阖、枢"模式。

独阳是直线上升趋势，要想形成"开、阖、枢"运转模式，就必须要有一个动力对这种直线上行趋势进行折返。太阳为"开"，少阳为"枢"，阳明为"阖"。"开"是上升运转，"阖"是下降蓄积运转，而"枢"则实现了这个折返的过程。要想对阳气上行趋势进行折返，则必须要有阴气给予作用。而在营脉中谁的阴气足够强势呢？就是厥阴"阖"，所以三阳卫气这个"枢"就出现在厥阴系统的少阳位置。

同理，独阴是沉降下行趋势，要想形成"开、阖、枢"运转模式，就必须要有一个动力对这种下行趋势进行折返。太阴为"开"，厥阴为"阖"，少阴为"枢"。"阖"是阴气沉降下行趋势，"开"是阴气实现上升趋势，"枢"则实现了这个折返过程。要想对阴气下行趋势进行折返，必须要有阳气给予推动。三阳中谁的阳气动力足够强势呢？就是太阳"开"，所以阴气"枢"就出现在太阳卫气运转的少阴系统位置。这两条推论是本书的基础理论核心。

推论3 "开、枢、阖"三者之间存在中间支点平衡的三角对称关系，即"开"与"阖"围绕中间"枢"位进行左右平衡摆动，而中间支点的"枢"位则维持着"开"与"阖"摆动运转的水平高度；中间"枢"位的平衡被打破，则三者之间的支点平衡就完全改变，从而形成偏态运转；十二营脉中任意三者之间、三阳卫气之间、阴分三阴之间都在维持这种平衡关系，而表面上太极图中阳鱼"肺、大肠、胃"、阴目"脾、心、小肠"、阴鱼"膀胱、肾、心包"、阳目"三焦、胆、肝"的这种平衡关系则相对明确可见。

定律三 见《灵枢经·经脉第十》（略）。

定律四 《素问·太阴阳明论篇第二十九》"故阴气从足上行至头，而下行循臂至指端；阳气从手上行至头，而下行至足。故曰阳病者上行极而下，阴病者下行极而上。故伤于风者上先受之，伤于湿者，下先受之"。

以此类推，每条营脉中既有阳气，又有阴气，两者在经脉中形成阴阳对峙局势，而最终建立起阳气推动阴气顺时针运转趋势。十二营脉中每条营脉都是如此运转，故十二营脉最终实现整体顺时针运转趋势。也就是说,十二营脉整体上是阳气推动阴气顺时针运转,但具体在每条经脉上又包含阴气与阳气的相互对峙。

推论4 即《伤寒论·辨脉法第一》"阴脉不足,阳往从之;阳脉不足,阴往乘之",据此论继续延伸则得出:阴气不足,阳往从之;阳气不足,阴往乘之。

推论5 即《伤寒论·辨脉法一》"阴阳相搏,名曰动。阳动则汗出,阴动则发热"。

定律五 《灵枢·邪气藏府病形第四》"黄帝曰:此故伤其藏乎?岐伯答曰:身之中于风也,不必动藏。故邪入于阴经,则其藏气实,邪气入而不能客,故还之于腑。故中阳则溜于经,中阴则溜于府"。

本书完全依据这五条定律对《伤寒论》条文进行逐一解读说明,不附加其他任何个人的猜想、假设,以此实现对《伤寒论》的客观理论探讨。

目　录

第一篇 《伤寒论》总纲图论述

本书依据《灵枢》经脉营卫运行理论，结合针灸学经脉子午流注规律延伸制定出"卫气十二时辰运行模式图"，应用《黄帝内经》原有中医基础理论（即《伤寒论》定律），围绕此图对《伤寒论》进行解读分析，深入探究《伤寒论》六经辨证、方剂用药、剂量设定及条文演变思路等内容，从而形成《伤寒论》所有条文都围绕一个中心进行展开论述的模式。因为整部书都围绕此图在做中心探讨，故将此图视为"伤寒论总纲图"。

伤寒论总纲图完全根据《灵枢·卫气行篇》、《灵枢·营气篇》、子午流注理论制定，不存在任何人为的设想、规定、联想。这样既保证了理论的原始性、客观性，同时避免解读者强行加入个人理论进行干扰。用前人的理论去理解前人的思想，如此才能还原出《伤寒论》背后的本来真相。

为了进一步丰富伤寒论总纲图内容，更清楚地分析论述经脉营卫系统中阴阳转变关系，故把"卫气十二时辰运行模式图"与太极图进行对照，继续延伸得出"卫气太极运行模式图"。

卫气十二时辰运行模式图强调营

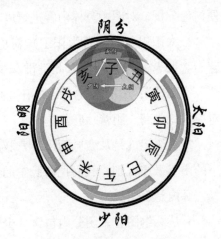

卫气十二时辰运行模式图

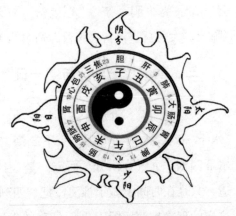

卫气太极运行模式图

卫三阴三阳之间的转换过程，内容贴近《黄帝内经》原有内容；卫气太极运行模式图不仅体现了卫气四层运转规律，而且还反映出十二营脉与太极图之间的具体对应关系，这样就可以借助太极图理论对十二营脉关系实现进一步的理解。总体来说，这两幅图所包含的基本理论是一致的，只是强调的角度不同，所以需要结合两幅图来看。

一、总纲图组成说明

从直观构成来看，外周：太阳、少阳、阳明、阴分是卫气运行规律。内周：十二经脉与十二时辰的对应运行顺序。最里面：阴阳太极图。为了能够方便讨论分析，对图中具体内容进行以下规定：

1. 太阳卫气（简称太阳卫）对应"营脉肺、营脉大肠、营脉胃（简称肺营、大肠营、胃营)"。以此类推，少阳卫气（简称少阳卫）对应"脾营、心营、小肠营"；阳明卫气（简称阳明卫）对应"膀胱营、肾营、心包营"。阴分对应"三焦营、胆营、肝营"。

2. 由于卫气是从营脉而出，营脉内自身包含阳气，为了把三阳卫气与营脉中的阳气做出区别，我们把营脉中的阳气定义为卫阳。这样就形成，脉外是卫气，脉内是卫阳。

3. 从总纲图看，阴分内包含"少阴、厥阴、太阴"三阴运转，而三阴实际是平分了十二经脉。为了能够明确所指，所以把"心营、小肠营、膀胱营、肾营"命名为少阴系统、"心包营、三焦营、胆营、肝营"命名为厥阴系统，"肺营、大肠营、胃营、脾营"命名为太阴系统。

二、营卫"一刻"与"一日"运行

从总纲图看，外周"太阳、少阳、阳明、阴分"是根据《灵枢·卫气行篇》"水下一刻，人气在太阳；水下二刻，人气在少阳；水下三刻，人气在阳明；水下四刻，人气在阴分"而定，是《内经》原文理论的直观反应，未有发挥创造，只是在时间上做了推演，把"四刻"运行延伸至一日的"四时"运行。而这样的理论推演实际上也不是我的发明，在《灵枢·五味第五十六》"营卫之行奈何……天地之精气，其大数常出三入一，故谷不入，半日则气衰，一日则气少矣"的"出三入一"里已经给出了提示。

卫气"一刻"运行与"一日"运行之间有什么区别？

"一刻"的意义在于一呼一吸之间人体整个营卫同步运行。太阳"开"时，阳明则"阖"，少阳"枢"时，阴分则"阖"。所以"一刻"意味着营卫同步运转。

"一日"的意义在于时间上出现了先后次序，人体营卫按照顺时针单一方向循环，太阳、少阳、阳明、阴分不再同步运转，而是出现了时间差。太阳先"开"，然后少阳再"枢"，阳明继续再"阖"，最终阴分合阴，然后再继续如此循环。所以营卫"一刻"与"一日"的本质区别就在于同步与不同步。

讨论"一刻"与"一日"运行区别的意义在于：人体疾病的产生，就是由于营卫"一日"运行的时间次序造成的。在理想状态下，人体"一刻"间的营卫运转是保持完美进出平衡的，而由于"一日"时间次序的运转，导致卫气进出营脉的量有了误差，当这种误差达到一定程度，使人体营卫运转出现接续不及或前行不能，则导致疾病的产生。

时间运行的不可逆性，导致了人体卫气出入营脉产生不同步，小范围是一天之内，继续扩大则是月、年等，时间概念范围越大，这种出入量的误差就越明显，也越容易被我们观察到。当然时间概念越小，这种出入量的误差也就越细微，细微到我们根本无从察觉。只有量变走到了质变的阶段，人体才能体会出这些变化，临床上经常见到一些定时发作疾病的现象就是很明显的例子。

从卫气十二时辰运行模式图来看，《伤寒论》乃至整部中医学问的本质就是时空医学。营卫运行体现的是时间，十二经脉在人体上、中、下分布及五行分布体现的是空间。我们以往认识中医的思路都是从外在的时空概念逆向推导人体规律，逐步把中医走向哲学化、概念化、模拟化、模糊化、虚幻化，离人体这个实物越来越远。实际上人体自身的经络系统本就是完美的时空结合，我们抛弃了对人体自身的研究，这才是中医逐渐落魄的根结所在。世界上最完整、最真实、最实用的时空医学就是中医，而最具代表性的著作就是张仲景的《伤寒论》，让中医回归人体研究也是本书的目的之一。

三、《伤寒论》与子午流注的关系

内周十二经脉与十二时辰的对应运行关系，从中医现有认识来看是针灸子午流注模式。而子午流注模式出现在后世，在此之前的《内经》《伤寒论》中并未见到此图。我现在利用此图来解读，或许有人会问：子午流注模式是如何跨越历史来指导千余年前的《伤寒论》呢？

《伤寒论》的出现是在《黄帝内经》之后，如果子午流注这个理论出现在《黄帝内经》时期，那么问题就顺理成章地得到解决。从现有《黄帝内经》的注解认识，我们找不到关于子午流注理论的只言片语。那《黄帝内经》到底有没有子午流注这套理论存在呢？

答案是肯定的。子午流注经脉与时辰的对应关系，其实一直都隐藏在《灵枢·卫气行篇》、《灵枢·营气篇》。《灵枢·卫气行篇》言"故平旦阴尽，阳气出于目"，卫气运行是从平旦寅时开始。而从对《灵枢·营气篇》的详细分析来看，太阳卫气运行与手太阴肺经运行是同步关系（这点以后有机会再做论述），于是可以推断出手太阴肺经也是从寅时开始。能确定手太阴肺经从寅时开始，那么十二经脉与十二时辰的对应运行模式也就顺理成章有了结果。所以这幅图中十二经脉与十二时辰的对应关系在《黄帝内经》营气、卫气运行规律中已经存在，不是笔者非要牵强在一起的。至于后世的子午流注理论是不是后辈医家从《黄帝内经》推导而来，又或是有其他途径，不得而知，这也不在笔者讨论范围之内。笔者只是在此说明，此幅图中十二经脉与十二时辰的对应运行关系，完全可以从《黄帝内经》原有篇章的理论推导出来，用此图来研究认识《伤寒论》不存在历史时间的错误。当然，在最初制定此图时笔者是参考了子午流注理论的。

其实我们只要对《伤寒论》"六经欲解时"稍有思考，也会明白，如果张仲景《伤寒论》与时间无关，这些"欲解时"又从何提起？"欲解时"涉及时间，经脉与时间又存在对应，再加上"六经"的提示，自然而然会对子午流注进行联想。所以，《伤寒论》与子午流注模式的相关性不难被发现。

四、卫气太极运行模式图（简称太极模式图）

卫气十二时辰运行模式与太极图相结合，即卫气太极运行模式图。卫气太极运行模式图的建立，目的是要重建"人体即太极、太极即人体"的认识观，使中医阴阳学说与中医经络学说完整对应，使哲学研究与中医研究并轨，使中医研究回归人体，紧密结合人体来思考中医，摆脱中医哲学思辨的空洞化，建立起真正的中医人体理论体系。

1.把十二经脉与太极图严格对应来看，阳目对应"三焦营、胆营、肝营"，阳鱼对应"肺营、大肠营、胃营"，阴目对应"脾营、心营、小肠营"，阴鱼对应"膀胱营、肾营、心包营"。如此建立起太极图与十二经脉的完整对应关系。

（1）对太极图的解读方法有很多，最粗糙的就是"阴中有阳、阳中有阴"这一句不清不楚的概括。后辈医家为了解释清楚太极图，把八卦、六十四卦、十二消息卦等内容安置在太极图外周，目的就是把阴阳转化规律的细节在图中寻出位置对应，继而对太极图中阴阳关系寻求定位、定量分析，但结果还是模糊对应、人为理解，最终把中医引入了哲学陷阱。

再者，由于太极图中阳目、阴目给人的直观感觉是圆点会聚，占据空间有限，所以给人造成一定误解，认为阳目、阴目是点状效应，也就不予深纠。殊不知阴目、阳目和阳鱼、阴鱼一样，处在平分太极图的关系上。

太极图的完美解释从来都在人体自身，人体十二经脉就是最完整、最精确的太极图过程。我们可以用太极图规律来解读十二经脉，也可以从十二经脉运行来理解太极图，两者是完全互通的。

（2）从太极图模式整体来看，阳鱼运转到极点就开始转化成阴目，阴目维持着阳鱼阳气运转的稳定；阴鱼运转到极点就开始转化为阳目，阳目维持着阴鱼阴气的稳定。

阳气本性外越、膨胀。阳鱼阳气如果没有转变成阴目藏纳于阴中，就无法保持太极图中阳气的稳定，即实现"阳秘"；阴气本性沉降、收缩，阴鱼阴气如果没有转变成阳目藏纳于阳中，就无法布散到周身，即实现"阴平"。

换个角度看，阳鱼如果没有阴目带动运转，则阳气势必本性外露，形成阳气不断外越局面；阴鱼如果没有阳目带动运转，则阴气势必顺应本性，从三焦、膀胱、小肠、大肠等外泄丢失。正是因为阴目的存在，才保持阳鱼阳气约束在太极图圆周内运转。也正是因为阳目的存在，才保持阴鱼阴气扩展到整个太极图圆周范围。总之，最终目的就是为了实现"阴平阳秘"。

（3）从太极模式图划分范围来看，它包括阳目、阳鱼、阴目、阴鱼四个部分。阳目与阴目相对，阳鱼与阴鱼相对，彼此之间呈现完全相反的状态。阴目是"阳纳于阴"，阳目则是"阴藏于阳"。"阳纳于阴"才能使阴气运转具有动力，"阴藏于阳"才能随阳气布散周身。

阴鱼本性属"阴"，其固有运转趋势是逆时针，但其间有阳气推动，故又隐藏阳气顺时针运转。这个隐藏的阳气顺时针运转动力来源于阴目，也就是阴目向阴鱼提供阳气动力。换成经脉对应则是：小肠营向膀胱营提供阳气动力。

阳鱼本性属"阳"，其固有运转趋势是顺时针方向。但其间有阴气制约，故又隐藏阴气逆时针运转。这个隐藏的阴气逆时针运转动力来源于阳目，也就是阳目向阳鱼提供阴气制约力量。换成经脉对应则是：肝营向肺营提供阴气动力。

太极图中"阳鱼向阴目运转""阴目自身状态""阴目向阴鱼运转"这些过程比较容易理解，而"阴鱼向阳目运转""阳目自身状态""阳目向阳鱼运转"这些过程则相对不易理解。但阴阳具有相对性，故借用阴阳相对的规律来给出相反推论，故得出以上结果。这点希望读者认真体会一下。因为在《伤寒论》条文分析中，有时也会采用这种阴阳相对的思考方式。

2. 营脉轴线规律：从布局来看，十二经脉可看作是两两相对，即肺与膀胱、大肠与肾、胃与心包、脾与三焦、心与胆、小肠与肝。我们把这种相对的经脉关系看作是此图的运转轴线，即营脉轴线规律。这样就得出营脉六条轴线运转，即："肺营＋膀胱营"轴线、"大肠营＋肾营"轴线、"胃营＋心包营"轴线、"脾营＋三焦营"轴线、"心营＋胆营"轴线、"小肠营＋肝营"轴线。把这六条轴线与太极图相对应，则形成太极图的轴线运转模式。据此可得出以下结论：

（1）太极图中六条轴线运转，存在手足阴阳相对规律，即手经与足经相对，阴经与阳经相对。"肺营＋膀胱营"轴线，手太阴与足太阳相对；"大肠营＋肾营"轴线，手阳明与足少阴相对；"胃营＋心包营"轴线，足阳明与手厥阴相对；"脾营＋三焦营"轴线，足太阴与手少阳相对；"心营＋胆营"轴线，手少阴与足少阳相对；"小肠营＋肝营"轴线，手太阳与足厥阴相对。

（2）轴线两端存在升降、进出的相对运转规律。"肺营＋膀胱营"轴线，阳目阴气进入肺，阴目阳气进入膀胱；"大肠营＋肾营"轴线，大肠营主降，肾营主升，处于降与升的水平平衡点上；"胃营＋心包营"轴线，胃营主降，心包营主升；"脾营＋三焦营"轴线，脾主阳化入阴，三焦主阴气布散于阳；"心营＋胆营"轴线，心营主阴气极点，胆营主阳气极点，两者处于纵轴线中心位置；"小肠营＋肝营"轴线，小肠主阳气开始作用于阴，肝主阴气开始作用于阳。

（3）轴线两端阴阳相对、阴阳平衡。比如："肺营＋膀胱营"轴线，肺营端阴气与膀胱营端阳气、肺营端阳气与膀胱营端阴气对等平衡，如此保持轴线两端阴阳平衡。据此规律可把轴线两端营脉的阴气、阳气含量进行计量对比，从而为方剂药物计量安排给出设定。

3. 对于这幅图的认识，我们很容易走进一个误区，就是把卫气四层运转模式与营脉运行混为一谈，从而把问题复杂化。从图中看，卫气"太阳、少阳、阳明、阴分"分别对应三条营脉，我们从开始看到这幅图就总想找出几者之间的对应规律，这种想法有些操之过急。

（1）从图中看，外周是卫气四层运行模式，内层是太极图与十二营脉之间的六条轴线运行模式。也就是说卫气是"太阳、少阳、阳明、阴分"四层运转，而营脉则是六条轴线运转。"太阳、少阳、阳明"三阳卫气与阴分"少阴、厥阴、太阴"产生直接关系。而营脉则是六条轴线自身阴阳运转。卫气有卫气的运转规律、营脉有营脉的运转规律，两者要严格区分开来。

（2）从卫气十二时辰运行模式规律可知，阴分即营脉，卫气全归于脉内形成卫阳运转，所以阴分是"三阴"统管十二营脉运转。营脉六条轴线运转规律在阴分完整体现。

（3）以上两个关系确定以后就可以看出，人体经脉运行包含卫气运行、营气运行两套独立的系统。这两套系统相互独立、又同步运转，两者之间的连接点就在三阳卫气与阴分三阴之间。

《灵枢·营卫生会第十八》《灵枢·卫气第五十二》等篇章也在试图解释清楚营气与卫气之间的直接对应关系，但由于这两者之间关系复杂纠缠，所以虽然给出了告知，后世的我们还是无法真正明白。如果我们能够从《灵枢》把这些关系从正面能够理解，《伤寒论》与《黄帝内经》之间的关系也就一清二楚了。

从笔者的认识过程来看，没有了《黄帝内经》的经脉营卫基础理论，对《伤寒论》的理解就找不到正确的方向。而没有了《伤寒论》给出的条文认识，《黄帝内经》经脉营卫理论也无法真正入门。借助《黄帝内经》来理解《伤寒论》、利用《伤寒论》来理解《黄帝内经》是相互参照、同时进行的。

4. 总结。以上论述了很多，实际上只包含了三个运转规律：

（1）卫气运转表面看是"太阳、少阳、阳明、阴分"四层运转，实际包含了三阳卫气与阴分三阴之间的"六经运转"。

（2）三阳卫气出自各属的手足阳经，而阴分三阴实际统管十二营脉，三阳卫气通过与各属手足阳经之间关系来与阴分三阴建立联系。

（3）通过阴分四层运转的提示，把十二营脉也分化为四部分，从而建立起十二营脉与太极图的具体对应。进而可应用太极运转关系来思考经脉运转。

附：关于《伤寒论》总纲的论文

本书所讨论内容，其理论起点只是两篇论文，成稿时间为 2016 年 8 月，均已在《河南中医》发表，论文内容简单，希望读者认真、耐心体会。我对《伤寒论》这部书的理解、探讨也是从如此简单的起点道理开始的。

论文 1 《伤寒论》与卫气十二时辰运行模式

摘要：从卫气十二时辰运行模式来看，太阳属于寅、卯、辰，欲解时处于巳、午、未（少阳）；少阳属于巳、午、未，欲解时处于寅、卯、辰（太阳）；阳明属于申、酉、戌，欲解时处于申、酉、戌（阳明）；少阴属于亥，欲解时处于子、丑、寅（厥阴）；厥阴属于子，欲解时处于丑、寅、卯（太阴）；（太阴属于丑，太阴属于丑，欲解时处于亥、子、丑（少阴）；《伤寒论》中的"七日""六日"就是7天、6天，不存在任何疑问，而"以阳数七、阴数六故也"一句中的"数"如果读成"shǔ"会更好理解一些，就是由于卫气为4层循行，营气为3层循行，所以从卫气shǔ出7，从营气shǔ出6卫气十二时辰运行模式是张仲景写《伤寒论》的最初立论依据，其立论的最根本出发点是营卫运行理论，而不是五运六气理论。而这个卫气十二时辰运行模式是对《灵枢经·卫气行》的发挥延伸。《灵枢经·卫气行》又是论述经脉卫气运行的理论，所以《伤寒论》所谓六经实际上就是对经脉的论述；而由于这个模式出自《黄帝内经》延伸，所以其渊源也就自《黄帝内经》。

关键词：《伤寒论》；《灵枢》；卫气；十二时辰；运行模式；张仲景

本文引用：兰鹏飞.《伤寒论》与卫气十二时辰运行模式［J］.河南中医，2018，38（2）：163–166.

《伤寒论》是重要的中医医学典籍，被后世医家奉为经典。而自《伤寒论》问世以来，历代医家对其注解是层出不穷，随之也产生了诸多见解矛盾和问题。诸如《伤寒论》学术渊源问题，是源于《黄帝内经》，还是源于《汤液经法》；《伤寒论》六经实质问题，是经脉、六部，还是六个层次；六经病欲解时如何理解的问题；"发于阳七日愈，发于阴六日愈"及"某病伤寒几日"中的"日"到底是大约时间，还就是天的意思等。对这些问题的讨论形成了现代《伤寒论》理论研究的主题，对这些问题的论述也是仁者见仁，智者见智，派别各立，创新不断。但对这些问题的解答都是分别讨论、各自为营，形成了为了解释而去解释的氛围，还没有建立一套较为完整的理论模式对此类问题给予全面解答。《灵枢·卫气行篇》言"水下一刻，人气在太阳；水下二刻，人气在少阳；水下三刻，人气在阳明；水下四刻，人气在阴分"。《伤寒论》曰："发于阳七日愈，发于阴六日愈"；"六经病愈解时"；"伤寒几日"。笔者受《灵枢·卫气行》中卫气运行规律启发，据卫气百刻度运行模式提示，给予延伸推测出十二时辰与卫气运行规律对应关系，以此对《伤寒论》诸多问题给予解答，都得到了较为合理的认识。论述如下：

一、卫气十二时辰运行模式

《灵枢·卫气行篇》中言"水下一刻，人气在太阳；水下二刻，人气在少阳；水下三刻，人气在阳明；水下四刻，人气在阴分"，据此可以看出，卫气运行实际上是四层运行模式，即首太阳，次少阳，再阳明，末阴分。如果把卫气这四层运行安排在一天十二时辰内，则形成太阳、少阳、阳明、阴分各占三个时辰的情况。根据《灵枢·卫气行》"是故平旦阴尽阳出"后卫气开始从太阳运行的提示，卫气是从一天当中平旦之时开始运行，也就是十二时辰当中的寅时。据此形成卫气四层运行与十二时辰的具体对应模式，即太阳占据寅、卯、辰，少阳占据巳、午、未，阳明占据申、酉、戌，阴分占据亥、子、丑。而根据《灵枢·卫气行》"其始入于阴，常从足少阴注于肾"可以得知，卫气末次阴分运行从少阴开始，而再根据《素问·阴阳离合论》三阴开枢合关系及十二经脉太阴、少阴、厥阴首尾循还次第顺序关系，可以推断得知卫气末次阴分运行从少阴开始，经过厥阴，再继续传至太阴。所以阴分三个时辰的对应关系是：少阴占据亥时，厥阴占据子时，太阴占据丑时。到此，六经卫气运行与十二时辰的完整对应关系建立。（见下图）

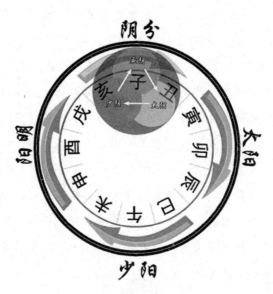

卫气十二时辰运行模式图

二、"伤寒论六经病欲解时"

伤寒论六经病欲解时的论述，在《伤寒论》各版本记载中略有不同。据考至宋后版本才出现此段文字。现行通行版本，对六经病欲解时的记载如下[1]，《伤寒论》第 9 条言："太阳病，欲解时，从巳至未上"（9~15 时）。《伤寒论》第 193 条言："阳明病，欲解时，从申至戌上"（15~21 时）。《伤寒论》第 272 条言："少阳病，欲解时，从寅至辰上"（3~9 时）。《伤寒论》第 275 条言："太阴病，欲解时，从亥至丑上"（21 时~次日 1 时）。《伤寒论》第 291 条言："少阴病，欲解时，从子至寅上"（23~5 时）。《伤寒论》第 328 条言："厥阴病，欲解时，从丑至卯上"（1~7 时）。而《千金翼方》卷九、卷十中所论，其行文与现在通行的伤寒论版本略有不同，但对于时辰的分布是完全相同的，所以笔者认为关于六经病欲解时的时辰分布上不存在异议之处。

从"六经病欲解时"这个疑问延伸出三个问题，一个是欲解时的六经时辰对应问题，第二个就是三阳与三阴安排的时辰长短差别问题，即三阳欲解时的时间安排在从寅到戌共 9 个时辰内，而三阴欲解时则安排在从亥至寅 5 个时辰内。第三，就是太阴欲解时时间安排的问题，其与少阴、厥阴的时辰安排上存在较大出入。关于这三个问题的论述有很多，但都是分开论述，单独解决，没有一个明确思路来同时解决这三个问题，在此不再赘述。

从卫气十二时辰运行模式来看，太阳属于寅、卯、辰，欲解时处于巳、午、未（少阳）；少阳属于巳、午、未，欲解时处于寅、卯、辰（太阳）；阳明属于申、酉、戌，欲解时处于申、酉、戌（阳明）；少阴属于亥，欲解时处于子、丑、寅（厥阴）；厥阴属于子，欲解时处于丑、寅、卯（太阴）；太阴属于丑，欲解时处于亥、子、丑（少阴）。

三阴病、太阳病欲解时，是按照营气、卫气开枢合循环顺序规律完成的，即某经病，当人气循行过此经后即为欲解之时。如营气开枢合循环为太阴开、少阴枢、厥阴合，继续再太阴开、少阴枢、厥阴合等等循环下去。所以少阴病欲解需人气过此经才能欲解，即为少阴后厥阴所主时辰位置。同理厥阴病欲解时，是在厥阴后太阴所主时辰位置；而太阴病欲解时，是在太阴后少阴所主时辰位置。卫气开枢合循环是太阳、少阳、阳明、阴分如此往复，所以太阳病欲解时，需在人气过此经后才能欲解，太阳后为少阳所主时辰位置，所以太阳欲解于少阳时辰。

少阳病、阳明病欲解时看起来比较特殊，其实非常合理。少阳病欲解时，是在太阳所主时辰位置，而不是阳明所主。伤寒首先侵犯太阳，太阳下传为少阳，如果少阳病欲解，则必是通过太阳层向外解，而不是向阳明内传，如果内传阳明就成了病进，而不是欲解。所以少阳病欲解时是在太阳所主时辰位置；而阳明病欲解时是在阳明自身所主时辰位置，为何？因为阳明为阖，卫气走到阳明位置已经走到卫气终点，其继续运行下去则是阴分，而《灵枢·营卫生会》言"卫气行于阴二十五度，行于阳二十五度，分为昼夜，故气至阳而起，至阴而止"，阳明已是卫气运行止点，进入三阴则属于内传病进，所以阳明欲解，则只有在自身所主时辰。

由此可以看出，六经病欲解时在时辰安排上，是由营卫开枢合运行规律左右的，不是随便排列的；由于三阴同归阴分，共占据亥、子、丑3个时辰，而三阴营气开枢合往复运行，所以三阴病欲解必须开枢阖三层走全，据此推算，三阴病欲解占据5个时辰；而太阴病欲解时在时辰安排上之所以看起来比较特殊，是因为少阴、厥阴欲解时规律是顺序往后推，而太阴突然前移，造成这种顺序排列被打破而形成不解，但据三阴开阖枢往复运行规律所使，还必定如此；所谓"欲解时"，其背后隐藏的意思是，人体营气、卫气循行都有自身客观运行的规律，当某一环节出现问题时，人体会通过自身运行给予调节，而这种调节的结果是按照营卫开枢阖顺序逐层推移，直至完成循环。病轻者，人体通过这个调节可以自愈；病重者，则在某一环节逗留甚至传变。

三、《伤寒论》"发于阳七日愈，发于阴六日愈"

关于这个问题，《伤寒论》研究者也是争论多年。有人认为六日、七日是大约之数，不必当真；有人牵扯出河图洛书解释；还有的自制十二辟卦图，自圆其说。但不管怎么解释，始终没有直言相告，六日、七日到底是不是确定天数，而六日、七日又从何而来。

"发于阳者七日愈"指伤寒侵犯卫气，疾病的转归按照卫气四层顺序进行轮换，首犯太阳1，次传少阳2，再传阳明3，再传阴分4，再传太阳5，再传少阳6，最后传到阳明7，卫气完整运行完毕，如此正好7天之数。《伤寒论》所论伤寒，有一个规律就是上面提到的，是把卫气运行分布在一天12时辰中。所以当伤寒第一天时，太阳首犯，经过第二天时，太阳再次循环（就是太阳经过一周运行调整已经完善），太阳所伤传至少阳，第三天时再传至阳明，第四天时再传至阴分，第五天再传至太阳，第六天再传至少阳，第七天再传至阳明。传至阳明为什么不再传了呢，因为卫气运行到阳明为止，卫气经过这七天运行，已运行一遍，如果再继续下去，就已经是正常卫气的传导了，所以七日愈。

"发于阴六日愈"指伤寒侵犯营气，营气循行是按照十二经脉运行传导的，即太阴、少阴、厥阴开枢阖方式传导，从太阴1开始，传至少阴2，再传至厥阴3，再传至太阴4，再传至少阴5，再传至厥阴6，如此正好6之数。同上面推论可得，6天之数。营气是三层循环，所以当再次传至厥阴时，如果继续再传，就已经是正常营气的传导了，故6日愈。所以笔者认为，七日、六日就是7天、6天，不存任何疑问，而"以阳数七、阴数六故也"一句中的"数"如果读成shǔ会更好理解一些，就是由于卫气为4层循环，营气为3层循环，所以从卫气shǔ出7，从营气shǔ出6。所以也根本不牵扯什么河图洛书、阴阳八卦、十二辟卦等内容。

四、《伤寒论》"伤寒六七日"

《伤寒论》关于某病"伤寒几日"的论述较多，本想以此理论来解释这些内容，但仔细阅读这些条文后，倒觉得这些条文更能证明"七日、六日就是7天、6天"这个延伸结果。如《伤寒论·辨太阳病脉证》言："伤寒一日，太阳受之""伤寒二三日，阳明、少阳证不见者，为不传也""太阳病，头痛至七日以上自愈者，以行其经尽故也，若欲作再经者，针足阳明，使经不传则愈"。《伤寒论·辨阳明病脉证》言："伤寒三日，阳明脉大"；"至七八日，大便硬者，为阳明"。《伤寒论·辨少阳病脉证》言"伤寒六七日，无大热，其人躁烦者，此为阳去入阴故也""伤寒三日，三阳为尽头，三阴当受邪"等，这些都与前面论述完全吻合。所以不再多做赘述，有意者慢慢体会。

五、小结

从上面论述可以看出，应用卫气十二时辰运行模式来讨论《伤寒论》诸问题，都找到了较为合理的认识。所以笔者推断，卫气十二时辰运行模式是张仲景写《伤寒论》的最初立论依据，其立论的最根本出发点是在营卫运行理论，而不是五运六气理论。而这个卫气十二时辰运行模式是对《灵枢·卫气行》的发挥延伸。《灵枢·卫气行篇》又是论述经脉卫气运行的理论，所以《伤寒论》所谓六经实际上就是对经脉的论述；而由于这个模式出自《黄帝内经》延伸，所以其渊源也就来自《黄帝内经》。至于有没有《汤液经法》传承不得而知，但是《黄帝内经》传承应该可以肯定。

以上是笔者在阅读《灵枢·卫气行》时，对卫气运行规律做的一个延伸推测，并据此推测结论对《伤寒论》诸多问题给予思考，得到了比较满意的解读。所以大胆猜测卫气运行规律是《伤寒论》的立意总纲。在此提供这一研究思路。

[1]李培生.伤寒论讲义[M].5版.上海：上海科学技术出版社，1985.

论文2 《伤寒论》卫气十二时辰运行模式与太极图

摘要：从卫气太极运行模式图看，太极图中阴分对应的是阳目，少阳对应的是阴目，太阳对应的是阳鱼，阳明对应的是阴鱼。如果换成十二经脉相对应，则阳目对应的是三焦、肝、胆；阳鱼对应的是肺、大肠、胃；阴目对应的是脾、心、小肠；阴鱼对应的是膀胱、肾、心包。这样对比的结果是人体十二经脉在太极图中找到了详细准确的对应关系，建立起人体即太极、太极即人体的认识观。由此可根据太极图运转规律来完整理解十二经脉运转，并可据此对《伤寒论》条文给予解读。以《伤寒论》第34条为例，《伤寒论》第34条从"下之""利遂不止"到出现"脉促者表未解也"，到"喘而汗出也者"的形成，到"葛根黄芩黄连汤主之"的组方设计，再到药物剂量安排，都是一以贯之的，五个环节是事物发展的一个完整过程，而不是对两个阶段或两个证的论述。《伤寒论》中诸如桂枝汤、麻黄汤、大小青龙汤、五苓散、真武汤、茯苓四逆汤、小柴胡汤等都可以按照这个思路给予解读。通过《伤寒论》第34条的论述可以一窥仲景思路，也间接再次证明《伤寒论》六经辨证就是经络学说。

关键词：卫气十二时辰运行模式；太极图；《伤寒论》；葛根黄芩黄连汤；张仲景

本文引自：兰鹏飞.《伤寒论》卫气十二时辰运行模式与太极图 [J].河南中医，2019，39（1）：5-8.

针对《伤寒论》"发于阳七日愈，发于阴六日愈""六经病欲解时""某病伤寒几日"，"六经实质及渊源"等系列问题，笔者据《灵枢·卫气行》"水下一刻，人气在太阳；水下二刻，人气在少阳；水下三刻，人气在阳明；水下四刻，人气在阴分"规律延伸并制定出"卫气十二时辰运行模式图"[1]予以解决，得到了较为系统全面的认识。在继续应用此图对《伤寒论》具体条文进行解读时，进一步延伸出卫气运行与太极图的对应关系，形成卫气太极运行模式，并以此模式对《伤寒论》条文进行解读，起到了较理想的指导作用，进而对中医阴阳学说形成全新认识。

一、对传统中医阴阳学说与太极图认识的两点异议

把太极图应用于指导认识中医阴阳理论，中医界做了大量努力。有从八卦与太极图寻求对应并应用于六经思考者 [2]，有基于五运六气理论探讨太极图并应用于三阴三阳思考者 [3,4]，有从十二消息卦与太极图寻找对应关系者 [5,6]，有从二十四节气演化太极图者 [7,8]，有从河图洛书寻求太极图演化者 [9]，有从六十四卦推演太极图形成者 [10]。这些研究对太极图在中医基础理论及临床的研究应用中都有不同的指导作用。但笔者认为这些思路存在两点不妥之处。首先，应用太极图认识并指导中医理论及临床应用，在无形中把中医引入了哲学探讨范畴，脱离了中医作为医学对待人体实物研究的落脚点，有把中医领入空泛、模拟的倾向。其次，这些思路对太极图中阴鱼、阳鱼的建立及转化探讨很多，但对阴目、阳目的解读认识略显不足。袁微微等 [4]认为太阳包含着厥

阴，太阴包含着阳明，阴中有阳，阳中有阴，阴阳交感互藏，实则把厥阴定义为阴目，把阳明定义为阳目；朱东方[9]则认为少阴为阴目，少阳为阳目；段晓鹏[11]认为白色中的黑点，表示阳盛之时，阴并未消失，只是潜藏起来，故藏于阳而根于阳。黑色中的白点，表示阴盛之时，阳并没有消失，而是藏于阴而根于阴；张其成[12]认为两只鱼眼和 S 曲线表达了"中和"之意。黑鱼眼是阳中含阴，白鱼眼是阴中含阳，S 曲线处在中间。李美丽等[13]认为图中的鱼眼，一是表示阴阳双方中都包含对立面的因素，即阴中含阳，阳中含阴；二是表示阴阳本身也不是一成不变的，其内部也会自生化出对立面的因素；三是阴阳之间的关系是复杂的，不是单一的对立关系。总体来看，对阳目、阴目的认识都摆脱不了"阴中有阳、阳中有阴"这个思路，至于阳目、阴目在中医实际临床上的应用以及该如何应用甚少提及。

二、卫气十二时辰运行模式与太极图的对应关系

"卫气十二时辰运行模式图"[1]是根据《灵枢·卫气行》"水下一刻，人气在太阳；水下二刻，人气在少阳；水下三刻，人气在阳明；水下四刻，人气在阴分"规律延伸制定，不存在人为设定假想，保证了理论的客观性。据"卫气十二时辰运行模式图"对比结合太极图，延伸推演出"卫气太极运行模式"，见左图（由民间中医爱好者兰飞翔设计提供）。

从卫气太极运行模式图看，阴分对应的是阳目，少阳对应的是阴目，太阳对应的是阳鱼，阳明对应的是阴鱼。如果换成十二经脉相对应，则阳目对应的是三焦、肝、胆；阳鱼对应的是肺、大肠、胃；阴目对应的是脾、心、小肠；阴鱼对应的是膀胱、肾、心包。这样对比的结果是人体十二经脉在太极图中找到了详细准确的对应关系，建立起人体即太极、太极即人体的认识观。由此可根据太极图运转规律来完整理解十二经脉运转，并可据此对《伤寒论》条文给予解读。

三、举例解读《伤寒论》34 条

《伤寒论》第 34 条原文：太阳病桂枝证医反下之利遂不止脉促者表未解也

喘而汗出者葛根黄芩黄连汤主之。葛根半斤甘草二两炙黄芩三两黄连三两上四味以水八升先煮葛根减二升内诸药煮取二升去滓分温再服[14]。（由于标点符号的加入及不同的断句容易产生先入为主的偏见，所以在此去掉标点符号）。

1. 既往医家观点

关于此条古今各家注解颇多，分歧很大，就近代医家而言，《伤寒论讲义》指出此属"太阳病误下，里热夹表邪下利"[15]，认为本条讲述的是两部分内容，首先为太阳病误用下法，伴有表邪未解，治以桂枝加葛根汤类解表散邪；其次为热邪入里，而表证仍在，方用葛根黄芩黄连汤清热止利，兼以解表散邪。陈亦人[16]教授也持此种观点，在《伤寒论译释》中指出："由于体质不同，虽然下利，却出现两种不同情况，其一是正气犹有余力鼓邪外出，脉促正是正气抗邪于表的反应……如果下利的同时，又发生喘而汗出，则表明里热偏盛，热逆于肺则气喘，热蒸津液外泄则汗出，热迫于肠则下利，治疗则当清泄肠热为主，宜用葛根黄芩黄连汤。"聂惠民[14]认为此条论里热挟表下利的证治。"利遂不止"乃误下后损伤胃肠，邪气内陷所致。"脉促"反映其人阳气盛，有抗邪外达之势，表邪未能全部内陷，故曰"表未解"。既有表邪未解，又有里热下利，故可称之谓里热挟表邪而下利，或称"协热下利"。表里热邪迫肺，肺气不利故喘。里热逼迫津液外越故汗出。此属表里同病，里热挟表下利之证，治疗采取表里两解之法，葛根芩连汤中的葛根为主药，其味辛性凉，既可解肌热，又可清肠热，还可升胃肠津液。黄连苦寒，苦能胜湿，寒能胜热，能降一切有余之实火，通腹痛之滞下，故为治痢之最。诸苦寒药多泄，惟黄连，性冷而燥，能降火去湿而止泄利。黄芩、黄连合用，苦寒专清里热，坚阴止利。甘草和胃安中，协调诸药。四药配伍，能外解表热，内清

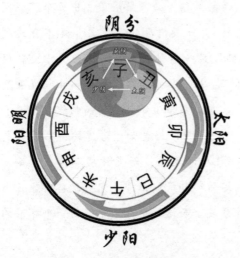

卫气十二时辰运行模式图

里热，故为表里双解之剂。王琦
认为，本方功效为升阳解肌、清
热止利，其核心在"热"，病因为
热邪；病位为表里同热；病机为
实热证；能使内郁的热邪外达、已
化的热邪得清，起到表里同治的
作用；临床专为化热而设，在治
疗具有下利、喘、汗、脉促等症
状的疾病时，一定要把握化热这
一重要病程变化[17]。高伯正[18]
认为观本条语气，误下后有变证，

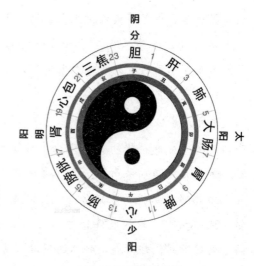

卫气太极运行模式图

有不变，"利遂不止"后分两证各述，列类似证以鉴别辨证"脉促者，表未解
也"为表虚兼下利证；"喘而汗出者，葛根黄芩黄连汤主之"为肺热下利证。
李宇铭[19]认为葛根芩连汤的相关条文并非兼有表证。葛根芩连汤证的病机是
病本在上焦，属肺胃热盛，逼津下行，而葛根功效在于升津止利，配伍芩连更
能治胃热呕吐。

2. 以卫气太极运行模式解读

笔者认为，要想对此条得出详细严谨的解读，必须解决条文中五个环节问
题。第一，"太阳病，桂枝证，医反下之"，一般情况的"下之"是不会达到
"利遂不止"的程度，那达到"利遂不止"意味着什么？第二，条文中"脉促
者，表未解也"提出的意图是什么？第三，从"医反下之，利遂不止"发展到
"喘而汗出者"，这个具体过程是什么？第四，葛根黄芩黄连汤药物组成里没有
一味针对性的治喘药物，却用来治疗"喘而汗出"，是如何考虑的？第五，葛
根黄芩黄连汤中葛根用量达到半斤，也就八两之多，而炙甘草二两、黄芩三
两、黄连三两，这些药物剂量是如何制定的？如果能用一条完整思路对此五个
环节一以贯之，那么就不会再出现各种分歧。而这五个环节中任何一个环节的
遗漏，势必造成分歧点，导致各派争论。

从卫气太极运行模式图看，正常情况下人体营卫按照"太阳、少阳、阳

明、阴分"四层循环,对应太极图则是按照阳鱼推动阴鱼顺时针方向往复运行。"下之"是从大肠而下,对应太极图中就是从阳鱼逆时针撤力。一般的"下之"只是阻滞了阳鱼的顺时针运转,而当达到"利遂不止"程度时,阳鱼就失去了顺时针运转动力,开始进入阴目逆转占据阳鱼位置的局势。阳鱼对应的是肺、大肠、胃三条经脉,阴目逆时针占据阳鱼位置,就把阳鱼阳气力量压迫进入阳目。从对应关系来看,阳目到阳鱼的运转就是"肝出肺"的运行,现在阳鱼被压制进入阳目,形成肺气被逆局势,肺气被逆而不能正常"肝出肺"运转,形成"喘";由于这个变化是在太阳桂枝证的基础上形成的,所以"汗出"。

当阴目逆转占据阳鱼位置时,阴目带动阴鱼也形成逆时针运转趋势;阳鱼被逼迫进入阳目,阳目压力增加,由于阴鱼逆时针的让位,阳鱼随即就占据阴鱼原来的位置。总体来看,当"下之后"达到"汗出而喘'的程度,就已经进入阴鱼阳鱼逆时针换位的地步。"脉促表未解"简单来看,就是阳鱼还具备顺时针回调向表运转的动力。葛根黄芩黄连汤就是顺应"脉促"阳鱼回调的动力设计的。《神农本草经》言"葛根……起阴气"。从太极图看葛根就是回调阴鱼顺时针运转,由于阴鱼与阳鱼换位,阴鱼原来的位置被阳鱼占据,所以用黄连清"膀胱、肾、心包",给阴鱼回调让位;由于阳目位置被阳鱼逆时针压迫,所以用黄芩清"三焦、胆、肝",给阳目回调让位。如此葛根、黄连、黄芩三味药物完成阴鱼阳鱼回归原位,炙甘草的应用是调和阴鱼阳鱼局势扭转的两个关键点。当阴鱼阳鱼回归顺时针方向运转,则"肝出肺"恢复正常,"汗出而喘"自止,从而达到不用止喘药物却能止喘的效果。

如果再进一步分析,"下之后"阴目逆转占据阳鱼,是在"太阳病桂枝证"局势下完成的,所以阴鱼逆转的起点是从太阳经膀胱开始的,而达到"喘"的阶段,则阴鱼已经压迫阳鱼进入阳目,也就是逆传入肝。从肝到膀胱,这期间经历了"肝、肺、大肠、胃、脾、心、小肠、膀胱"八个位置,而葛根黄芩黄连汤中葛根用量是半斤,古时一斤等于十六两,所以葛根用量是八两。可以说葛根用量八两就是对应这八个位置的。同理,黄连三两是针对"膀胱、肾、心包"三个位置,黄芩三两就是针对"三焦、胆、肝"三个位置。由于肝位置有了葛根干预，所以笔者认为黄芩用量应该是二两，也就是用在"三焦、胆"两个位置，而不用在肝位置。据有些版本记录，葛根黄芩黄连汤中黄芩用量是二两，笔者比较赞同此观点。

通过以上论述可以看出，《伤寒论》第34条中的五个环节是事物发展的一个完整过程，从"下之""利遂不止"到出现"脉促者表未解也"，到"喘而汗出者"的形成，到"葛根黄芩黄连汤主之"的组方设计，再到药物剂量安排，都是一以贯之的。而不是对两个阶段或是两证的论述。《伤寒论》中诸如桂枝汤、麻黄汤、大小青龙汤、五苓散、真武汤、茯苓四逆、小柴胡汤等都可以按照这个思路给予解读，只是这些组方涉及《伤寒论》上下条文间的关系转换，较为复杂，在此不再赘述，有意者可依此提示尝试思考。

总结，关于《伤寒论》条文的解释向来分歧很大，究其原因在于我们没找到一个总纲思路来统领条文认识，而是在各自的揣度中认识、扩延。通过第34条的论述可以一窥仲景思路，也间接再次证明《伤寒论》六经辨证就是经络学说。

从太极图认识理解中医阴阳学说有很多种角度，但大多数在无形中偏向了哲学思辨，与人体经脉运行学说脱节，而中医作为研究人体运行规律的医学，势必要回归人体实物，脱离了人体的中医理论难免走向空洞化、哲学诡辩。现提供"卫气十二时辰运行模式图"及"卫气太极运行模式图"，使中医阴阳学说理论与中医经络学说形成完整对应，达到两者统一，建立起"人体即太极、太极即人体"的认识观，使哲学研究与中医研究并轨，为中医的人体回归提供思路。望中医同道共勉。

[1]兰鹏飞；《伤寒论》与卫气十二时辰运行模式[J].河南中医，2018（02）：163-166.

[2]张斌.八卦与六经——兼与克绍先生商榷[J].国医论坛，1989（01）：12-13.

[3]王雷，明子荐.顾植山教授"三阴三阳太极时相图"的启示[J].中医学报，2017，32（06）：971-974.

[4]袁微微，杨志新.三阴三阳定量定位定性定向问题及应用[J].中国中医基础医学杂志，2016，22（03）：368-369.

[5]赵春明.十二消息卦在时间医学中的意义[J].国医论坛，1991（04）：9-11.

[6]刘玉芝.试以"十二消息卦"释《伤寒论》六经欲解时[J].中医研究，1988（01）：4-6.

[7]陈霖.从八卦太极图看二十四节气养生[J].中国医药导报，2010，7（03）：100-102.

[8]许志宇，谢世满，刘娜.由阴阳量化推演太极图[J].中医学报，2017，32（04）：561-563.

[9]朱东方.传统中医数理模型初探[J].中医临床研究，2013，5（10）：62-64.

[10]李仕澂.论太极图的形成及其与古天文观察的关系[J].东南文化，1991(Z1)：2-31.

[11]段晓鹏.太极图与中医全息论[J].中医药学报，2012，40（03）：1-3.

[12]张其成.从太极八卦看中医思维[J].中医健康养生，2015（12）：74-77.

[13]李美丽，朱西杰，李卫强等.中医辨证论治行走于黑白虚实之间[J].国医论坛，2014，29（01）：17-20.

[14]聂惠民.葛根黄芩黄连汤[J].中国中医药报，2004-09-30.

[15]李赛美，李宇航伤寒论讲义[M]2版北京：人民卫生出版社，2004.

[16]陈亦人.伤寒论译释[M].4版.上海：上海科学技术出版社，2010.

[17]张曾亮，姚海强，李伟.王琦应用葛根黄芩黄连汤治疗伏邪发热经验[J].中医杂志，2017，58(11)：913-915，945.

[18]高伯正.《伤寒论》葛根芩连汤证34条异释改错[J].光明中医，2015，30(02)：235-237.

[19]李宇铭.论葛根芩连汤并非表里同治[J].光明中医，2008(03)：374-375.

第二篇　太阳病脉证并治上

历史上关于《伤寒论》的流传版本较多，版本体系研究较为复杂。本书通过对条文间逻辑演变关系分析，得出康平本《伤寒论》较为符合作者张仲景原意的结论，故此书以康平本作为基础版本进行解读论述。

太阳之为病，脉浮，头项强痛而恶寒。(1)

1. 太阳之为病："之"是代词，特指"卫气"。"太阳之为病"就是太阳卫气为病。

2. 关于"卫气"需要再讨论一下，以"膀胱营、小肠营"手足太阳卫气运行为例。一般情况下，脉内卫阳与脉外卫气处于内外相通、相互交流、进出平衡状态，如此维持内外阳气的平衡稳定。

从总纲图看，小肠营居于 13~15 "未"位，膀胱营居于 15~17 "申"位。足太阳卫气与膀胱营卫阳是同向运行，手太阳卫气与小肠营卫阳是相向运行。所以从图中看，足太阳卫气是从 15→17 顺时针运行，手太阳卫气是从 15→13 逆时针运行。

足太阳卫气与膀胱营同向运行，实现膀胱营卫阳推动阴气顺时针运转趋势，继而实现膀胱营向肾营的顺时针推进；手太阳卫气与小肠营卫阳相向运行，维持小肠营卫阳蓄积状态。小肠营与心营是手足表里运行，所以手太阳卫气与小肠营卫阳相向运行的最终目的是维持心营卫阳稳定。

由此可见，足经上卫气与卫阳同向运行的目的是推动阴气运行，从而实现十二营脉整体顺时针运转趋势。而手经上卫气与卫阳相向运行的目的是维持心营、肺营、心包营卫阳稳定。

3. 先天状态下阴气与阳气都在脉中运行，形成阴气与阳气的脉内二维对峙平衡。后天状态下三阳卫气从营脉外出建立起营卫运转系统，从而实现营卫运转的三维平衡。我们平时所论的"阴阳平衡"，实际都是对先天状态下阴与阳的理想化认识，也就是针对营脉系统进行的探讨。而《黄帝内经》《伤寒论》实际探讨的是人体的后天运转状态，也就是营卫运转平衡。这也是我们对中医经脉学说、对阴与阳误解最深的地方。

4."太阳之为病"是指太阳卫气为病，而太阳卫气为"开"，所以"太阳之为病"是指太阳卫气为"开"的趋势受到影响限制。《灵枢·卫气行第七十六》言"是故平旦阴尽，阳气出于目，目张则气上行于头，循项下足太阳，循背下至小趾之端"。太阳卫气从头下行至足的趋势受限，则太阳卫气瘀堵在上，故形成"头项强痛"。阳气盛则"强"，"强痛"体现了阳气的瘀堵状态。

《灵枢·本藏第四十七》言卫气"温分肉，充皮肤，肥腠理，司开阖"。太阳卫气向外"开"不及一分，则在外"温分肉，充皮肤"不及一分，故"恶寒"。

从太极模式图看，膀胱营居于15~17"申"位，足太阳膀胱经是从头至足运行，所以15位置可简单定位为"头"，17位置定位为"足"，其他经脉以此类推。太阳卫气"开"受限则导致足太阳卫气从15位置向17位置顺时针运转的趋势受到阻滞，致使膀胱营"15~17"区间卫阳被迫逆反蓄积，阳气压力向15位置积压。

15位置卫阳压力增加，继而导致小肠营手太阳卫气"15→13"运转趋势增强，13位置卫阳压力增加则对心营产生逆向推动，致使心营向13位置顺时针输出卫阳受压，压力来自于心营之外，故"脉浮"。

从上面分析来看，"脉浮"实际是对心营运行状态的描述。所以无论是寸口脉，还是人迎脉，都是实实在在人体上的"脉"。西医从解剖角度定义为动脉，中医从经脉运行角度定义为营脉，不管名称叫法上如何不同，它讨论的其实都是同一个对象，也就是对心脏运行状态的描述。

现代医学是医学，中医是医学，只要是医学就都是针对人体进行的具体研究，就同样面对人体这个共同的研究对象。研究的事物一致，就看谁研究的更深刻、更真实、更符合人体客观。所以中医与现代医学在本质目标上是没有任何区别的，只是对人体研究的途径、角度、深度、工具、方式方法及关注点存在差别。两者既然都在针对人体进行研究，那么就能够完美结合，互通有无。

当我们把《伤寒论》真正研究清楚之后，就会彻底明白两种医学之间的区别与联系。

太阳病，发热，汗出，恶风，脉缓者，名为中风。(2)

太阳病，或已发热，或未发热，必恶寒，体痛，呕逆，脉阴阳俱紧者，名为伤寒。(3)

第1条"太阳之为病"局势下由于太阳卫气"开"受到限制，从而导致膀胱营"15~17"区间卫阳被迫蓄积瘀堵，继而产生脉外卫气不足的"恶寒"、15位置卫阳瘀堵的"头项强痛"，以及心营13位置卫阳受压的"脉浮"。如果在这个基础上继续发展，整个"15~17"区间卫阳蓄积压力就会继续增加，继而产生两种发展趋势。

1. 如果膀胱营"15~17"区间卫阳蓄积后向太阳卫气层面突破，就会形成膀胱营脉"开"泄太过的"风"像，即第2条所言"太阳中风"。太阳卫气外泄太过则"发热"；太阳卫气外泄则腠理"开"形成"风"像，再加上外风，两"风"相得则"恶风"；《灵枢·本藏第四十七》言"卫气者，所以温分肉，充皮肤，肥腠理，司开阖者也"。太阳卫气从膀胱营脉开泄太过则腠理"开"，形成"汗出"。

从总纲图看，膀胱营足太阳卫气"开"泄太过，则带动手太阳卫气也随之形成顺时针运转趋势，"小肠营、心营"区间失去了手太阳卫气相向运转的蓄积，故导致整个"膀胱营、小肠营、心营"区间卫阳顺时针外泄耗损，心营卫阳耗损则蓄积不足，心营区间气推血动无力则"脉缓"。

2. 如果膀胱营"15~17"区间卫阳蓄积后，膀胱营卫阳无法从太阳卫气层面突破外泄寻求减压，故只能被迫向内部深入，从而在阴分少阴系统形成"膀胱营→小肠营→心营"逐步逆转蓄积的趋势，如此进入第3条"伤寒"局势。

(1)"太阳之为病"状态下太阳卫气"开"已经受限，所以"恶寒"。而"伤寒"状态下膀胱营卫阳蓄积压力已经上升，但还是无法向太阳卫气层面突破，也就意味着太阳卫气"开"处于进一步压制状态，古人把这种对太阳卫气进一步压制的状态命名为"寒"。

膀胱营卫阳无法向太阳卫气层面提供支持，导致卫气在外不能"温分肉，充皮肤"，故"必恶寒"。

膀胱营"15~17"区间卫阳蓄积后压力上升，但还可以向小肠营区间继续转嫁压力，所以此时只是在膀胱营与小肠营之间表现出卫阳瘀堵的压力现象，不会有蓄热表现，故"或未发热"。如果"膀胱营、小肠营"区间都进入卫阳蓄积状态，"膀胱营、小肠营"区间也就没有相互转嫁的可能，于是开始向心营逆转侵入。

《伤寒论·辨脉法第一》言"阴阳相搏，名曰动。阳动则汗出，阴动则发热"。如果"膀胱营、小肠营"区间"阳动"，则是第 2 条"名为中风"；如果心营阴经区间"阴动"，则进入第 3 条"或已发热"阶段。

"或已发热，或未发热"体现了"伤寒"状态下"膀胱营、小肠营"与"心营"区间卫阳逐步逆反蓄积的过程。

（2）"伤寒"状态下"膀胱营、小肠营"区间卫阳不断逆转蓄积。"膀胱营、小肠营"区间卫阳蓄积后则与阴气相争，故卫阳推动阴气只能被迫向心营区间侵入。

"膀胱营、小肠营"区间卫阳推动阴气侵入心营，心营可以向脾营继续转嫁压力，从而导致脾营区间阴气瘀堵。脾主肌肉，脾营阴气瘀堵受压故"体痛"。

"太阳之为病"的"头项强痛"发生在膀胱营区间，"伤寒"的"体痛"则波及太阴系统"脾营"区间，所以"太阳之为病"与"伤寒"已经有了本质上的区别。

（3）《灵枢·邪气藏府病形第四》"黄帝曰：此故伤其藏乎？岐伯答曰：身之中于风也，不必动藏。故邪入于阴经，则其藏气实，邪气入而不能客，故还之于腑。故中阳则溜于经，中阴则溜于府"。据此可知，阴经"脏"如果受到压力，自身虽然受到影响，但不会完全承担压力，而是寻求相应的阳经"腑"给予转嫁。

所以阴气逆转侵入"心营、脾营"区间的压力会向胃营寻求转嫁。"膀胱营、小肠营"与"胃营、大肠营"居于"心营、脾营"两端，于是"膀胱营、小肠营"卫阳推动阴气逆转的压力最终转嫁在了"胃营、大肠营"区间。

脾营逆时针侵入9位置的阴气压力与胃营向9位置顺时针推进的卫阳动力相互对峙，如此才能形成阴气逼迫卫阳逆反的"呕逆"状态。

《灵枢·经脉第十》言"脾足太阴之脉……是动则病舌本强，食则呕，胃脘痛，腹胀，善噫"。由此可知"呕"发生在脾营，所以"呕逆"的"呕"来自脾营，而"逆"则发生在胃营。

如果脾营阴气逆转侵入9位置后，胃营卫阳不能与之对冲，而是向大肠营逆转妥协，9位置也不会形成"呕逆"。

（4）"脉阴阳俱紧者"包括脉"阴紧"与"阳紧"两个方面。"膀胱营、小肠营"卫阳推动阴气逆转侵入"心营、脾营"区间，导致"心营、脾营"阴经区间阴气瘀堵，于是形成"阴紧"；"心营、脾营"阴气瘀堵后会向9位置施加逆转压力，胃营如果卫阳动力强势，则在胃营与脾营之间形成阴气与卫阳对峙逼迫之像，故形成"阳紧"。从总纲图看，"阴紧"是针对13位置卫阳逼迫阴气逆转状态的描述，"阳紧"则是针对9位置阴气逆转逼迫卫阳状态的描述。

综上所述，第1条"太阳之为病"只涉及太阳卫气层面。第2条"中风"、第3条"伤寒"开始涉及太阳卫气与太阳营脉之间的联动反应；第1条是太阳卫气病的起步状态，第2条、第3条则是由于太阳卫气运转方式的不同（即"阳动""阴动"的发展趋势不同），导致太阳营脉卫阳产生了完全相反的不同发展趋势。

有人把第1条当成太阳病的总纲，形成第2条、第3条列属于第1条之下的认识，实在偏离太远。希望从这第一步开始就给予纠正。如果连第一步都错了，以后的路也就没有继续的可能了。

伤寒一日，太阳受之，脉若静者，为不传；颇欲吐，若躁烦，脉数急者，为传也。（4）

1. 从总纲图看，"伤寒"是太阳卫气被寒压制。"伤寒一日，太阳受之"是指"一日"太阳卫气阶段承担压力。如果太阳卫气受压后只是局限在"膀胱营、小肠营"手足太阳阳经层面，对阴分不产生影响，则"脉若静者，为不传"。

从太极运行模式图看，"伤寒"导致"膀胱营、小肠营"区间卫阳不断蓄积，待"膀胱营、小肠营"卫阳蓄积瘀堵的压力上升到极限位置，则会推动阴气逆转侵入"心营"。如果"伤寒"造成的影响只是局限在"膀胱营、小肠营"区间，心营区间阴气与阳气没有被扰动，则"脉若静者"。

"膀胱营、小肠营、心营"都属于少阴系统，"伤寒一日，太阳受之"只是对少阴系统阳经产生影响，对"心营"阴经没有产生逆反作用，当然也就不会在"心营、脾营"之间产生压力转嫁的影响，也就不会从少阴系统波及太阴系统，故"为不传也"。此处的"传"有从阳经波及阴经，从少阴系统波及太阴系统的考虑。

2. 从总纲图看："伤寒"导致太阳卫气层面受压，如果只是局限在"膀胱营、小肠营"阳经区间，则不会对阴分产生逆反压力。如果压力继续增加，则阴分开始受压。由于阴分阴经开始不承担压力，故把压力向阳明卫气、少阳卫气逆时针转嫁。少阳卫气受压后则向太阳卫气阶段继续转嫁压力。

由于"伤寒"导致太阳卫气不能"开"，所以当压力再次进入太阳卫气阶段后就再次集中在"膀胱营、小肠营"区间。"膀胱营、小肠营"区间卫阳瘀堵后会继续逆时针向"心营、脾营"施压。由于此时三阳卫气之间压力已经逆时针转嫁一周，故"心营、脾营"区间再次受压后就无法再通过阳经继续逆时针转嫁压力，导致"膀胱营、小肠营"区间卫阳瘀堵压力逆时针侵入心营区间，心营区间卫阳蓄热则"脉数急"。

"膀胱营、小肠营"处于卫阳瘀堵状态，阳明卫气、少阳卫气就无法再向"膀胱营、小肠营"转嫁压力。故阳明卫气、少阳卫气就必须承担阴分逆反与太阳卫气阶段两方面的压力逼迫，导致阳明卫气与少阳卫气之间形成被困瘀堵状态。

阴分"膀胱营、小肠营、心营"少阴系统"枢"瘀堵停滞，致使"肺营、大肠营、胃营、脾营"太阴系统不能"开"。太阴系统不能"开"则卫阳瘀堵，导致脾营逆反、阻滞胃营卫阳运转。胃营卫阳受压则逼迫足阳明卫气逆反，足阳明卫气顺时针运转不能则下行受阻，故"颇欲吐"。"颇欲吐"是对脾营与胃营之间逆反状态的描述。

《灵枢·经脉第十》"心主手厥阴心包络之脉……是主脉所生病者，烦心、心痛、掌中热"。据此可以看出，"烦"出自心包营。

"躁，形声，从足，喿声兼表字义，足是人的脚，而脚的作用是使人能够走动，喿是出现众多的事物，合起来的意思是生出要走动的众多事物。本意：出现众多的事物要动"。

阳明卫气与少阳卫气被困，导致"胃营＋心包营"轴线区间形成手足阳明卫气、手足少阳卫气蓄积瘀堵。胃营端卫阳蓄积太过则"躁"动，心包营端逆反受压则"烦"。"若躁烦"是对"胃营＋心包营"轴线两端卫阳瘀堵状态的描述。

从"颇欲吐，若躁烦"行文来看，是先有"颇欲吐"，然后才是"若躁烦"。一般的"吐"只是脾营对胃营产生了逆反压力，如果通过"吐"泄掉了"伤寒"导致的逆反压力，也就不会进入"颇欲吐"阶段。"颇欲吐"提示胃营端受到了足够强的逆反压力，然后才能继续对"胃营＋心包营"整个轴线产生逆转，继而产生"若躁烦，脉数急者"。古人用字很是苛刻，如果不明白整个发展过程，对"颇""若"这两个字是体会不出作者用意的。

3.从上面分析过程来看，"颇欲吐"是脾营逆反侵压胃营导致的，"若躁烦"则是手足阳明卫气、手足少阳卫气逆反瘀堵导致的。"脉数急者"则是"膀胱营、小肠营"卫阳逆转侵入心营导致的。

心营属于少阴系统，脾营属于太阴系统，心包营属于厥阴系统，并且三者都属于阴经。据此可知，"为传也"一方面指三阳卫气之间产生了联动逆反效应，另外一方面则是膀胱营阳经上的"伤寒"导致了阴经受累。

伤寒二三日，阳明少阳证不见者，为不传也。（5）

1.第4条给出了"伤寒一日"状态。"一日"内人体经历了营卫"太阳、少阳、阳明、阴分"四层运转，也就有了"颇欲吐，若躁烦，脉数急者"三阴系统的传变过程。同理，把这个规律继续扩展延伸，则进入"七日""六日"规律运转。

2."伤寒一日太阳受之"，由于阴分首先不承受压力，所以"伤寒二日"阳明受之，阳明卫气受压则出现阳明证。同理，"伤寒三日"少阳受之，少阳卫气受压则出现少阳证。如果"伤寒二三日，阳明、少阳证不见者"，则意味着"伤寒"压力只是局限在"太阳受之"阶段，所以"为不传也"。

此条言"阳明、少阳证"，而不言"阳明、少阳病"，是因为"阳明、少阳证"是疾病变化中阳明卫气、少阳卫气产生的转变。而"阳明、少阳病"则是阳明营脉、少阳营脉自身为病，不只是卫气层面变化。这个问题很容易被忽略，但如果这个问题不能清楚，那么后文中的"太阳与阳明合病""太阳与阳明并病"也就更加无法明确了。

3.从总纲图看，生理状态下人体一直处于"太阳、少阳、阳明、阴分"往复运转状态。"伤寒"出现后就形成生理运转与病态运转相对抗的局势。病态运转情况下，"伤寒一日"太阳受之，太阳卫气受到逆反。由于阴分三阴可以向阳经转嫁压力，所以"伤寒二日"阳明卫气受之，阳明卫气受到逆反。"伤寒三日"少阳卫气受之，少阳卫气受到逆反。也就是说前三日处于三阳卫气生理运转妥协让步的状态。但记住，这三日内阴分三阴已经受到了逆反影响，只是阴分三阴把逆反压力都向阳经进行了转嫁。

"伤寒四日"再次进入太阳卫气阶段，而生理运转则从"太阳卫气→少阳卫气→阳明卫气"再次进入阴分阶段。如果"伤寒"病态运转强势，则生理运转会继续妥协，"伤寒五日"之后则向阴分三阴之内陷入。如果生理运转进入阴分后蓄积了反抗动力，则对三阳卫气进行纠正。"五日"则再次建立太阳卫气"开"，"肾营、心包营"逆转的趋势就得到纠正。"六日"则再次建立少阳卫气"枢"，"肝营、肺营"逆转的趋势就得到纠正。"七日"则再次建立阳明卫气"阖"，"脾营、心营"逆转的趋势就得到纠正。

如此则建立起"发于阳、七日愈"的疾病自愈模式，也就是第7条所讨论的内容。由于"伤寒"状态与生理运转处于相对局势，所以能够明确体现出两个状态的对抗趋势，故在首次讨论疾病"几日几日"规律时，首选的是"伤寒几日"状态，而不是"中风"。这也是前五条中有三条都在讨论"伤寒"、如此强调"伤寒"的缘由。

"发于阳、七日愈"是疾病自愈的一套标准模式。开始时病态运转强势，生理状态妥协。随着人体生理运转的妥协让步，则病态运转的强势压力就得到转嫁。然后生理状态开始走强，从而重新建立正常的人体运转趋势。这是理想化的状态。

疾病状态是个变动的过程，可强可弱。如果疾病状态无法左右生理运转状态，则疾病状态发展的趋势就会被生理运转所限制，所以"伤寒一日，太阳受之"阶段，如果阴分少阴生理运转能够与"伤寒一日"的逆反压力相抗衡，则"伤寒"的影响只会局限在"膀胱营、小肠营"太阳卫气层面，而不会进入阴分，阴分也就没有必要进行妥协让步。

同理，如果进入"伤寒二日"，"伤寒"状态无法对阳明卫气造成逆转影响，也就不会产生"阳明证"；"伤寒三日"无法侵入到少阳卫气区间，也就不会产生"少阳证"。如此则有了"伤寒二三日，阳明、少阳证不见者，为不传也"的论述。

"传"就是变，就是范围扩延。或者三阳卫气之间进行转嫁侵入，或者三阳卫气对阴分三阴进行侵入，只要区域间产生了跨界效应则为"传"。

4. 总体来看，第 4 条讨论"伤寒一日"之内三阳卫气变化；第 4 条"一日"、第 5 条"二三日"、第 7 条"七日愈""六日愈"则讨论"日"间变化；《灵枢·卫气行》"水下一刻，人气在太阳。水下二刻，人气在少阳。水下三刻，人气在阳明。水下四刻，人气在阴分"则讨论"刻"间变化；《灵枢·五味第五十六》"营卫之行奈何……天地之精气，其大数常出三入一，故谷不入，半日则气衰，一日则气少矣"则讨论一日的上午、中午、下午、夜晚变化；以及"年"间的春、夏、秋、冬的变化也同样如此，内在规律都是统一的。

5. 回头看这前 5 条，第 1 条讲的是太阳病最初、最基本的发病位置及表现；第 2 条讨论的是"太阳中风"的基本状态；而接着用了 3 条、4 条、5 条三条内容来讨论"伤寒"。仲景之所以在此用三条内容来详细讨论"伤寒"、强调"伤寒"，是因为"伤寒"状态下营卫之间处于对立运转状态，顺逆变化明确，更容易交代出营卫运行的本质。这也为《伤寒论》整部书的背景理论提供了基本框架。

如果我们完整认识了《伤寒论》，回头再看这前 5 条，给我们的感觉又是不同。到那时就会明白"中风"的本质还是"伤寒"，这五条实际都在讨论"伤寒"。而《伤寒论》这本书为什么取名"伤寒"也就自然而然有了答案。

太阳病，发热而渴，不恶寒者，为温病。若发汗已，身灼热者，名风温。风温为病，脉阴阳俱浮、自汗出、身重、多眠睡、鼻息必鼾、语言难出；若被下者，小便不利、直视失溲；若被火者，微发黄色，剧则如惊痫，时瘛疭；若火熏之，一逆尚引日，再逆促命期。(6)

1.如果只是发生在太阳卫气层面，就是第 1 条"太阳之为病"。如果在太阳卫气与太阳营脉之间形成联动变化则有"中风""伤寒"之类。"中风""伤寒"都会出现"恶寒"表现。"中风"是太阳卫气向外"开"泄过度，后续产生"啬啬恶寒"（在第 12 条有详细论述）。"伤寒"是体表太阳卫气被寒所伤，导致太阳卫气不能温煦体表而"恶寒"。虽然两者都有"恶寒"，但发生的位置不同，"中风"恶寒发生在营脉之内，"伤寒"恶寒发生在营脉之外。

"中风""伤寒"都可以出现发热，"中风"发热是太阳卫气外出过度，卫气在表形成发热；"伤寒"也可以"或已发热"，是太阳卫气外出太阳营脉受阻，脉内卫阳蓄积发热。所以同样是发热，"中风"发热是发生在脉外，而"伤寒"发热则发生在脉内。

从以上分析来看，太阳病"发热""恶寒"可以同时出现，其根本原因是阳气在脉外卫气与脉内卫阳之间出现转移，导致内外出现不平衡。

从"太阳病，发热而渴，不恶寒者，为温病。若发汗已，身灼热者，名风温"行文来看，"温病"还是"太阳病"，只要是太阳病那就还是太阳卫气与太阳营脉之间的问题。温病"不恶寒"，意味着体表没有"恶寒"，在里也没有"恶寒"；从"若发汗已，身灼热者，名风温"可以看出，温病具有"发汗"。

2.总体来看，"温病"属于太阳病范畴，讨论的还是太阳卫气与太阳营脉之间的转化关系，只是与"中风""伤寒"不同，它只有发热、没有恶寒。而从"发热、汗出"角度看，温病与中风共同点比较直接，但"温病"没有恶寒，而"中风"从第 2 条、第 12 条看则存在"恶风""恶寒"。如此对比可知，"中风"与"伤寒"之间是有共同点的，即脉外卫气与脉内卫阳之间存在能量守恒。而"温病"则是脉外卫气与脉内卫阳都处于"发热"状态，不存在"恶寒"表现，由此可见"温病"的特殊性。

从条文布局来看，前五条讨论的"太阳之为病""中风""伤寒"都有共同点，可看作是一类。而此条"温病"的提出，目的就是要与这一类做对比论述。

温病已经超出了《伤寒论》的讨论范畴，《伤寒论》讨论的"伤寒""中风"实际是一个能量守恒问题，而温病是从内到外都在外越的状态，已经突破了营卫两者之间的那种牵制。但不能说《伤寒论》不能治温病，因为有些关于内外俱病的内容已经涉及温病这种状态，以后遇到再论。所以此条的提出可看作是从相反的角度对前五条进行整体总结概括。

后文"风温为病，脉阴阳俱浮、自汗出、身重、多眠睡、鼻息必鼾、语言难出；若被下者，小便不利、直视失溲；若被火者，微发黄色，剧则如惊痫，时瘛疭；若火熏之，一逆尚引日，再逆促命期"讨论起来过于复杂，打乱了上下条文之间的联系对比，在此简略带过。

病有发热恶寒者，发于阳也；无热恶寒者，发于阴也。发于阳者，七日愈；发于阴者，六日愈。以阳数七、阴数六故也。（7）

1. 有了前五条"中风""伤寒"的"发热""恶寒"，也有了第 6 条脉内、脉外都发热的"温病"状态，也就只留下没有"发热"只有"恶寒"的"无热恶寒"状态。

很明显，此条是接着第 6 条"温病"在做继续延伸讨论，"病有发热恶寒者"是发于三阳卫气；"无热恶寒者"则是发于阴分三阴。三者对脉内、脉外的不同发热、恶寒情况给予了分别论述，也把营卫之间可能出现的阳气变化都概括完整了。

2."发于阳者，七日愈；发于阴者，六日愈。以阳数七、阴数六故也"中七日、六日之别，是由卫气三阳、阴分三阴各自运转规律决定的，遵循着各自不同的运转轨迹，"七"与"六"这两个数字之间并无直接联系。

"发于阳者，七日愈"遵循"一日太阳、二日少阳、三日阳明、四日阴分、五日再次太阳、六日再次少阳、七日再次阳明"的运转过程。也就是卫气进出营脉的一个往来运转。

"发于阴者，六日愈"遵循"一日少阴、二日厥阴、三日太阴、四日太阳卫气、五日少阳卫气、六日阳明卫气"的运转过程。也就是三阴向三阳卫气运转一周的往来运转。

3. 问：为什么"发于阳者""发于阴者"有"发热恶寒"与"无热恶寒"的区别呢？

答："发于阳"就是发于三阳卫气的意思。"发于阳"之所以能够出现"发热恶寒"，是因为脉内卫阳与脉外卫气之间存在阳气的转移、蓄积。

从总纲图看，三阳卫气与阴分三阴相对应，之所以能够外出形成卫气，是由于阴分三阴给予的对应支持。如果阴分三阴营脉卫阳不足，也就根本无力支持三阳卫气形成。没有了卫气的形成，脉内、脉外就不再存在转化、蓄积，"发于阴"只有卫气不足的"恶寒"，而无卫气、卫阳蓄积的"发热"。

评论：对此条的解释历来模糊，因为我们一直认为中医就是术数医学，而不是临床生理医学，所以对"七日愈""六日愈"只看到了"七""六"这两个数字，对"日"这个具体时间单位视而不见。我们一直想着如何寻找与"七""六"相关的术数关系，而对"日"这个背后隐藏的人体营卫生理过程不管不问，由此导致此条终不得解。

《伤寒论》出现已经有 1800 多年，张仲景追寻的是临床客观，后辈寻找的却是各种解释、理由，《伤寒论》研究之乱象多源于此。

太阳病，头痛至七日以上自愈者，以行尽其经故也。若欲作再经者，针足阳明使经不传则愈。（8）

1.《灵枢·经脉第十》言"膀胱足太阳之脉……是动则病冲头痛，目似脱，项如拔"，"项如拔"是对"头项强"的描述，"冲头痛，目似脱"是眼睛胀、头痛的描述。

"胆足少阳之脉……是主骨所生病者，头痛，颔痛，目锐眦痛"，说明胆经也会出现"头痛"。有段时间我误认为此条"头痛"应该是胆经"头痛"，但把此条多读几遍就不再如此认为。理由很简单，此条言"太阳病头痛"意味着是太阳营脉病产生的"头痛"，自然不会牵扯少阳营脉的事情。

2.《灵枢·卫气行第七十六》言"是故平旦阴尽，阳气出于目，目张则气上行于头，循项下足太阳，循背下至小趾之端。其散者，别于目锐眦，下手太阳，下至手小指之间外侧"。

《灵枢·经脉第十》言"膀胱足太阳之脉起于目内眦，上额，交巅；其支者，从巅至耳上角；其直者，从巅入络脑，还出别下项，循肩髆内，挟脊，抵腰中"；"胃足阳明之脉，起于鼻之交頞中，旁纳太阳之脉，下循鼻外"。

问：不管太阳卫气是过盛状态，还是受到外邪阻滞，只要"循项下足太阳"这段不能正常运行，被困在了"头项"部，就会导致"头项强痛"；而"目张则气上行于头""循项下"不能正常运转则导致卫气瘀堵于头上，就会出现"太阳病头痛"。从经脉循行路线来看，足阳明经与"太阳病头痛"是扯不上直接关系的。按照我们现代针灸思路，"头项强痛""头痛"应该是阿是穴、夹脊穴针对性治疗，与足阳明经脉更是扯不上关系。但为什么"太阳病头痛"仲景非要选择针足阳明而对太阳本经不管不问呢？

答："太阳病头痛"是太阳卫气不能从头向下运转，太阳卫气瘀堵在头部的表现。按照现代人的思路，既然是卫气瘀堵在头部而不下行，那么只要疏通膀胱经即可。但从"太阳病，头痛至七日以上自愈者，以行尽其经故也"来看，"太阳病头痛"却是个"自愈"过程；再结合第 7 条"发于阳者，七日愈"来看，"太阳病头痛""自愈"是通过营卫周转来实现。由此得知，在张仲景看来，"太阳病头痛"是要通过卫气与营脉的周转过程来实现，而不是单纯从太阳本经来解决。从此处可以看出，在张仲景眼中经脉运行是营卫运行，但在现代人眼中只有经脉路线而无"营卫"概念。

"太阳病头痛"是太阳营脉"病"产生的"头痛"。从总纲图看，"四日"处于阴分，"五日"重新开始太阳卫气运转，也就是说"前三日"是三阳卫气的病态运转，"四日"则从阴分三阴寻求基础推动，"五日、六日、七日"则在阴分三阴的基础上重新建立卫气运转。由此看来，"太阳病头痛"是从"四日"阴分三阴来寻求运转动力实现"自愈"。

"七日以上"是"七八日"的意思，也就是"七日"阳明卫气与"八日"阴分之间的过渡运转状态。"七日以上"这个提法目的是为了强调"七日"这个时间位置的特殊性，与 7 条中"发于阳者，七日愈"形成衔接。

从总纲图看，"七八日"处于阳明卫气再次"阖"阴分的阶段。也就是通过阳明卫气"阖"入阴分的情况，来评估阴分少阴到底有没有完整实现进出平衡。所以"以行尽其经故也"是指阳明卫气"行尽其经"。

从阴分少阴外出太阳卫气"开",到阳明卫气完全"阖"入阴分少阴,如此少阴系统实现了卫气进出的完全平衡运转,故"头痛""自愈"。

从卫气太极运行模式图看,胃营与膀胱营居于阴目"脾营、心营、小肠营"两端,胃营足阳明卫气从 9 位置能够顺时针进入脾营,则带动手足阳明卫气、手足少阳卫气形成顺时针运转趋势,膀胱营太阳卫气也就能顺时针推动进入 17 位置,膀胱营"15~17"区间不再有太阳卫气逆反现象,故头痛自愈。

如果"七日以上"还有"头痛",意味着阳明卫气没能完全向阴分少阴"阖"。少阴没有能力实现顺时针运转,也就没能力推动太阳卫气正常"开"。阳明卫气之前是少阳卫气,阳明卫气不能向阴分少阴方向运转,则被迫只能向少阳卫气逆行压制。当少阳卫气运转受阻,则出现"若欲作再经者",也就是欲作少阳头痛的意思。因为《灵枢·经脉第十》"是动则病"中有关"头痛"的论述事关足太阳之脉和足少阳之脉,所以这个"欲作再经者"是从"太阳病头痛"欲转变为"少阳头痛"的意思。

"针足阳明"是推动阳明卫气"阖"阴分少阴运转,解决阴分少阴的卫气进出平衡。"使经不传则愈"是使"太阳病头痛"不传"少阳头痛"则愈。

太阳病,欲解时,从巳至未上。(9)

从第 8 条可知,太阳病头痛"欲作再经"是向少阳头痛转变,也就是说太阳病到底能不能向愈发展,就看少阳卫气运转是否顺利,如果少阳卫气运转受阻,那么就会发生"传",而不是"愈"。从总纲图看,"从巳至未上"正是少阳卫气所主位置。用少阳卫气运转状态来评估太阳病的发展趋势,这就是此条"太阳病欲解时,从巳至未上"的由来。

风家表解而不了了者,十二日愈。(10)

1."风"即"太阳中风"。"风家表解,而不了了者"也就是太阳中风在表的问题已经解决,但恢复的不彻底,不了了之。也就是在正常"七日"周转后还具有"太阳中风"的迹象。

从总纲图看,"前三日"是三阳卫气病态运行,四日是阴分运转,五日、六日、七日是再次外出阴分重新建立三阳卫气运行的阶段。"表解而不了了者"

意味着"七日"周转后"风家状态""不了了者"。八日再次归入阴分，九日、十日、十一日又重新建立一次三阳卫气运转，十二日又归入阴分阶段，也就是三阳卫气归入阴分营脉的状态。卫气归入营脉，则"风家"得解。

2."十二日愈"，经脉又恰有十二条，起初我认为这两者之间形成对应。但如果营卫运转的规律不变，"风家"向愈的过程也不会变，那么十二日的前七天也必定还是遵循"发于阳，七日愈"的规律。由此一以贯之，原来这个"十二日愈"是在"七日"基础上又经历了两次阴分运转。"七日""不了了之"说明七日周转后卫气还处于太阳卫气"开"泄导致阳明卫气"阖"阴分不及的状态。"八日"进入阴分，九日、十日、十一日相当于针对这个"风家"又经历了一次营卫调整。十二日则再次进入阴分，也就是"风家"再一次调整后进入阴分的状态。

当然无论是"发于阳者，七日愈"，还是"发于阴者，六日愈"，还是"风家表解，而不了了者，十二日愈"，这都是理想状态下运转周期，也就是标准模式。具体到实际临床，则会面对各种因素的干扰，比如病人的体质条件、疾病的基础条件、饮食、运动等等这些因素都会对这个周期模式产生影响，而这也正是后面条文中六七日、八九日、十余日、十三日等等讨论内容的由来。据此看来，这些周期模式给我们提供了一种人体生理运转的标准参考模式，临床治疗是根据人体生理运转标准模式来考量临床实际变化，然后做出局势判断并给予对"证"治疗。

3.从总纲图看，第8条"七日以上"处于阳明卫气阶段，第9条"从巳至未"则是少阳卫气阶段，第10条"风家"则是太阳卫气阶段。很明显，这三条是按照三阳卫气逆转的顺序进行讨论。

第8条是针对"七日以上"阳明卫气顺时针运转不够彻底进行讨论。第9条则是讨论"太阳病欲解"需要经历局势扭转的关键"枢"位，也就是疾病局势或左或右发展可能的位置，第10条则是太阳卫气阶段的"风家"状态。

由此可见，第8、9、10这三条实际讨论了"发于阳者七日愈"中"五日、六日、七日"后三日运转不及的各自状态。只有读懂了《伤寒论》的理论，才能知道这些条文之间的细节关系，才能知道张仲景写书的思路，否则我们只能得到文字表面上的信息，就算张仲景想要告知更多，我们也无从发现。

病人身大热，反欲得衣者，热在皮肤，寒在骨髓也；身大寒，反不欲近衣者，寒在皮肤，热在骨髓也。（11）

1. 此条与 2 条、3 条放在一起来看。太阳中风可以发热，伤寒也可以发热；伤寒可以恶寒，中风也可以恶风、恶寒。两者虽然都具备发热、恶寒表现，但本质是有区别的。11 条就是针对这两者之间的区别做的临床划分。

从总纲图看，太阳"中风"是太阳卫气外泄过度。"发热"是太阳卫气过盛，所以"热在皮肤"。由于阴分卫阳外泄太过，导致阴分阴多阳少，所以"寒在骨髓也"；太阳"伤寒"是太阳卫气被寒所伤，所以"寒在皮肤"。阴分卫阳蓄积发热，所以"热在骨髓"。

至于"反欲得衣者""不欲近衣者"不过是对这两者做的临床表现论述。张仲景时代没有体温计这种温度衡量工具，所以只能通过病人临床表现来间接评估，而现代医学提供了这种人体温度的测定工具，也就给中医的客观定性提供了条件。

结合实际临床表现来看，临床上的"发热""恶寒"症状不会像 11 条描述的如此明显，往往是介于这两者之间，很难辨别。所以 11 条实际讨论的是"中风""伤寒"两个极端状态，也就是从极端状态去辨别中间状态，从而为我们辨"证"提供认识过程。

此条可视为对伤寒、中风的临床原则性划分。从此条开始就不再讨论太阳病的理论问题，而要开始太阳病的临床探讨。

2. 从行文关系来看，7 条、8 条、9 条、10 条涉及数字、时辰关系，而此条不再与此有关。而从上面分析来看，此条实则是对 2 条、3 条的临床再论述。从下一条起就开始对"太阳中风"进行具体讨论，开始进入临床探讨阶段。所以此条可看作是承上启下的作用，一方面概括总结前十一条的太阳病讨论，另一方面为开始临床实际探讨提供铺垫。

3. 我们讨论中医总习惯从文字、图表、空洞的理论来思考问题，比如"像""天人合一""阴阳哲学"、易经八卦、河图洛书等，逐渐形成理论脱离人体实际的畸形道路。中医是最朴素的医学，所有认识都来自人体，然后再应用到人体。每时每刻、每个理论都在对人体进行诠释，脱离了人体的中医那就不再是真正的中医。

就拿此条来讲，此条实际是针对太阳中风、伤寒进行的临床探讨。足太阳经分布在督脉两侧，用现在的解剖观点看，太阳经应该是脊神经的外延分布，当然现代医学没有经脉的概念，所以不会理解人体"气"的存在。太阳卫气正常出入督脉，则保持阴阳稳定，不会出现蓄积、不及的现象。"伤寒"状态下，太阳卫气外出督脉脊柱被压制，向外不能运转则"寒在皮肤"，在督脉脊柱内蓄积则"热在骨髓"；"中风"状态下，太阳卫气从督脉脊柱外出太过，在表阳热瘀堵则"热在皮肤"，督脉脊柱内阳气空虚则"寒在骨髓"。无论是从"反欲得衣""不欲近衣"临床活动的描述，还是对"骨髓""皮肤"的定位描述，从来没有离开过人体。

用总纲图来解读《伤寒论》只是一种理论文字上的逻辑概括，其实一切都应该还原到人体中去思考。离开了人体的中医理论，最终只会被现实淘汰，无论他多么有道理、多么的高深玄奥。所以把中医、《伤寒论》硬扯进易经、八卦、河图洛书、阴阳哲学等诡辩方向，是我一直反对的。

太阳中风，脉阳浮而阴弱。（注：阳浮者，热自发；阴弱者，汗自出。）啬啬恶寒，淅淅恶风，翕翕发热，鼻鸣干呕者，桂枝汤主之。（12）

桂枝汤方：

桂枝（去皮）三两　芍药三两　甘草（炙）二两　生姜（切）三两　大枣（擘）十二枚

上五味，哎咀三味，以水七升，微火煮，取三升，去滓，适寒温，服一升，服已须臾，歠热稀粥一升余，以助药力，温覆令一时许，遍身漐漐，微似有汗者，益佳，不可令如水流离，病必不除，若一服汗出病差，停后服，不必尽剂，若不汗，更服依前法，又不汗，后服小促其间，半日许，令三服尽，若病重者，一日一夜服，周时观之，服一剂尽，病证犹在者，更作服，若汗不出，乃服之二三剂，禁生冷黏滑、肉面五辛、酒酪臭恶等物。

1.从总纲图看，"太阳中风"即膀胱营太阳卫气"开"太过的状态。太阳卫气外泄太过则"阳浮"，阴分内卫阳随之外泄耗损则不足，故"阴弱"。

具体来看，"太阳中风"导致"膀胱营、小肠营"手足太阳卫气不再相互牵制，形成一致顺时针运转趋势。《灵枢·邪气藏府病形第四》言"身之中于风也，不必动藏。故邪入于阴经，则其藏气实，邪气入而不能客，故还之于脐"，所以"太阳中风"后阴分三阴系统阴经"不必动"，而是手足阳明卫气、手足少阳卫气首先被引动。

从总纲图看，太阳卫气与阳明卫气居于阴分两端，少阳卫气与阴分相对。"太阳中风"导致太阳卫气从阴分"开"泄太过，相应的手足阳明卫气形成一致顺时针运转对阴分进行代偿。

如果手足阳明卫气形成一致顺时针运转后对"太阳中风"给阴分造成的卫阳耗损能够进行代偿，阴分两端就还能维持进出平衡，此时也只是阴分两端太阳卫气"开"与阳明卫气"阖"加速妄"动"运转的状态。

如果阴分两端这种"开"与"阖"的加速运转继续发展，手足阳明卫气一致顺时针运转就进入代偿不及状态。手足阳明卫气代偿不及，就会继续引动手足少阳卫气形成一致顺时针运转进行代偿。如此三阳卫气都形成一致顺时针运转趋势，三阳卫气同步进入妄动外泄的局势。

（1）正常情况下，足少阳卫气"从头至足"运转，手少阳卫气"从头至手"运转，少阳卫气"枢"妄动导致手少阳卫气随足少阳卫气形成一致顺时针运转趋势，手少阳卫气"从头至手"运转被逆则三焦营卫阳不固，不再处于卫阳蓄积状态。三焦营区间形成脉内卫阳随手少阳卫气顺时针外泄耗损的局势。

三焦营与膀胱营居于"心包营、肾营"两端，如果膀胱营能够推动卫阳越过 17 位置进入肾营，则心包营就有卫阳支持 21 位置进入三焦营。但"太阳中风"局势下膀胱营卫阳从太阳卫气"开"泄太过，导致膀胱营卫阳外泄耗损，无力再向 17 位置推进卫阳，致使"肾营、心包营"卫阳运转不足，心包营也就无力推动卫阳支持 21 位置。

当三焦营 23 位置手少阳卫气顺时针外泄耗损与 21 位置卫阳跟进形成落差时，三焦营区间就形成卫阳前后不能接续的状态，三焦营卫阳不足则阴气偏盛，故"啬啬恶寒"。

"形冷恶寒者，此三焦伤也"。"啬，贪也。凡贪而不施，或曰之啬"（《方言十》）。"啬啬"可看作是对"恶寒"蜷缩身体而不外展的情态描述。

（2）膀胱营太阳卫气"开"，带动手足太阳卫气、手足阳明卫气、手足少阳卫气形成一致顺时针运转趋势。足太阳卫气"开"太过则形成"风"像，手少阳卫气顺时针运转则三焦营卫阳外泄。三焦主腠理，三焦营卫阳不足则腠理不密、毫毛相应，故出现"恶风"。这就是《灵枢·本藏第四十七》所言"三焦、膀胱者，腠理毫毛其应"。

三焦营卫阳不足则无以制化阴气，故容易形成腠理开"汗出"的趋势。"淅"这个字是"氵"旁，也就是"风"有加速成"氵"的迹象，"淅淅恶风"是针对"太阳中风"容易导致三焦腠理开"汗出"这个趋势进行的描述。

（3）膀胱营太阳卫气"开"带动"膀胱营、小肠营"形成一致顺时针运转，继而引动"心营、脾营"区间卫阳一致外泄，为了代偿"心营、脾营"区间卫阳耗损，"胃营、大肠营"手足阳明卫气形成一致顺时针运转给予代偿支持，继而引动"三焦营、胆营"手足少阳卫气一致顺时针运转给予阳明卫气以代偿，如此则维持"心营、脾营"区间卫阳进出平衡。

当"太阳中风"带动"心营、脾营"区间卫阳继续外泄耗损后，由于"太阳中风"导致膀胱营卫阳外泄、无力支持17位置，致使心包营向三焦营21位置推动卫阳不及，继而逐步发展导致"脾营＋三焦营"轴线区间手足阳明卫气、手足少阳卫气进入代偿不及的状态。

"21+9"是轴线运转，21位置卫阳推动不及，致使9位置缺乏卫阳后续支持，脾营区间卫阳耗损得不到"胃营、大肠营"区间卫阳的代偿支持，于是在脾营区间形成卫阳耗损、阴气停滞的局势，"阳脉不足，阴往乘之"，如此9位置进入脾营阴气逆转侵压与胃营卫阳支持不及的逆转趋势。

胃营卫阳不及则脾营阴气逆转侵压，胃营顺时针运转被困则下降不及，故"干呕"；"胃营、大肠营"区间手足阳明卫气耗损则无力推动阴气，从而导致"胃营、大肠营"区间阴气向肺营5位置逆转，如此肺营区间形成卫阳不及、阴气逆转的状态。肺营卫阳受阴气压制而不得宣发，故"鼻鸣"。

2. 从总纲图看，当"太阳中风"带动少阳卫气"枢"妄动后，阴分外三阳卫气都进入妄动外泄趋势。由于少阳卫气"枢"妄动后向阳明卫气形成顺时针偏转运行，不再维持"枢"位不动，所以导致太阳卫气"开"与少阳卫气

"枢"之间形成接续不及的状态，也就有了三焦营卫阳不及的"啬啬恶寒、淅淅恶风"，及太阳卫气"开"泄太过的"翕翕发热"。

太阳卫气向少阳卫气"枢"跟进不及，致使少阳卫气"枢"、阳明卫气"阖"缺乏后续支持，从而导致阳明卫气"阖"阴分无力。阳明卫气不足则阴分太阴系统"开"不及，脾营不能"开"则阴气逆行形成"干呕"，肺营不能"开"则"鼻鸣"。

从卫气太极运行模式图看，12条是膀胱营"太阳中风"带动"膀胱营、小肠营、心营"及"脾营＋三焦营"轴线卫阳顺时针外泄运转的过程。"太阳中风"的起点位置是膀胱营，所以牵扯"膀胱营＋肺营"轴线两端的变动。"太阳中风"的末端是三焦营位置，所以牵扯"三焦营＋脾营"轴线的变动。

"啬啬恶寒，淅淅恶风"，"翕翕发热"，"鼻鸣"，"干呕"是对"膀胱营＋肺营"与"三焦营＋脾营"轴线分别两端状态进行的论述。再具体来说，就是针对5、9、17、21四个节点位置进行的论述，即"鼻鸣"发生在5位置，"干呕"发生在9位置，"翕翕发热"发生在17位置，"啬啬恶寒，淅淅恶风"发生在21位置。

3.桂枝汤方：桂枝三两，芍药三两，炙甘草二两，生姜三两，大枣十二枚。

"芍药三两"用在"肝营、胆营、三焦营"位置，目的是加强厥阴"阖"，也就是抑制少阳卫气"枢"妄动外泄，恢复21位置卫阳蓄积状态。

桂枝用在心包营，三两用在"膀胱营、肾营、心包营"三个位置，目的是恢复少阴"枢"向厥阴"合"的卫阳推动，恢复21位置卫阳接续状态。

生姜用在肺营，三两用在"肺营、大肠营、胃营"三个位置，目的是增强阳明"阖"的动力，以恢复9位置的卫阳支持。

炙甘草用在心营，二两用在"心营、脾营"两个位置。心营居于少阴系统，脾营居于太阴系统，炙甘草用在"脾营、心营"抑制少阴系统太阳卫气对太阴系统的引动影响。

大枣取"养脾、平胃气"的作用，协助生姜平复胃气，而十二枚则是补充十二经之气、之津的意思，因为汗出津伤，卫气出则少气。

从我的理解看，大枣有用意在胆营的意图。"太阳中风"引动三阳卫气妄动外泄，形成耗损十二营脉之气的状态。而膀胱营"太阳中风"引动"膀胱营、小肠营、心营"卫阳外泄，已经波及心营位置，也就对"心营 + 胆营"轴线产生了影响，炙甘草二两用在心营端抑制心营卫阳妄动，大枣则用在胆营端以补充纠正。

4."服已须臾，啜热稀粥一升余，以助药力"，这是在帮助胃营提供推动力量；"遍身漐漐，微似有汗者；益佳，不可令如水流离，病必不除"则道出桂枝汤的目的是引导阴鱼"膀胱营、肾营、心包营"卫阳力量逐步进入阳目三焦营，实现三焦营"阳加于阴谓之汗"，从而达到"遍身漐漐微似有汗者"的状态，如此在三焦营区间形成阴与阳相互作用的接续状态。

如果阴鱼的阳气力量没有向三焦营方向运转，而是推动太阳卫气从膀胱营脉外泄，则形成漏汗，导致"如水流离，病必不除"；"若一服汗出病差，停后服，不必尽剂；若不汗，更服，依前法；又不汗，后服小促其间，半日许令三服尽"。从总纲图看，桂枝汤的设计目的是推动三阳卫气形成接续运转。这句中的"半日许令三服尽"是针对总纲图中 3、9、15 这三个位置来的。"若一服汗出病差，停后服，不必尽剂"说明病情轻，只要接续 3 这个位置实现太阳卫气与阴分之间的支持运转即可；"若不汗，更服，依前法"则说明病情较重，需要接续 9 位置实现太阳卫气与少阳卫气之间的支持运转；"又不汗，后服小促其间，半日许令三服尽"提示整个三阳卫气之间都不能顺利接续运转，故需要继续接续 15 位置实现少阳卫气与阳明卫气之间的运转。3、9、15 正好跨越了"半日"区域。

至于"若病重者，一日一夜服，周时观之，服一剂尽，病证犹在者，更作服；若汗不出，乃服至二三剂"中的这个"二三剂"同样是针对这三个位置而来，只是把上面的"三服尽"换成了"二三剂"。

"禁生冷、黏滑、肉面、五辛、酒酪、臭恶等物"这是在强调胃营位置的重要性，从侧面强调出桂枝汤的发力点在胃营位置。

5. 此条可看作是《伤寒论》临床第一步。如果第一步迈出去都没有脚踏实地，想想接下来的第二步、第三步等等又会如何？我们总不能像醉汉一样深一脚浅一脚、摇摇晃晃、跌跌撞撞的一路糊弄下去吧！所以，为了把这第一步走稳，我从总纲图、太极运行模式图不同角度进行了详细论述。

如此大费周章，还有一个目的就是告知读者，《伤寒论》这本书背后隐含了一套非常精密、严谨的人体医学体系，它是一门有理有据、有逻辑的学问，而不是我们想象的那般随意、廉价、模糊、肤浅、乏味，更加不是只有经验而无理论。

希望读者在这第一步上有足够的耐心，停留时间久一些。从反思《伤寒论》过往研究开始，认清《伤寒论》研究现状，然后才有机会发现《伤寒论》背后的真相。

附：

1.《神农本草经》甘草，味甘平。主五脏六府寒热邪气，坚筋骨，长肌肉，倍力，金创，解毒。久服轻身延年。

《神农本草经》大枣，味甘平。主心腹邪气，安中养脾助十二经，平胃气，通九窍，补少气，少津液，身中不足，大惊，四肢重，和百药。久服轻身长年，叶覆麻黄，能令出汗。生平泽。

2.《金匮要略·脏腑经络先后病脉证》说："腠者，是三焦通会元真之处，为血气所注；理者，是皮肤脏腑之文理也。"

《灵枢·本藏第四十七》所说："卫气者，所以温分肉，充皮肤，肥腠理，司开阖者也。"

《素问·举痛论篇第三十九》也说："寒则腠理闭……炅则腠理开，荣卫通，汗大泄，故气泄。"

《灵枢·百病始生第六十六》说："是故虚邪之中人也，始于皮肤，皮肤缓则腠理开，开则邪从毛发入，入则抵深。"

《素问·皮部论第五十六》说："邪客于皮则腠理开，开则邪入客于络脉，络脉满则注于经脉，经脉满则入舍于脏腑也"。

从上面论述可以得出这样的认识："腠理"这个系统为"三焦"所主，但卫气遍布周身藏于腠理之间。三焦不能直接"开""阖"腠理，需借助卫气来实现。张仲景《金匮要略·脏腑经络先后病脉证》说："腠者，是三焦通会元真之处，为血气所注；理者，是皮肤脏腑之文理也"。此句的意图是要把三焦与卫气分离开来，然后各司其职。三焦主"血气所注"，而卫气在"理"司"开""阖"。如此则点明了卫气与三焦的各自分工关系。

太阳病，头痛发热，汗出恶风者，桂枝汤主之。(13)

1. 从第 12 条分析可知，"太阳中风"局势下太阳卫气"开"泄太过，引动阳明卫气"阖"、少阳卫气"枢"形成一致妄动外泄状态。三阳卫气妄动外泄则耗损阴分三阴系统卫阳，继而导致阴分三阴系统卫阳支持三阳卫气顺时针运转不及。

太阳卫气"开"泄太过则阳气在表，故"翕翕发热"；由于少阳卫气"枢"向阳明卫气"阖"偏转外泄耗损，导致太阳卫气顺时针推进支持少阳卫气不及，从而在厥阴系统三焦营区间形成卫阳不及的"啬啬恶寒，淅淅恶风"；由于太阳卫气与"少阳卫气、阳明卫气"之间不再处于连续支持状态，导致阳明卫气"阖"阴分缺乏后续推动支持，致使阳明卫气无力"阖"阴分，形成困在阴分之外的"鼻鸣干呕"。

再具体来看，"鼻鸣"是肺营区间阴气逆转侵入与卫阳顺行受限形成的对抗现象，"干呕"是胃营区间阴气逆转侵入与卫阳顺行受限形成的对抗现象。如果在第 12 条局势基础上"少阳卫气、阳明卫气"继续逆转妥协，太阴系统也就只有阴气逆转的侵入而无卫阳的有效对抗，故不会出现"鼻鸣干呕"。

太阳卫气支持少阳卫气运转不及，则导致阴分太阴系统、厥阴系统失去卫阳顺时针推进动力，从而进入阴气主导的逆行趋势。太阴系统、厥阴系统阴气逆行则向少阴系统肾营侵压。肾营阴气逆转侵入 17 位置，导致阴气不能上行厥阴"阖"、被迫向膀胱营逆转，借助膀胱营太阳卫气"开"趋势形成"汗出"；阴气逆转侵入膀胱营区间，逼迫膀胱营卫阳向 15 位置瘀堵，于是形成"膀胱足太阳之脉……是动则病冲头痛"。

总体来看，此条"太阳病"是在第 12 条"太阳中风"基础上继续发展的结果。12 条局势下由于"太阳中风"引动三阳卫气外泄耗损，致使三阳卫气顺时针运转动力耗损下降，于是在"少阳卫气、阳明卫气"区间形成退守趋势，继而在太阴系统、厥阴系统形成阴气逆转侵入与卫阳相争的状态。如果在此基础上继续发展，"少阳卫气、阳明卫气"区间就从不及状态发展到妥协状态，阴气逆转的压力都向太阳卫气阶段积压。

问：第1条"太阳之为病"是"头项强痛"，而13条却是"头痛"，从"头项强痛"是如何发展到"头痛"的呢？

答：《灵枢·卫气行第七十六》言"是故平旦阴尽，阳气出于目，目张则气上行于头，循项下足太阳，循背下至小趾之端。其散者，别于目锐眦，下手太阳，下至手小指之间外侧"。从中可以看出，足太阳卫气与手少阳卫气都从"头"部开始运转。

一般情况下，足太阳卫气从头向足推动阴气下行，手太阳卫气从头向手端推动阴气下行。假如足太阳卫气推动阴气下行不及，阴气就会向头部方向逆行。由于此时手太阳卫气不受影响，所以手太阳卫气可以向足太阳卫气提供支持以对抗阴气逆转压力，故阴气逆行与卫阳顺行的对冲矛盾还集中在足太阳膀胱经上的"头项"部。

如果足太阳卫气带动手太阳卫气随之外泄，手太阳卫气在"头项"部就无法给足太阳卫气提供后续支持，阳气无力对抗则阴气借势逆转，于是阴气逆转逼迫阳气从"头项"部向"头"部积压，阳气顺行与阴气逆行的对冲矛盾发生在"头"部，故"头痛"。

简单来说，"头项强痛"只是发生在足太阳膀胱经上，而"头痛"则是手太阳卫气耗损妥协后给膀胱经阴气逆行提供了可乘之机。

2. 第13条局势下阴分太阴系统、厥阴系统失去了阳明卫气、少阳卫气的对抗支撑，阴气逆转占据主导趋势，继而导致太阴系统、厥阴系统阴气逆转的压力都向少阴系统积压。

阴分少阴"枢"不能推动阴气进入厥阴"阖"，从而在膀胱营区间借助太阳卫气"开"的趋势形成"汗出"外泄状态。也就是说，如果少阴"枢"能够推动阴气进入厥阴"阖"，阴气会进入三焦水道进行正常运转，而不会形成从人体外泄的状态。所以12条"太阳中风"局势下三焦营区间应该只有卫阳不足的"啬啬恶寒，淅淅恶风"，而不会直接进入"汗出"状态。

第12条（阳浮者，热自发；阴弱者，汗自出）这段论述的加入完全误导了众人，让我们总以为"太阳中风"与"汗出"有直接对应的关系。所以康平本《伤寒论》12 条只有"啬啬恶寒，淅淅恶风，翕翕发热，鼻鸣干呕者"而无"汗出"的论述是正确的，这段的加入有画蛇添足之弊。

3. 第 12 条"太阳中风"后三阳卫气处于顺时针运转不及的状态，阳气不及则阴气逆行侵压，所以阴气逆行与阳气顺行的矛盾集中在阳明卫气阶段。而第 13 条"太阳病"局势下三阳卫气从不及发展到妥协状态，致使阴气逆行的压力集中在了太阳卫气阶段。

由此可知，12 条与 13 条之间只是三阳卫气运转动力的下降程度不同，阴气逆转逼迫阳气的现象还都发生在三阳卫气层面。而桂枝汤具有推动三阳卫气恢复顺时针运转趋势的作用，故 13 条还是"桂枝汤主之"。

对于 12 条与 13 条之间的关系，在后面 31 条"太阳病，项背强几几、无汗、恶风，葛根汤主之"中有另外一个角度的认识，我认为更加贴近于事实真相。

太阳病，项背强几几，反汗出恶风者，桂枝加葛根汤主之。（14）

桂枝加葛根汤方：

葛根四两　芍药二两　生姜三两（切）　甘草二两（炙）　大枣（掰）十二枚　桂枝二两

上六味，以水一斗，先煮葛根，减二升，去白沫，内诸药，煮取三升，去滓，温服一升，覆取微似汗。不须歠粥，余如桂枝法，将息及禁忌。

1. 第 12 条"太阳中风"后三阳卫气顺时针运转不及则阴气逆行侵压，阴气逆行与阳气顺行的对冲矛盾集中在阳明卫气阶段，于是有了"鼻鸣干呕"。第 13 条"太阳病"局势下三阳卫气顺时针运转动力继续下降，"阳明卫气、少阳卫气"区间阳气妥协，致使阴气逆行压力逼迫到太阳卫气阶段，由于"膀胱营、小肠营"手足太阳卫气的耗损妥协，导致阴气压力向头部积压形成"头痛"。

但如果阴气逆行压力逼迫到太阳卫气阶段后，"膀胱营、小肠营"区间卫阳没有外泄耗损或者是外泄不彻底，则进入此条"项背强几几"状态。

从太极模式图看，阴分厥阴系统阴气逆行侵入少阴系统，导致肾营阴气逆转侵入 17 位置，膀胱营区间就进入阴气逆转逼迫卫阳蓄积的状态。由于膀胱营区间不能形成有效"阳加于阴谓之汗"的外泄过程，致使"膀胱营、小肠营"区间卫阳压力不断上升，继而逆时针侵入"心营、脾营"区间形成卫阳推动阴气逆转逼迫的局势。

《灵枢·经脉第十》言"小肠手太阳之脉，起于小指之端，循手外侧，上腕，出踝中，直上循臂骨下廉，出肘内侧两筋之间，上循臑外后廉，出肩解，绕肩胛，交肩上，入缺盆……""膀胱足太阳之脉，起于目内眦，上额，交巅；其支者，从巅至耳上角；其直者，从巅入络脑，还出别下项，循肩髆内，挟脊，抵腰中……"从经脉运行路线上看，"项"是足太阳膀胱经的位置，"背"则是手太阳小肠经的位置，所以"项背"包含了手太阳与足太阳两条经脉交会的位置；"膀胱营、小肠营"区间卫阳蓄积瘀堵则压力上升，阳性则刚，故"强"。

"三焦营＋脾营"是轴线运转，三焦主腠理，脾主肌肉。三焦营端卫阳不及、阴气压制，致使腠理"闭"。而脾营端卫阳被困则瘀堵压力上升。如此形成腠理"闭"、肌肉卫阳压力上升的局势，故呈"几几"表现。

"项背强几几"简简单单五个字，既对"膀胱营、小肠营"交接位置进行了定位，又描述了这个交接位置的阳气瘀堵状态，还对脾营区间"脾主肌肉"的阴阳对峙状态给出了论述。古人对文字的应用智慧实是后人不可企及的。

从"项背强几几，反汗出恶风者"这个"反"字来看，"无汗"状态下更容易形成"项背强几几"。从上面分析可知，"项背强几几"是肾营阴气逆转侵入"膀胱营、小肠营"区间形成了卫阳瘀堵压力，继而推动阴气进入"心营、脾营"区间形成阴气逆转与卫阳顺行的对冲矛盾。如果膀胱营区间能够形成"阳加于阴谓之汗"的顺时针外泄过程，"膀胱营、小肠营"区间阳气瘀堵的压力、"心营、脾营"区间阴气逆转与卫阳顺行的对峙压力都会得到外泄。如果膀胱营区间不能形成"阳加于阴谓之汗"的"汗出"过程，那么压力只能向"膀胱营、小肠营"区间、"心营、脾营"区间不断逆转蓄积。

此条言"反汗出恶风者"提示"脾营、心营、小肠营、膀胱营"区间虽然已经有了"阳加于谓之汗"的外泄趋势，但这种外泄趋势不够彻底，所以还遗留"项背强几几"的压力。

2. 从太极模式图看，"三焦营＋脾营"是轴线运转，"肾营、心包营"区间卫阳无力推动阴气向三焦营端运转，导致阴气逆时针向脾营端侵压，致使"膀胱营、小肠营、心营、脾营"区间形成卫阳与阴气对峙被困的局面。

太阳卫气为"开",所以膀胱营位置也就成为压力外泄的一个出口,能不能形成外泄,外泄到何种程度,是太过的 13 条"头痛",还是外泄不彻底的 14 条,又或者是彻底瘀堵的 31 条,如此有了各种变局。

3. 桂枝加葛根汤:葛根四两,桂枝二两,芍药二两,生姜三两,炙甘草二两,大枣十二枚。

葛根"主消渴,身大热,呕吐,诸痹,起阴气"。"四两"用在"脾营、心营、小肠营、膀胱营"四个位置。"起阴气"就是解除这个区间卫阳瘀堵的压力,恢复阴气顺行的趋势。

当葛根解除了"膀胱营、小肠营、心营、脾营"区间卫阳瘀堵压力,则重新回到太阳中风"汗出、恶风"局势。与桂枝汤相比较,桂枝用量从三两减为二两,用在"肾营、心包营"两个位置。因为"葛根四两"已经用到了膀胱营位置,意味着"膀胱营、小肠营、心营、脾营"区间已经处于阳气瘀堵逼迫阴气的状态,膀胱营区间不是卫阳不及、阴气侵入的局势,所以膀胱营位置不再继续用桂枝。

芍药二两用在肝营、胆营,不再向三焦营推动。因为"项背强几几"提示脾营位置已经处于阴气逼迫、卫阳受压状态。"三焦营 + 脾营"为轴线运转,脾营端卫阳瘀堵,如果再在三焦营端逆时针增加阴气抑制,脾营端卫阳压力就会进一步增加,所以芍药二两让开了三焦营位置。

附:《神农本草经》葛根:味甘平。主消渴,身大热,呕吐,诸痹,起阴气,解诸毒,葛谷,主下利,十岁已上。一名鸡齐根。生川谷。

太阳病下之后,其气上冲者,可与桂枝汤,(注:方用前法,若不上冲者,不得与之)。(15)

1. 第 14 条"项背强几几"是"膀胱营、小肠营"区间卫阳瘀堵后继续逆转侵入"心营、脾营"区间,从而在脾营区间形成阴气逆行与卫阳顺行相互对峙的局势。设想一下,如果胃营无力越过 9 位置向脾营区间支持卫阳运转,脾营也就不会有阳气顺行动力与阴气逆转压力形成相互对峙。

此条"太阳病,下之"从大肠营外泄后撤卫阳动力,致使大肠营 7 位置向胃营推动不及。脾营区间阴气逼迫卫阳向 9 位置施加逆转压力，而此时 7 位置逆转后撤卫阳推动，致使阴气逆转逼迫卫阳的压力都向 7 位置集中。胃营"7→9"是从上向下运转，现在胃营区间卫阳压力从 9 向 7 位置逼迫，故形成"其气上冲"。

反过来看，"太阳病，下之后"，"膀胱营、小肠营、心营、脾营"区间阴阳对峙压力通过"下之"这个途径转嫁到了胃营区间，所以"项背强几几"现象得到解决，但继发出现了胃营逆转的"气上冲"。

2. 从总纲图看，第 12 条"太阳中风"后三阳卫气顺时针运转不及则阴气逆行侵压，阴气逆行与阳气顺行的对冲矛盾集中在阳明卫气阶段。第 13 条"太阳病"局势下三阳卫气顺时针运转动力继续下降，"阳明卫气、少阳卫气"区间阳气妥协，致使阴气逆行压力逼迫到太阳卫气阶段。第 14 条局势下阴气逆行逼迫卫阳的压力从太阳卫气阶段膀胱营向小肠营继续发展，继而形成"膀胱营、小肠营、心营、脾营"阴阳对峙的"项背强几几"，此时阴阳对峙的矛盾已经侵入到阴分太阴系统脾营。

第 12 条、13 条阴气逆转侵压阳气的过程都发生在阴分外三阳卫气层面，所以都是"桂枝汤主之"。第 14 条局势下阴气逆转侵压阳气的过程已经从太阳卫气阶段深入到阴分少阴系统、太阴系统"心营、脾营"区间，所以有了"桂枝加葛根汤"中葛根这味药物的加入。第 15 条局势下"太阳病"主动从大肠营"下之"，导致"太阳病"阴气压制阳气的压力顺势侵入到了阳明卫气阶段的胃营足阳明卫气区间，从而导致阴气压制阳气的过程再次到达阴分外三阳卫气层面，故言"可与桂枝汤"。

从太极模式图看，第 12 条"太阳中风"导致太阳卫气"开"泄太过，致使阴分卫阳退守到了"21+9"轴线节点。桂枝汤中"生姜三两"推动卫阳支持 9 位置，"桂枝三两"则是引导少阴系统卫阳支持 21 位置，如此恢复"21+9"轴线节点顺时针运转趋势。

第 15 条"太阳病下之"导致大肠营支持胃营 7 位置不及，致使"太阳病"少阴系统瘀堵压力顺势侵入胃营，逼迫胃营卫阳逆行。"气上冲"的发生是由于胃营 9 位置与 7 位置的落差导致的，逆行压力不是直接发生在 9 位置。

但"胃营＋心包营"是轴线运转，桂枝汤推动心包营向 21 位置顺时针运转，也就带动胃营卫阳向 9 位置推动，所以可以解决胃营"9→7"逆行的状态。因为桂枝汤是针对"21+9"轴线节点进行的设计，不直接针对 7 位置进行解决，所以 15 条言"可与桂枝汤"，而不是"桂枝汤主之"。

之前各种《伤寒论》解读模式，也不乏抠字眼的，对条文中"可与""主之"也是思考很多。但如果有了上面这些分析，我们就可以明白，"主之"是因为疾病局势恰当符合，而"可与"是对疾病局势的间接引导，所以无需大论特论，不过如此。

3. 从疾病发展趋势来看，"太阳病下之"后有"气上冲"，自然也就有"若不上冲"。而"若不上冲"之后又会有两种可能，一种是"太阳病下之"后解决了"太阳病"对少阴系统造成的阴阳对峙压力，也就是第 58 条"凡病，若发汗，若吐，若下，若亡血，亡津液，阴阳自和者，必自愈"的向愈情况；还有一种是"下之后"导致太阴系统整体卫阳动力后撤，从而进入第 21 条"下之后、胸满"的局势。如果再进一步发展，则又可能进入第 34 条"太阳病，桂枝证，医反下之，利遂不止"的局势。所以就一句"不得与之"是不能完全概括出这些可能变化局势的。

由此可见，"若不上冲者，不得与之"这句的加入既没有反应出"下之"后的可能变化，还明显打乱了 14 条与 15 条的接续讨论状态。而由此句引起的各种误导认识也是层出不穷，在此浪费了很多思考。

反观我们现阶段的《伤寒论》研究，由于我们缺乏理论支持，所以对这些"旁注"分不清对错，辨不了黑白，也就只能强行解读，乃至错上加错。在后续条文里，我会对一些旁注的错误之处给予自我认识，希望有所帮助。

太阳病三日，已发汗，若吐、若下、若温针，仍不解者，此为坏病。（注：桂枝不中与之也。观其脉证，知犯何逆，随证治之）。（16）

1. 此条补充完整：太阳病三日，已发汗，若吐、若下、若温针，(已解者，此为常病)，(若) 仍不解者，此为坏病。（注：桂枝不中与之也。观其脉证，知犯何逆，随证治之。）

2. 回顾一下第 2 条、第 3 条。"中风""伤寒"都属于"太阳病"，但分别拿出来又不能完全等同于"太阳病"。"太阳病"是个大范畴概念，只要太阳卫气与"膀胱营、小肠营"脉之内外出现矛盾就是"太阳病"。而"中风""伤寒"则是小范畴概念，是"太阳病"局势中两个明确的、特定的极端发展趋势。"中风"是太阳卫气从阴分少阴系统"开"泄太过，而"伤寒"则是太阳卫气被困阴分少阴系统之内，两者呈现完全相反状态。但在临床实际中，更多的是处于两个状态之间的疾病过程，这也就是《伤寒论》条文中常常提到的"太阳病"。

"太阳病""中风""伤寒"三者之间的关系是非常明确的，不存在任何模糊、犹豫的地方。但我们以往解读《伤寒论》这三者是混为一谈的，再甚者直接无视，导致我们在面对条文中"太阳病"这三个字时，总是在猜测是"伤寒"还是"中风"，一直都处于糊里糊涂、不清不楚的状态。如果连一个条文的起步名称概念都无法明确，可想而知对条文的理解会是何种模样。

3. 从总纲图看，太阳卫气与阳明卫气居于阴分两端，维持着阴分两端阳气的进出平衡。"太阳病"状态下太阳卫气"开"受限，导致阴分外三阳卫气之间产生或逆时针受压、或顺时针不及等多种变化局势。

"三日"提示人气进入阳明卫气阶段。"已发汗"提示膀胱营区间形成"阳加于阴谓之汗"的阴阳相互作用，意味着太阳卫气从阴分实现了"开"的趋势。

《灵枢·卫气行第七十六》言"水下一刻，人气在太阳；水下二刻，人气在少阳；水下三刻，人气在阳明；水下四刻，人气在阴分"。"人气"是人体正常的生理运转，而"太阳病"对三阳卫气产生的是病态效应，所以两者形成了对抗状态。

"已发汗"提示太阳卫气"开"的趋势已经建立，太阳卫气与阴分少阴系统之间已经建立顺行趋势，太阳卫气阶段已经不存在阴阳对冲矛盾。

但"已发汗"只是解决了太阳卫气"开"的问题，当"太阳病三日"人气运转推进到阳明卫气阶段时，太阳卫气从阴分"开"与阳明卫气向阴分"阖"之间能不能实现同步进出的连续衔接运转，就成了"三日"阶段所面对的主要矛盾。

从太极模式图看，"已发汗"实现了"膀胱营、小肠营、心营"区间卫阳推动阴气顺时针运转的趋势。"三日"人气推进到阳明卫气阶段，也就是太阴系统卫阳恢复到9位置。如果此时"脾营"区间实现了卫阳推动阴气的完整顺时针运转趋势，那么太阴系统推动到9位置的卫阳动力就会通过"脾营"进入"心营、小肠营、膀胱营"区间，从而实现太阴系统"胃营、大肠营"与少阴系统"小肠营、膀胱营"之间阳气的连续运转。

但如果脾营区间还存在阴气逆转压制卫阳的状态，那么"三日"推动到9位置的卫阳动力就会受到脾营区间阴气压力的逆反阻隔。

"若吐"发生在胃营，"若下"发生在大肠营。脾营区间阴气逆转压力通过"若吐"从胃营转嫁外泄、通过"若下"从大肠营转嫁外泄后，9位置就没有了阴气逆反阻隔压力，继而实现"胃营、大肠营"卫阳向"脾营、心营"的推动，最终实现阴分太阴系统与少阴系统的接续运转。

"若温针"则是推动胃营卫阳向脾营区间运转，从而推动脾营区间阴气向"心营、小肠营、膀胱营"继续"汗出"外泄，以此来实现太阴系统与少阴系统之间的卫阳接续运转。

4. 从上面分析可以得知，"若吐、若下"是通过外泄阴气压力的方式来实现阳明卫气向阴分"阖"，"若温针"则是通过推动胃营阳气动力来实现阴分留存阴气从太阳卫气"开"继续外泄。

但如果"若吐、若下、若温针，仍不解者"，提示虽然阳明卫气"阖"阴分这个环节已经实现，但三阳卫气与阴分之间、阴分三阴之间没有恢复同步运转的状态，所以情况变得复杂，疾病局势已经纠结于阴分，故"此为坏病"。《伤寒论》条文中四五日、五六日、六七日、七八日、八九日、十日以上、十三日等等实际都在探讨"坏病"局势。

从12条到15条的论述可知，桂枝汤是推动三阳卫气恢复顺时针运转动力的意图。也就是针对"21+9"轴线节点进行的设计。而此条"太阳病三日"则是人体生理运转的"人气"推动三阳卫气恢复运转的过程。"太阳病三日"已经包含了"桂枝汤"的意图，也就是说此条"太阳病三日"本身还是在讨论"桂枝汤"。

第15条是"下之"引导阴分少阴系统阴气压力越过9位置向胃营逆转侵入的过程。而此条"太阳病三日"同样在针对9位置阴气压制卫阳的状态进行讨论；第15条"下之"引导阴分少阴系统压力逆转侵入胃营形成了"气上冲"，而此条则是通过"若吐、若下、若温针"来解决9位置的逆反压力。第15条与第16条从顺逆两个方向，以及疾病发展与向愈两个角度对9位置进行了论述。所以16条还是接续15条进行的讨论。

由于后人不明白桂枝汤的真正用意，也不知道"太阳病三日"所要表达的真正过程，所以就把两者混在一起，有了（桂枝不中与之也。观其脉证，知犯何逆，随证治之）不伦不类的加入。

由这句旁注引起的误导影响实在太过严重，直接误导认为是"若吐、若下、若温针"这些做法导致了"此为坏病"，已经到了是非颠倒的地步。后人把这种误导又更加发扬光大，甚至理直气壮，形成了一系列的误治理论。

桂枝本为解肌，若其人脉浮紧、发热汗不出者，不可与之也。常须识此，勿令误也。（17）

1.《素问·痿论篇第四十四》言"脾主身之肌肉"。"桂枝本为解肌"意味着桂枝汤本意是解"脾营"之困。第15条、第16条在针对脾营与胃营之间9位置的顺逆变化进行讨论。此条"桂枝本为解肌"开始针对"脾营"讨论，也就是立足于脾营对9位置状态进行继续论述，所以此条还是接续15条、16条进行讨论。

2. 从第1条解释来看，"脉浮"是"膀胱营、小肠营"区间手足太阳卫气逆反蓄积，继而对心营产生了外在阳气压力；而"紧"提示心营脉内受到了阴气逆反压力的作用。

综合来看，"若其人脉浮紧"提示"膀胱营、小肠营"对心营不仅产生了阳气逆反压力，并且还有阴气压力的逆反侵入，即少阴系统"膀胱营、小肠营"手足太阳卫气逆反蓄积后逼迫阴气向"心营、脾营"积压，从而导致脉内阴气压力增加。简而言之，就是阴分少阴"枢"中太阳卫气蓄积后逆时针压制太阴，逼迫太阴不能"开"阴气的局势。

"膀胱营、小肠营"手足太阳卫气逆转蓄积则"发热"。太阴不能"开"则导致阴气向厥阴"合"方向逆转，阴气不能外泄则膀胱营位置无法开腠理，故"汗不出"。

"若其人脉浮紧"处于太阳卫气被困阴分少阴，致使阴气压力向脾营逆转侵压、推动"脾营＋三焦营"轴线逆转，继而推动阴气再次向膀胱营逆转施压的状态。桂枝汤是推动"21+9"轴线节点卫阳顺时针运转的意图。前后形成完全对冲状态，故"不可与之也。常须识此，勿令误也"。

若酒客病，不可与桂枝汤。得汤则呕，以酒客不喜甘故也。（18）

从行文论述来看，"桂枝汤"为"甘"，本意是推动胃营向脾营顺时针运转，由于"酒客"脾营瘀堵受困，故不喜"甘"药桂枝汤推动，胃营向脾营不能顺时针推动则被逆反，故"得之则呕"。

第 17 条是"若其人脉浮紧"导致"膀胱营、小肠营、心营"区间受到阴气逆反压力，此条则是"酒客"脾营位置处于停滞瘀堵状态。所以第 17 条、第 18 条是针对"心营、脾营"之间的逐步延伸讨论。由此也可反应出桂枝汤推动"胃营＋心包营"轴线向"脾营＋三焦营"轴线顺时针支持运转的意图，也就是针对"21+9"轴线节点进行的设计。

喘家，作桂枝汤，加厚朴、杏子佳。又服桂枝汤吐者，其后必吐脓血也。（19）

"喘家"是肝营不能支持肺营运转的状态，也就是太阴系统向厥阴系统逆转陷入的状态。"喘家"需要"作桂枝汤"，"加厚朴、杏子"后推动肝营向肺营实现支持运转，继而再实现"桂枝汤"向"21+9"轴线节点支持卫阳运转的意图。"加厚朴、杏子"能够帮助"桂枝汤"实现顺时针运转，故言"加厚朴、杏子佳"。

"喘家"已经处于太阴系统向厥阴系统逆转陷入的状态，通过"加厚朴、杏子"只是推动厥阴系统肝营向肺营实现了运转，而太阴系统脾营还依旧处于逆转状态，如果"又服桂枝汤"，则形成脾营逆转与桂枝汤向 9 位置推动卫阳的相互对冲局势。"桂枝汤"推动胃营阳气强行进入脾营则受阻被逆，故"吐"；脾统血，脾营受卫阳扰动故"其后必吐脓血也"。

由此可知，17 条、18 条、19 条都在讨论桂枝汤与脾营之间 9 位置的顺逆对抗变化。第 17 条"若其人脉浮紧、发热、汗不出者"压力来自少阴系统"膀胱营、小肠营、心营"，第 18 条"若酒客病"的逆转压力来自于脾营位置，第 19 条"喘家"则在"肝营、肺营"区间。很明显，这三者针对脾营位置的左右两端进行分别讨论，是严格按照经脉次序进行的设计。

太阳病，发汗，遂漏不止，其人恶风，小便难，四肢微急，难以屈伸者，桂枝加附子汤主之。（20）

桂枝加附子汤方：

桂枝（去皮）三两　芍药三两　甘草（炙）三两　生姜（切）三两　大枣（擘）十二枚　附子（炮，去皮，破八片）一枚

上六味，以水七升，煮取三升，去滓，温服一升。（注：本云桂枝汤，今加附子）将息如前法。

1. 从总纲图看，第 12 条"太阳中风"后三阳卫气顺时针运转不及则阴气逆行侵压，阴气逆行与阳气顺行的对冲矛盾集中在阳明卫气阶段；第 13 条"太阳病"局势下三阳卫气顺时针运转动力继续下降，"阳明卫气、少阳卫气"区间阳气妥协，致使阴气逆行压力逼迫到太阳卫气阶段，由于"膀胱营、小肠营"区间"阳加于阴谓之汗"导致手足太阳卫气的外泄耗损，致使膀胱营区间阴气向小肠营 15 位置头部积压形成"头痛"；第 14 条则与 13 条形成对比讨论，如果阴气逆行压力逼迫到太阳卫气阶段，"膀胱营、小肠营"区间不是形成"阳加于阴谓之汗"外泄耗损的趋势，而是进入阴阳对峙局势，则形成"项背强几几"。

第 13 条局势下阴气逆行压力已经逼迫到太阳卫气阶段，膀胱营区间卫阳耗损外泄已经波及手太阳卫气阶段，因为手太阳卫气在头部的退守才导致阴气上逆侵入形成"头痛"。

如果在第 13 条局势基础上继续发展，阴气逆行压力逼迫到太阳卫气阶段后，"阳明卫气、少阳卫气"阶段不只是阳气妥协、阴气顺势逆行状态，而是进入"阳明卫气、少阳卫气"完全无力支撑阴气运转的阶段，则进入此条局势。

由于"阳明卫气、少阳卫气"失去了对阴气的顺行支持，故导致阴气逆转全部积压到太阳卫气阶段的"膀胱营、小肠营"区间，"膀胱营、小肠营"区间同时进入"阳加于阴谓之汗"的阴气外泄趋势。

由于此时"阳明卫气、少阳卫气"已经无力推动阴气向阴分运转，故导致阴气只有外泄而无回拢，故形成"发汗，遂漏不止"。

阴气压力全部积压到"膀胱营、小肠营"区间，逼迫太阳卫气"开"外泄，故"其人恶风"；阳明卫气已经无力"阖"阴分少阴，阴分少阴系统缺乏阳明卫气"阖"入支持，故导致阴分少阴系统无力向厥阴系统运转，致使"肾营、心包营"区间阴气偏盛。手厥阴心包经阴气偏盛则寒性收引，故上肢微急；足少阴肾经阴气偏盛则寒性收引，故下肢微急。如此形成"四肢微急，难以屈伸者"。

"小便难"有两个方面原因。首先，阴分少阴系膀胱腑失去阳明卫气"阖"的阳气支持则无力顺时针运转阴气，另一方面阴气已经从阴分外太阳卫气阶段"膀胱营、小肠营"区间"遂漏不止"外泄耗损，故阴分少阴系统膀胱腑也就无阴气可运。

2. 桂枝加附子汤方：桂枝（去皮）三两，芍药三两，甘草（炙）三两，生姜（切）三两，大枣（掰）十二枚，附子（炮，去皮，破八片）一枚。即桂枝加附子汤 = 桂枝汤 +"炙甘草一两""附子（炮，去皮破八片）一枚"。

"附子（炮，去皮破八片）一枚"用在"肾、心包、三焦、胆、肝、肺、大肠、胃"区间，一方面恢复阴分少阴卫阳运转，从而解决"小便难"；另一方面则恢复阴分少阴向厥阴的支持，也就是解决"肾营、心包营"区间阴气偏盛的"四肢微急，难以屈伸者"；第三个方面则恢复厥阴系统少阳卫气、太阴系统阳明卫气对阴气的顺序推动。

当阳明卫气、少阳卫气对阴气有了顺行动力，也就重新进入第 13 条"汗出、恶风"局势，故再次进入"桂枝汤主之"。

由于"太阳病、发汗、遂漏不止"状态下"膀胱营、小肠营"手足太阳卫气同时被迫"开"，而第 13 条"汗出、恶风"只是膀胱营足太阳卫气"开"，所以桂枝加附子汤中增加了炙甘草一两以抑制小肠营手太阳卫气妄动。

现阶段对总纲图各个环节之间的关系认识有限，对 20 条只能认识到这个地步。从完整的总纲图角度看，现在这种解释是存在一些问题的，待条文认识到 71 条之后，返回头来再看此条就会更加明确。

太阳病下之后，脉促胸满者，桂枝去芍药汤主之。（21）

桂枝去芍药汤方：

桂枝（去皮）二两　甘草（炙）二两　生姜（切）三两　大枣（掰）十

二枚

上四味，以水七升，煮取三升，去滓，温服一升。（注：本云桂枝汤今去芍药）将息如前法。

1. 换个角度再看20条。第13条"太阳病，头痛、发热、汗出、恶风"是太阳卫气阶段膀胱营足太阳卫气"开"泄状态。而第20条"太阳病，发汗，遂漏不止"是"膀胱营、小肠营"手足太阳卫气都进入"开"泄阶段。由于阴分少阴系统卫阳从"膀胱营、小肠营"两个区间进入"开"泄耗损状态，导致"肾营、心包营"两个区间同时失去卫阳支持，致使阴气无法向三焦营推进。阴气无法进入三焦水道，故"发汗，遂漏不止"。

"肾营 + 大肠营""心包营 + 胃营"是轴线运转，"肾营、心包营"端卫阳无法进入，则意味着"大肠营、胃营"端卫阳无力推动阴气运转。"膀胱营、小肠营"与"胃营、大肠营"居于"心营、脾营"两端，正是因为"大肠营、胃营"区间卫阳无力推动阴气进入9位置，所以13位置也就缺乏阴气进入"膀胱营、小肠营"区间，"膀胱营、小肠营"区间失去了阴气动力的抑制才导致手足太阳卫气全"开"遂漏不止。

从这个过程角度看，"膀胱营、小肠营"区间"发汗、遂漏不止"是因为"膀胱营、小肠营"区间缺乏阴气抑制导致的。也就是说"发汗"的阴气与抑制"膀胱营、小肠营"手足太阳卫气妄动的阴气是两种存在形式。或许古人对此也早有认识，故有了"真阴"一说。在此提供一个思路线索，以后再论。

2. "下之"是从太阴系统大肠营逆转外泄的过程。从总纲图看，就是逆转阳明卫气动力，从而后撤阳明卫气"阖"阴分少阴的趋势。

王叔和《脉经·脉形状指下秘诀》"促脉来去数，时一止，复来"描述相对正确，反应出"下之"虽然逆转了阳明卫气"阖"阴分少阴的动力支持，但阴分少阴系统心营区间还勉强具备顺时针运转的趋势，尚能支持太阳卫气"开"。从相反的角度看，"脉促"提示阴分少阴支持太阳卫气"开"的趋势已经进入不及状态。

太阳卫气"开"不及则无力支撑少阳卫气"枢"运转，与此同时"下之"逆转了阳明卫气顺时针运转趋势，形成了向少阳卫气逆转退守的趋势，如此导致少阳卫气"枢"顺行运转被困。

从太极模式图看，"心营＋胆营"是轴线运转，心营端卫阳不及则"脉促"，胆营端足少阳卫气同步无力向肝营推动运转。而此时"下之"导致太阴系统"开"不及，致使肝营被困。《灵枢·经脉第十》言"肝足厥阴之脉……是主肝所生病者，胸满，呕逆，飧泄，狐疝，遗溺，闭癃"。由此可见，肝营被困则"胸满"。

3. 桂枝去芍药汤方：桂枝二两，炙甘草二两，生姜三两，大枣十二枚。

从上面分析可知，"太阳病，下之后"虽然后撤了阳明卫气"阖"阴分少阴的趋势，但阴分少阴系统心营区间还具备"脉促"运转动力，故阴分少阴还能支持太阳卫气"开"。"胸满"是太阳卫气"开"不及无力支撑少阳卫气"枢"，以及"下之"后阳明卫气顺行不及对少阳卫气造成的逆转压力。由于三阳卫气之间还处于顺时针运转不及的局势下，故还在"桂枝汤主之"范围内。

从桂枝汤的解读来看，桂枝汤"芍药三两"的目的是抑制"肝营、胆营、三焦营"区间手足少阳卫气妄动外泄，继而蓄积三焦营卫阳。而现在"下之后"少阳卫气已经处于顺时针运转不及的局势，故不能再用"芍药"折返少阳卫"枢"顺时针运转动力，所以"去芍药"。反过来看，"芍药"有加重"胸满"的弊端。

"桂枝二两"用在"肾营、心包营"。"肾营＋大肠营""心包营＋胃营"是轴线运转，"下之"逆转了"胃营、大肠营"，故在轴线对侧"肾营、心包营"区间给予相应纠正支持。

为什么桂枝不用"三两"呢？从上面分析来看，"下之"发生在"胃营、大肠营"端，而随之对"肾营＋大肠营""心包营＋胃营"轴线"肾营、心包营"端产生逆转影响，"脉促"发生在"心营、脾营"区间，"胸满"则发生在"肺营、肝营"区间，这些影响实际都发生在六条阴经范围。如果给予纠正，则是针对这六条阴经给予的对应思考。假如桂枝用量是"三两"呢？也就是"膀胱营＋肺营"轴线膀胱营端加入了桂枝一两的推动，那么相应的肺营端就要增加一份阳气的支持，那么"肝营、肺营"之间就增加了一份阳气的瘀堵压力，故会导致"胸满"增加。

经方的药物剂量设计是与"证"相互统一的，是严密的逻辑推演过程，不是随意的加减。所以经方剂量实则包含两层含义，一方面是与"证"的逻辑对应，另外一方面则是药物的实际用量。其中之细节需要更多思考。

若微恶寒者，桂枝去芍药加附子汤主之。（22）

桂枝去芍药加附子汤方：

桂枝（去皮）二两　甘草（炙）二两　生姜（切）三两　大枣（擘）十二枚附子（炮，去皮，破八片）一枚

上五味，以水七升，煮取三升，去滓，温服一升。（注：本云桂枝汤，今去芍药，加附子）将息如前法。

1. 此条很明显是接续 21 条的继续讨论，补充完整：太阳病，下之后，脉促、胸满，若微恶寒者，桂枝去芍药加附子汤主之。

第 20 条"太阳病，发汗，遂漏不止"是阴分少阴系统卫阳从"膀胱营、小肠营"手足太阳卫气全部"开"泄耗损后导致阳明卫气"阖"阴分少阴进入临界不及的状态。

第 21 条则是"太阳病下之"后撤阳明卫气"阖"阴分少阴趋势，致使阴分少阴支持太阳卫气、太阳卫气支持少阳卫气进入临界不及的状态。

如果在"太阳病下之"基础上阳明卫气、少阳卫气继续再后撤一步，导致阴分少阴向太阳卫气支持也随之逆转一步，太阳卫气"开"不及则"恶寒"，也就进入此条局势。此处言"若微恶寒者"而不是完全"恶寒"，意味着阴分少阴系统支持太阳卫气"开"不及的状态有限，因为只有这样阴分外才能同时兼并太阳卫气顺时针支持少阳卫气不及的"胸满"状态。

如果完全进入阴分少阴系统无法支持太阳卫气"开"的阶段，那么阴分三阴也就无法支持阴分外三阳卫气运转，太阳卫气与少阳卫气之间也不会形成支持不及的"胸满"现象，而是在阴分内形成阴气逆转主导的局势。

2. 桂枝去芍药加附子汤方：桂枝二两，去皮甘草二两，炙生姜三两，大枣十二枚，附子（炮，破八片）。

从 20 条、21 条、22 条对比来看，22 条本身是接续 21 条"太阳病下之"继续讨论，而"若微恶寒者"则同时存在 20 条阳明卫气"阖"阴分不及的临

界状态。

从太极模式图看，第 20 条"太阳病，发汗，遂漏不止"是针对肾营位置进行的讨论，第 21 条"太阳病，下之后"则是针对大肠营位置进行的讨论。"肾营 + 大肠营"是水平轴线运转，所以 20 条与 21 条是针对此条轴线两端的不同状态进行的分别论述。而第 22 条既接续了 21 条大肠营端的讨论，又具备 20 条肾营端的局势，所以 22 条可看作是对"肾营 + 大肠营"轴线两端状态的整体论述。

"附子一枚，破八片"用在"肾、心包、三焦、胆、肝、肺、大肠、胃"这八个位置，恢复阴分少阴对少阳卫气、阳明卫气的顺时针推动趋势，继而恢复到 21 条局势，再次进入"桂枝去芍药汤主之"局势。

太阳病，得之八九日，如疟状，发热恶寒，热多寒少，其人不呕，清便欲自可，一日二三度发。（注：脉微缓者，为欲愈也；脉微而恶寒者，此阴阳俱虚，不可更发汗、更下、更吐也；面色反有热色者，未欲解也。）以其不能得少汗出，身必痒，宜桂枝麻黄各半汤。（23）

桂枝麻黄各半汤方：

桂枝（去皮）一两十六铢　芍药　生姜（切）　甘草（炙）　麻黄（去节）各一两　大枣（掰）四枚　杏仁（汤渍去皮尖及两仁者）二十四枚

上七味，以水五升，先煮麻黄一两沸，去上沫，内诸药。煮取一升八合去滓。温服六合。（注：本云桂枝汤三合，麻黄汤三合，并为六合）顿服，将息如上法。

1. 此条按照康平本调整如下：太阳病，得之八九日，如疟状，发热恶寒，热多寒少，其人不呕，清便欲自可，一日二三度发。以其不能得少汗出，身必痒，宜桂枝麻黄各半汤。

2. "太阳病"提示太阳卫气与膀胱营之间出现运转矛盾。"太阳病三日"经历了太阳卫气、少阳卫气、阳明卫气三个阶段病态对人气造成的逆转影响。"四日"进入阴分三阴营脉系统。"五日"讨论的是阴分"心营、小肠营、膀胱营、肾营"少阴系统对太阳卫气的支持运转状态，"六日"讨论的是阴分"心包营、三焦营、胆营、肝营"厥阴系统对少阳卫气的支持运转状态。"七日"讨论的是阴分"肺营、大肠营、胃营、脾营"太阴系统对阳明卫气的支持运转状态。

"太阳病"前三日讨论的是"太阳病"病态运转对三阳卫气运行造成的影响，后三日讨论的是阴分三阴系统卫阳与"太阳病"病态运转对抗后的纠正过程。

3."太阳病，得之八九日"经历了"前三日"三阳卫气病态运转、"四日"阴分运转及"后三日"阴分三阴系统支持后的三阳卫气恢复运行，"八九日"则重新进入从阴分向太阳卫气"开"的阶段。

"如疟状"，即"发热恶寒，热多寒少"。太阳卫气"开"不及则在外"温分肉"不及"寒少"；阴分少阴向太阳卫气"开"不及，导致脉之内外阳气不能互通，故阳气积压在阴分之内形成"热多"。"发热恶寒，热多寒少"提示太阳卫气"开"的不够彻底。

"其人不呕"是指胃营足明卫气没有逆反，"清便欲自可"提示大肠营手阳明卫气没有逆反蓄积。"其人不呕，清便欲自可"提示阳明卫气推动太阴系统顺时针运转没有出现逆转阻滞现象。

从太极模式图看，"其人不呕，清便欲自可"提示"八九日"阶段"大肠营、胃营"已经能够顺时针推进到脾营区间，手足阳明卫气没有受到逆转阻滞。"发热恶寒，热多寒少"提示"心营、小肠营、膀胱营"区间卫阳推动阴气顺时针运转受限，导致膀胱营位置支持太阳卫气"开"不及形成"寒少"，"膀胱营、小肠营、心营"区间卫阳被困蓄积则"热多"。

从总纲图看，"一日二三度发"是针对一日间"太阳卫气、少阳卫气、阳明卫气"三个运转阶段而言的。每越过一个阶段的卫气运转，三阳卫气向阴分顺时针运转则推进一次，由于太阳卫气"开"不及，故每次都要对阴分少阴系统"心营、小肠营、膀胱营"区间卫阳产生一次冲击，继而形成蓄积后发热汗出，汗出外泄后再重新进入蓄积趋势的状态，故有"二三度发"的现象。

"以其不能得少汗出，身必痒"提示膀胱营卫阳瘀堵在皮肤层面，太阳卫气与膀胱营卫阳内外交流运转受限。

总体来看，"太阳病，得之八九日"阶段太阳卫气从阴分"开"的不够彻底，所以出现"如疟状，发热恶寒，热多寒少"现象；太阳卫气"开"的不彻底，但阳明卫气运转并没有产生逆反压制，所以"其人不呕，清便欲自可"。由此可知，现在的主要矛盾是太阳卫气"开"不及，而不是阳明卫气被阻。"一日二三度发"提示三阳卫气顺时针主动运转处于被压制的状态，只有三阳卫气之间经历跨界突破时才能对阴分向太阳卫气"开"产生一定程度的冲击。

4. 结合上下文来看，第22条"若微恶寒者"提示"太阳病下之后"阳明卫气"阖"阴分少阴趋势已经进入临界不及状态，继而导致阴分少阴支持太阳卫气"开"已经出现不及的"微恶寒"。如果在此基础上继续发展，则从阴分少阴支持太阳卫气"开"不及步入"开"受限的局势，也就是此条太阳卫气已经无力"开"的"如疟状，发热恶寒，热多寒少"。

所以此条"发热恶寒，热多寒少"的"寒少"实际上是接续第22条"微恶寒"的继续讨论。如果在22条你想探知"若微恶寒"之后的可能发展状态，那么此条实际已经给出了答案。

5. 从桂枝麻黄各半汤组成来看：

麻黄汤：麻黄（去节）三两，桂枝（去皮）二两，甘草（炙）一两，杏仁（去皮尖）七十个。

桂枝汤：桂枝三两（去皮），芍药三两，甘草二两（炙），生姜三两（切），大枣十二枚（掰）。

桂枝麻黄各半汤方：桂枝一两十六铢，芍药、生姜、炙甘草、麻黄各一两，大枣四枚，杏仁二十四枚。

两方的桂枝量相加等于五两，二十四铢等于一两，五两就是一百二十铢，所以五两的三分之一是四十铢，也就是一两十六铢。据此推算，桂枝麻黄各半汤中麻黄、桂枝、芍药、生姜、大枣、杏仁、炙甘草都是麻黄汤＋桂枝汤原方用量的三分之一。所以桂枝麻黄各半汤实则为桂枝麻黄各三分之一汤。

从前面分析可知，桂枝汤是针对十二营脉周转进行的设计。而从后文35条分析可知，麻黄汤是针对"心、小肠、膀胱、肾、心包、三焦、胆、肝、肺"九个位置进行的设计。

"桂枝麻黄各半汤"中三分之一桂枝汤取的是十二营脉的三分之一，即"肺营、大肠营、胃营、脾营"四个位置，三分之一麻黄汤取的是九条营脉的三分之一，即"心营、小肠营、膀胱营"三个位置。也就是说，"桂枝麻黄各半汤"是针对"肺营、大肠营、胃营、脾营"与"心营、小肠营、膀胱营"两个区间之间的衔接矛盾进行的探讨。而"肺营、大肠营、胃营、脾营"与"心营、小肠营、膀胱营"两个区间正好是对"肺营＋膀胱营"轴线区间的划分。

反过来看，"肺营、大肠营、胃营、脾营"属于太阴系统，而"心营、小肠营、膀胱营"属于少阴系统。由于"肺营、大肠营、胃营、脾营"太阴系统已经实现完整运转，所以太阴系统区间是不发生病态反应的，这也就是此条所言的"其人不呕，清便欲自可"。由于少阴系统"心营、小肠营、膀胱营"区间步入太阳卫气"开"受限的局势，所以产生了"如疟状，发热恶寒，热多寒少"。从中可以看出，"桂枝麻黄各半汤"剂量的设计安排与 23 条的疾病格局形成完美对应。

太阳病，初服桂枝汤，反烦不解者，先刺（注：风池、风府），却与桂枝汤则愈。（24）

1. 此条纠正为：太阳病，初服桂枝汤，反烦，不解者，先刺"足阳明"，却与桂枝汤则愈。

2. 第 23 条"太阳病，得之八九日"局势下阳明卫气"阖"阴分少阴已经完成，所以"其人不呕，清便欲自可"；但阴分少阴向太阳卫气"开"处于不及状态，因为太阳卫气"开"受限，所以"如疟状，发热恶寒，热多寒少"。

如果在 23 条太阳卫气"开"不及的局势基础上继续再逆转受限一步，则形成阳明卫气"阖"阴分少阴受限的局势，这也就进入此条状态。

从三阳卫气"开、枢、阖"角度看，"太阳中风"是太阳卫气"开"太过的状态，要想纠正这个状态，则需要把向外"开"太过的卫气力量折返回来，也就是通过少阳卫气"枢"、阳明卫气"阖"来纠正实现。所以桂枝汤是加强三阳卫气向阳明卫气"阖"，从而纠正"太阳中风"局势。简单来看，就是向里运转的多了，外泄的自然就会减少。

从太极模式图具体分析来看，第 12 条"太阳中风"起点发生在"肺营＋膀胱营"轴线，而最终结果则落在"三焦营＋脾营"轴线。所以桂枝汤设计的最终意图是在"三焦营 + 脾营"轴线。

从桂枝汤的药物设计来看，桂枝汤推动的阳气力量是在"胃营 + 心包营"轴线，而最终的目的地是在"三焦营 + 脾营"轴线，也就是"21+9"轴线节点位置。

3. 从总纲图看，"太阳病，初服桂枝汤"推动阳气力量向阳明卫气聚集，但阳明卫气聚集后不能继续向阴分推动，故导致阳明卫气瘀堵，继而逆转逼迫少阳卫气，少阳卫气受压则导致三焦营手少阳卫气"从头至手"运转太过，继而导致心包营卫阳蓄积"心烦"。

"反烦，不解者"这个"反"字提示：桂枝汤原本是要推动"胃营 + 心包营"轴线向"脾营 + 三焦营"轴线顺时针运转，可现在胃营端不能向脾营端运转，故导致"胃营 + 心包营"轴线产生逆转蓄积压力。

康平本只有"先刺"两个字，(风池、风府) 是后人备注的。从我的分析来看，"先刺"应该还是第 8 条"针足阳明"，因为"初服桂枝汤，反烦，不解者"是"胃营 + 心包营"轴线不能顺时针运转导致的，所以"先刺"足阳明推动胃营足阳明卫气向脾营运转，继而带动"胃营 + 心包营"轴线向"脾营 + 三焦营"轴线顺时针推进，在这个基础上再与桂枝汤推动"胃营 + 心包营"轴线就不再有逆反阻滞压力，故言"却与桂枝汤则愈"。

从条文内容来看，第 8 条言"针足阳明"告知了具体针刺位置，而第 16 条"若温针"、第 24 条"先刺"却未言明具体经脉、穴位，故应该是依第 8 条"针足阳明"做的省略论述，所以也可据此推断此条"先刺"应该还是足阳明。

4. 风池，属足少阳胆经。足少阳、阳维之会；风府，别名舌本(《针灸甲乙经》)，鬼穴、鬼枕 (《备急千金要方》)。类属于督脉、阳维之会，足太阳、督脉、阳维之会。

《针灸甲乙经》："足不仁，刺风府。头痛项急，不得倾倒，目眩，鼻不得喘息，舌急难言，刺风府主之。狂易多言不休，及狂走欲自杀，及目妄见，刺风府。暴暗不能言，喉嗌痛，刺风府。"

《铜人腧穴针灸图经》："治头痛，颈急不得回顾，目眩，鼻衄，喉咽痛，狂走，目妄视。"

《针灸大成》："主中风，舌缓不语，振寒汗出，身重恶寒，头痛，项急不得回顾，偏风半身不遂，鼻衄，咽喉肿痛，伤寒狂走欲自杀，目妄视。头中百病，去。"

现代中医也有"风府配肺俞、太冲、丰隆，有理气解郁的作用，主治狂躁奔走，烦乱欲死"的说法。

由此可见，"刺风池、风府"也确有去热除烦的作用。所以从另外一个角度看，"反烦，不解者"是"胃营＋心包营"轴线胃营顺行受阻、继而导致心包营卫阳产生逆转蓄积的局势，这个期间经历了阳明卫气与少阳卫气之间的逆转过程。先刺（风池、风府）应该是针对少阳卫气受压瘀堵这个环节做的调整。

这个"反"字、"却"字用的很是准确。原本疾病状态是没有"烦"的，而"初服桂枝汤"后反而出现了"烦"这个新症状。按照一般思路来看，这是药不对症或者引起疾病变复杂的表现。可在仲景看来，不是"服桂枝汤"导致了新的问题出现，而是"服桂枝汤"没有推动到既定位置的表现，所以"先刺，却与桂枝汤"。一个"却"字表达出与我们预期判断截然相反的预料之外结果。

古人用两个字表达出的意思，我用了一堆言语都未必能够讲述清楚。对于我这个学白话文的来说，古人的用字意境真是望尘莫及。但为了剖析出文字背后的这些事实，我也只能如此啰嗦地去不断讲述，勉强为之。

5.《伤寒论》条文经历了多代人的思考，其中掺入了一些附加认识，这些认识到底是对是错，只要我们对《伤寒论》背景理论有足够的认识，有些错误也是很容易识别的。《伤寒论》条文不是不能改，但绝对不能毫无依据地乱改，背后必须要有足够强大的理论去支撑。

服桂枝汤，大汗出，脉洪大者，与桂枝汤，如前法。若形如疟，一日再发者，汗出必解，宜桂枝二麻黄一汤。（25）

桂枝二麻黄一汤方：

桂枝（去皮）一两十六铢　芍药一两六铢　麻黄（去节）十六铢　生姜（切）一两十六铢　杏仁（去皮尖）十六铢　甘草（炙）一两二铢　大枣（擘）五枚

上七味，以水五升，先煮麻黄一二沸，去上沫，内诸药，煮取二升，去滓，温服一升，日再服。（注：本云桂枝汤二分，麻黄汤一分，合为二升，分再服，今合为方）将息如上法。

1. 第24条"太阳病，初服桂枝汤，反烦不解者"是"胃营＋心包营"轴线卫阳不能顺时针推动进入"脾营＋三焦营"轴线境内，导致阳明卫气、少阳卫气产生逆反瘀堵。

此条"服桂枝汤，大汗出，脉洪大者"则是接续24条继续讨论。"服桂枝汤"推动"胃营＋心包营"轴线卫阳进入"脾营＋三焦营"轴线境内，但由于卫阳被困在"脾营、心营"阴经之内，不能继续向"小肠营、膀胱营"阳经区间运转，故导致"脾营、心营"卫阳蓄积。心营卫阳蓄积则"脉洪大"。"脾营＋三焦营"轴线脾营端卫阳蓄积后不能继续顺时针运转则导致三焦营端卫阳瘀堵，三焦营端卫阳蓄积则推动阴气向"心包营、肾营"逆转，继而导致阴气压力向膀胱营区间转嫁积压，在膀胱营区间被迫形成"阳加于阴谓之汗"的"大汗出"。

"与桂枝汤，如前法"则推动"胃营＋心包营"轴线、"脾营＋三焦营"轴线继续运转，从而实现太阴系统卫阳彻底进入少阴系统。太阴系统顺时针推动卫阳进入少阴系统"膀胱营、小肠营"区域，厥阴系统就没有了太阴系统施加的逆反动力，厥阴系统也就不会再继续逆转向少阴系统转嫁压力，如此实现三阴系统整体顺时针运转趋势的恢复。

从总纲图看，第24条"太阳病，初服桂枝汤，反烦不解者"提示"服桂枝汤"后阳明卫气"阖"阴分少阴受限，致使阳明卫气、少阳卫气逆转蓄积形成"反烦"。

如果在这个基础上继续发展，"服桂枝汤"后推动阳明卫气"阖"入阴分少阴系统心营区间，但无力再向"膀胱营、小肠营"区间继续推动，致使阴分外阳明卫气、少阳卫气蓄积后推动阴气向太阳卫气阶段积压，太阳卫气阶段被迫形成"阳加于阴谓之汗"的"大汗出"。

"服桂枝汤"后阳明卫气已经"阖"入阴分少阴系统心营区间。如果在这个基础上"与桂枝汤，如前法"继续推动，阴分少阴系统卫阳则从心营向"膀胱营、小肠营"推进。阴分少阴系统只要能够实现顺时针的太阳卫气"开"，则阴分外三阳卫气之间的逆反效应自然解除。

2. 第17条"桂枝本为解肌"强调的是桂枝汤推动卫阳进入"脾营"，然后顺时针推动卫阳支持"心营、小肠营、膀胱营"的运转。第24条"太阳病，初服桂枝汤，反烦，不解者"与第25条"服桂枝汤，大汗出，脉洪大者"提示"服桂枝汤"推动卫阳进入"脾营、心营"，继而支持"心营、小肠营、膀胱营"运转这个过程中产生了诸多变化，或者是"服桂枝汤"推动卫阳无法进入脾营，形成24条状态。或者是"服桂枝汤"推动卫阳进入了脾营，但无法实现"心营、小肠营、膀胱营"顺时针通畅运转，故导致脾营与心营之间出现蓄积逆反。为了实现"桂枝汤"的完整意图，就必须补充"心营、小肠营、膀胱营"区间的卫阳运转，故都需要继续"服桂枝汤"给予解决。

3. "若形如疟，一日再发者，汗出必解，宜桂枝二麻黄一汤"补充完整是：(服桂枝汤)，若形如疟，一日再发者，汗出必解，宜桂枝二麻黄一汤。

(1)第24条"太阳病，初服桂枝汤，反烦，不解者"是桂枝汤推动胃营足阳明卫气不能顺时针进入脾营，导致"胃营＋心包营"轴线受阻逆反。第25条"服桂枝汤，大汗出，脉洪大者"是桂枝汤推动胃营足阳明卫气进入脾营，但在"脾营、心营"之间产生逆反蓄积，导致"脾营＋三焦营"轴线产生卫阳蓄积逆反。而"若形如疟"是桂枝汤推动胃营足阳明卫气进入"脾营、心营"，但无力继续推动"小肠营、膀胱营"区间实现太阳卫气主动"开"。太阳卫气不能主动"开"则膀胱营脉内卫阳蓄积，由于桂枝汤已经推动卫阳进入"脾营、心营"区间，"小肠营、膀胱营"已经具备后续卫阳支持，故形成蓄积后发热、汗出，汗出后膀胱营重新再次蓄积，如此形成"若形似疟"的往复过程。

"一日再发者"是"肺、大肠、胃、脾、心"区间与"小肠、膀胱"两个区间形成蓄积后发热，发热汗出后外泄了脉内卫阳力量，故有再蓄积再汗出的现象。由于这个过程只是涉及阴分少阴系统与太阳卫气之间，不牵扯阳明卫气、少阳卫气，所以是"一日再发"，而不是"二三度发"。

(2)从总纲图看，"服桂枝汤，大汗出，脉洪大者"提示"服桂枝汤"后阳明卫气已经"阖"入阴分少阴系统心营区间，但由于不能继续向"小肠营、膀胱营"推进，实现顺时针太阳卫气"开"的趋势，故导致阴分外三阳卫气产生逆转蓄积，继而推动阴气向太阳卫气阶段积压，导致膀胱营区间被迫形成"阳加于阴谓之汗"的"大汗出"。

"若形如疟，一日再发者"则是"服桂枝汤"后阳明卫气已经"阖"入阴分少阴系统心营区间，并且已经推进到"小肠营、膀胱营"区间，但由于"小肠营、膀胱营"区间太阳卫气主动"开"受限，故形成"若形如疟"。

（3）第23条"太阳病，得之八九日"局势下阳明卫气"阖"阴分少阴已经完成，"其人不呕，清便欲自可"提示手足阳明卫气已经推动进入脾营区间，阴分太阴系统已经能够运转完整；"如疟状，发热恶寒，热多寒少"则提示阴分少阴系统"心营、小肠营、膀胱营"处于卫阳不及、阴气压制的状态。而在得到后续阳明卫气、少阳卫气的推动支持，或者"心营、小肠营、膀胱营"自身卫阳的蓄积支持后，则有"二三度发"的"如疟状"现象。

而此条"若形如疟"则是"服桂枝汤"后卫阳已经推动到阴分少阴系统心营区间，卫阳不及、阴气压制的问题集中在"小肠营、膀胱营"区间，意味着此时少阳卫气、阳明卫气的运行对太阳卫气"开"不及的状态不再有推动的影响。而从相反的角度看，此时阴分对阳明卫气、少阳卫气也不存在逆转阻滞压力。所以这个"一日再发者"发生在阴分少阴与太阳卫气两者之间，不再牵扯阳明卫气、少阳卫气。

3. 从组方对比来看：

麻黄汤：麻黄三两，桂枝二两，甘草一两，杏仁七十个。

桂枝汤：桂枝三两，芍药三两，甘草二两，生姜三两，大枣十二枚。

桂枝麻黄各半汤方：桂枝一两十六铢，芍药、生姜、炙甘草、麻黄各一两，大枣四枚，杏仁二十四枚。

桂枝二麻黄一汤方：桂枝一两十七铢，芍药一两六铢，麻黄十六铢，生姜一两六铢，杏仁十六个，甘草一两二铢，大枣五枚。

把上面四个方剂的用药剂量单位都换算成铢：

麻黄汤：麻黄72铢，桂枝48铢，甘草24铢，杏仁70个。

桂枝汤：桂枝 72 铢，芍药 72 铢，甘草 48 铢，生姜 72 铢，大枣12 枚。

桂枝麻黄各半汤方：桂枝 40 铢，芍药、生姜、炙甘草、麻黄各 24 铢，大枣 4 枚，杏仁 24 枚。

桂枝二麻黄一汤方：桂枝 41 铢，芍药 30 铢，麻黄 16 铢，生姜 30 铢，杏仁 16 个，甘草 26 铢，大枣 5 枚。

（1）通过对桂枝二麻黄一汤药物剂量的分析，桂枝二麻黄一汤是：桂枝汤原方 5/12+ 麻黄汤原方 2/9。

桂枝（桂枝汤 $72 \times 5/12+$ 麻黄汤 $48 \times 2/9$）=40.667

甘草（桂枝汤 $48 \times 5/12+$ 麻黄汤 $24 \times 2/9$）=25.333

芍药（桂枝汤 $72 \times 5/12$）=30

生姜（桂枝汤 $72 \times 5/12$）=30

麻黄（麻黄汤 $72 \times 2/9$）=16

杏仁（麻黄汤 $70 \times 2/9$）=15.555 或（麻黄汤 $72 \times 2/9$）=16

大枣（桂枝汤 $12 \times 5/12$）=5

分析：

从桂枝麻黄各半汤和桂枝二麻黄一汤分析来看，《伤寒论》中原有记载的杏仁应该是七十二个，因为这样桂枝麻黄各半汤 1/3、桂枝二麻黄一汤 5/12 才能完全符合。但据后面第 38 条大青龙汤中杏仁四十个来看，麻黄汤中杏仁也有用七十个的可能。所以关于杏仁用量，有待进一步思考。或许杏仁就是有两种分配思路，一种是按七十二个，一种是按照七十个。从我自己的理解来看，更偏向七十个。

桂枝麻黄各半汤实际是桂枝麻黄各三分之一汤，而桂枝二麻黄一汤也并不是 2∶1 的比例，而是 5/12∶2/9。

（2）从阴分三阴系统看，桂枝汤是针对十二营脉进行的设计。从后面第 35 条分析可知，麻黄汤针对的是"心、小肠、膀胱、肾、心包、三焦、胆、肝、肺"九条营脉进行的设计。

桂枝二麻黄一汤中"5/12 桂枝汤"是针对十二营脉中"肺、大肠、胃、脾、心"五条营脉进行的推动，"2/9 麻黄汤"是针对"心、小肠、膀胱、肾、心包、三焦、胆、肝、肺"区间"小肠、膀胱"进行的推动。如此与"若形如疟,一日再发者"形成完美对应。

4."桂枝麻黄各半汤"是对"肺、大肠、胃、脾"与"心、小肠、膀胱"两个区间进行的设计,"桂枝二麻黄一汤"是对"肺、大肠、胃、脾、心"与"小肠、膀胱"两个区间进行的设计。两者都在针对"膀胱营+肺营"轴线区间境内进行讨论。

康平本中桂枝二麻黄一汤方为:桂枝(去皮)一两十六铢,芍药一两六铢,麻黄(去节)十六铢,生姜(切)一两十六铢,杏仁(去皮尖)十六铢,甘草(炙)一两二铢,大枣(掰)五枚。

在随后的经方中,杏仁计数单位多数都是"个",这里的"杏仁十六铢"有些特例。而生姜"一两十六铢"与桂枝二麻黄一汤方中其他药物的换算比例出入太大,"一两十六铢"与"一两六铢"有错写的可能。从条文分析来看,宋本更加符合背后的设计原理,所以此条按照宋本给予讨论。

服桂枝汤,大汗出后,大烦渴不解,脉洪大者,白虎加人参汤主之。(26)

白虎加人参汤方:

知母六两 石膏(碎,绵裹)一斤 甘草(炙)二两 粳米六合 人参三两

上五味,以水一斗,煮米熟,汤成去滓,温服一升,日三服。

1.从上面分析可知,第25条"若形如疟,一日再发者"是服桂枝汤后"肺营、大肠营、胃营、脾营、心营"区间卫阳推动进入"小肠营、膀胱营"区间,而"膀胱营、小肠营"区间太阳卫气主动"开"不及的局势。

而此条则是"服桂枝汤"后太阴系统卫阳蓄积太过,一方面太阴"开"推动卫阳进入少阴"枢",膀胱营位置就有了顺时针运转的卫阳动力。另外一方面太阴系统逆时针逼迫卫阳进入厥阴系统,致使厥阴"合"向少阴"枢"逆转侵压,膀胱营再次承受逆时针逼迫进入的卫阳压力。膀胱营受到正反两个方向来的卫阳蓄积压力,故被迫形成"阳加于阴谓之汗"的"大汗出"。

太阴"开"顺时针推动卫阳进入少阴"枢",脾营、心营之间卫阳蓄积太过则"脉洪大"。

由于太阴系统卫阳蓄积后逼迫厥阴不能"合"阴气，致使厥阴系统阴气逆时针向少阴系统膀胱营转嫁"汗出"外泄，致使厥阴系统、太阴系统缺乏阴气进入与卫阳相抗，故形成"大烦渴不解"。

2. 从总纲图看，第 25 条"服桂枝汤，大汗出，脉洪大者，与桂枝汤，如前法"是"服桂枝汤"后推动三阳卫气已经进入阴分少阴系统心营区间，由于无法向"小肠营、膀胱营"继续推进，导致阳明卫气、少阳卫气被迫逆转蓄积，继而推动阴气向太阳卫气阶段积压，从而形成"大汗出"。

如果"服桂枝汤"后推动三阳卫气能够完全进入阴分少阴系统"心营、小肠营、膀胱营"区间，阳明卫气、少阳卫气就不再有逆转蓄积的趋势，但由于"小肠营、膀胱营"主动"开"受限，所以有了"若形如疟，一日再发者"。

如果"服桂枝汤"后推动三阳卫气能够完全进入阴分少阴系统区间并能够实现太阳卫气"开"，但由于"服桂枝汤"后推动三阳卫气运转太过，致使阳明卫气、少阳卫气产生了逆转蓄积趋势，继而向太阳卫气阶段积压，如此太阳卫气阶段就承担了正反两股阳气力量对阴气的逼迫，从而进入此条"服桂枝汤，大汗出后"。

"服桂枝汤"后推动三阳卫气进入阴分少阴系统有余，才能导致阳明卫气、少阳卫气形成逆转蓄积趋势。阴分少阴系统卫阳太过故"脉洪大者"。

由于三阳卫气逆转蓄积推动阴气向太阳卫气阶段积压，从而导致三阳卫气无法推动阴气进入阴分，而此时阴分少阴系统却推动阴气从太阳卫气向外"开"泄。阴分阴气本来就已经后续跟进不足，现在却又从阴分少阴系统推动阴气外泄，从而导致阴分三阴内阴气耗损，故"大烦渴不解"。

3. 白虎加人参汤方：知母六两，石膏（碎，绵裹）一斤，甘草（炙）二两，粳米六合，人参三两。

石膏：主中风寒热，心下逆气惊喘，口干，苦焦，不能息，腹中坚痛，除邪鬼，产乳，金创。生山谷（《神农本草经》）。"心下逆气"是脾营阳气妄动向心营上冲太过；"惊""喘"来自肺营、肝营阳气妄动，"口干"从大肠，"苦焦"从胆，"不能息"是肺营端阳气妄动太过，只有张没有收的现象。"腹中坚痛"从小肠营下焦。

"白虎汤加人参汤"中石膏半斤，也就是十六两，针对的就是三阳卫气（十二营脉阳气外出）＋阴分太阴（肺、大肠、胃、脾四个位置过度的卫阳）＝16进行的设计。太阴系统阳明卫气蓄积不被解除，就会对少阴"枢"、厥阴"合"继续产生逼迫。

知母：味苦寒。主消渴，热中，除邪气，肢体浮肿，下水，补不足，益气（《神农本草经》）。"肢体浮肿，下水"是指推动阴气从小便而泄。知母六两是针对"膀胱、小肠、心、脾、胃、大肠"六个位置而来，也就是清除少阴系统与太阴系统之间的卫阳瘀堵状态。

人参：味甘微寒。主补五脏，安精神，定魂魄，止惊悸，除邪气，明目，开心益智。久服，轻身延年。一名人衔，一名鬼盖。生山谷（《神农本草经》）。人参三两用于"膀胱营、肾营、心包营"，目的是支持少阴"枢"向厥阴"阖"推动阴气运转。

甘草：味甘平。主五脏六腑寒热邪气，坚筋骨，长肌肉，倍力，金创，解毒。久服轻身延年（《神农本草经》）。从后面分析可知，炙甘草是围绕心营位置的用药。"二两"应该是用在心营、脾营，这两个位置是阴分太阴与少阴之间的连接转换位置。

粳米：在（《神农本草经》）里没找到相关论述，但此物为日常食物应用，所以是针对胃营而来，生津补液。

总体来看，正常情况下阴分外出三阳卫气，然后回归阴分，从而达到进出平衡。而"大汗出后，大烦渴不解"则是阴分太阴系统卫阳瘀堵后对阴分外阳明卫气、少阳卫气、太阳卫气产生逆转逼迫的局势。石膏十六两清除三阳卫气逆转的阳气瘀堵压力，知母则清除阴分少阴对太阴的逆转压力。人参三两接续少阴与厥阴的阴气推动。炙甘草调整阴分太阴与少阴之间的接续。"大烦渴"耗损了阴分太阴系统的阴气力量，所以用粳米食物给予生津补液调整。

通过以上论述可知，从第23条到第26条是严格按照经脉运转次序进行的探讨，而不是想当然的临床记录。其逻辑思路之严谨、论述之详细，单从这些文字表面论述是无从探知的。

太阳病，发热恶寒，热多寒少，脉微弱者（宋本：此无阳也）。不可大发汗，宜桂枝二越婢一汤。（27）

桂枝二越婢一汤方：

桂枝（去皮） 芍药 麻黄 甘草（炙）各十八铢 大枣（掰）四枚 生姜（切）一两二铢 石膏（掰，绵裹）二十四铢

上七味，以水五升，煮麻黄一二沸，去上沫，内诸药，煮取二升，去滓，温服一升。（注：本云，当裁为越婢汤桂枝汤，合之饮一升，今合为一方，桂枝汤二分，越婢汤一分）

1. 从上面分析可以得知，第23条讨论"太阳病得之八九日"，第24条、第25条、第26条都是列属于第24条"太阳病""服桂枝汤"的讨论，第27条重新进入"太阳病"讨论。所以从上下文联系来看，第23条、（第24条、第25条、第26条）、第27条属于分别讨论的布局。

第23条"太阳病得之八九日"局势下阳明卫气已经"阖"入阴分少阴系统，但阴分少阴系统"心营、小肠营、膀胱营"向太阳卫气"开"受限。

第24条则进入"太阳病""服桂枝汤"后阳明卫气被阻隔于阴分之外的"反烦不解"状态。接着第25条、第26条则讨论"服桂枝汤"逐步"阖"入阴分少阴之后出现的"过"与"不及"的变局。

从第23条与（第24条、第25条、第26条）的讨论状态来看，是以阴分少阴系统为中间环节，继而针对阴分两端阳明卫气与太阳卫气如何衔接进行的讨论。

但此条"脉微弱者"提示阴分少阴系统与太阴系统"心营、脾营"区间已经处于阴气压制、卫阳退守不及状态。所以阴分少阴系统不再只是第23条、第24条、第25条、第26条阳明卫气与太阳卫气之间过渡运行的中间环节，而是开始进入阴分少阴系统阴气逆转阻滞三阳卫气顺行的局势。

如果把此条与第23条"如疟状"、第25条"若形如疟"对比来看，第23条、第25条"疟"状的受阻压力在太阳卫气阶段"膀胱营、小肠营"区间，继而导致三阳卫气顺行被困的局势；而此条"脉微弱者"则提示阴分少阴系统与太阴系统"心营、脾营"阴经区间进入卫阳退守、阴气压制局势，也就意味

着阻滞压力从太阳卫气阶段的"膀胱营、小肠营"向阴分"心营、脾营"区间逐步逆转延伸。

从具体症状来看，此条与第23条都有"发热恶寒、热多寒少"，但本质是不同的。第23条"发热恶寒，热多寒少"的结果是"如疟状……一日二三度发"，而此条"发热恶寒，热多寒少"的结果是"脉微弱者"。

第23条的"热多"发生在阴分少阴系统"膀胱营、小肠营、心营"区间，"寒少"发生在太阳卫气层面。而此条"热多"发生在阴分之外的三阳卫气层面的逆转蓄积上，"寒少"则是阴分少阴系统"心营、小肠营、膀胱营"区间卫阳顺行推动不及、阴气压制导致的。

"大发汗"是调动阴分三阴系统卫阳恢复顺时针运转趋势，形成"阳加于阴"的过程。所以"汗出"的过程也就是阴分内卫阳恢复主动顺时针运转趋势的过程。

由于此条"热多寒少"是三阳卫气层面逆转瘀堵，而不是阴分三阴卫阳逆转瘀堵，故仲景告诫"不可大发汗"。此时阴分少阴系统已经处于卫阳无力的状态，如果再强行"阳加于阴"运转，就会加重"脉微弱"局势。阴分少阴系统"脉微弱"局势增强，则逆时针阻滞三阳卫气运转更甚，故"热"更多，而"寒"更重。

2. 仲景给出了"宜桂枝二越婢一汤"的建议。要想明白这个组方设计的意图，先要搞清楚越婢汤的用意。

（1）越婢汤出自《金匮要略·卷中·水气病脉证并治第十四》，"风水，其脉自浮，外证骨节疼痛，恶风"；"风水恶风，一身悉肿，脉浮不渴，续自汗出，无大热，越婢汤主之"。越婢汤组成：麻黄六两，石膏半斤，生姜三两，大枣十五枚，甘草二两。

从现代医学认识来看，"水"的形成涉及心、肾。中医营卫生理与现代医学的解剖生理都是互通的，两者不存在相悖的地方。只是在细节认识上还需要进一步细化探究。从中医角度看，脾主湿，也就是说湿、水的形成一定离不开脾。其实从太极模式图看，阴目中脾营顺时针支持心营，继而支持阴鱼运转，心营、肾营都需要脾营给予后续卫阳支持，所以一旦失去了脾营卫阳支持，则开始出现阴气停滞、逆反、蓄积、成形等现象。

脾营属于太阴系统，脾营是需要"胃营、大肠营"卫阳给予支持，所以一旦形成水则涉及脾，再进一步则涉及胃营、大肠营。

从"风水"这个现象来说，"膀胱、小肠、心、脾、胃、大肠"区间形成阴气停滞蓄积状态，逼迫"胃营、大肠营"卫阳向"肺营、肝营"转嫁，"胆营、三焦营"卫阳向"心包营、肾营"转嫁，"心包营、肾营"区间卫阳则最终蓄积到"膀胱营、小肠营"。

膀胱营阴气占据则"外证骨节疼痛"。阳明卫气、少阳卫气逆转逼迫进入太阳卫气，太阳卫气受压则"其脉自浮""恶风"。

(2)越婢汤中石膏半斤（8两）用在"肺、肝、胆、三焦、心包、肾、膀胱、小肠"八个位置。清除这八个位置上被逆转的阳明卫气、少阳卫气、太阳卫气瘀堵。

麻黄六两则外泄"膀胱、小肠、心、脾、胃、大肠"六个位置的阴气蓄积压力。

生姜三两用于"胃营、大肠营、肺营"，恢复阴分太阴系统的阳气运转，推动太阴"开"。

炙甘草二两用于"心营、脾营"，调整太阴与少阴之间的运转。

大枣十五枚，是在12条"太阳中风"桂枝汤"大枣十二枚"的基础上再加入三枚。这是针对麻黄六两来的。一般情况下的太阳中风，只是发生在"膀胱营、小肠营、心营"这三个位置，此时用麻黄六两外泄阴气，所以就在一般"太阳中风""大枣十二枚"基础上再加入三枚，以对冲"麻黄六两"的消耗。

总体来看，"风水"是膀胱营上既有"风"又有"水"，既要解除阴气的逆转，也要解除三阳卫气的逆转逼迫。从治疗思路上来看，"麻黄六两"外泄"膀胱、小肠、心、脾、胃、大肠"阴气阻滞压力，石膏半斤解除"肺、肝、胆、三焦、心包、肾、膀胱、小肠"八个位置上逆转的三阳卫气压力，然后再用生姜三两用于"肺、大肠、胃"补充太阴"开"的动力。把阻滞的阴气压力解除，把逆反的三阳卫气瘀堵清除，然后再从太阴系统重新建立阴气"开"。其背后遵循的就是"阴脉不足，阳往从之；阳脉不足，阴往乘之"的原则应用，也就是阴气瘀堵不予解除则阳气就不能恢复顺行，阳气逆转压力不予解除则阴气就无法实现正常运转。

3. 此条与"风水"结合来看，两者都处于三阳卫气层面逆转，而阴分三阴系统进入阴气压制的局势。所以就有了桂枝汤与越婢汤的配合应用。

（1）桂枝二越婢一汤方解析：

桂枝汤：桂枝三两，芍药三两，甘草二两，生姜三两，大枣十二枚。

越婢汤：麻黄六两，石膏半斤，生姜三两，大枣十五枚，甘草二两。

桂枝二越婢一汤方：桂枝、芍药、麻黄、甘草各十八铢，炙大枣四枚，生姜一两二铢，石膏二十四铢。

由两换算成铢：

桂枝汤：桂枝72铢，芍药72铢，甘草48铢，生姜72铢，大枣12枚。

越婢汤：麻黄144铢，石膏192铢，生姜72铢，大枣15枚，甘草48铢。

桂枝二越婢一汤方：桂枝、芍药、麻黄、甘草各18铢，炙大枣4枚，生姜26铢，石膏24铢。

如此经分析，可知桂枝二越婢一汤 = 桂枝汤的1/4+ 越婢汤1/8。即：

桂枝（桂枝汤 $72 \times 1/4$）=18

芍药（桂枝汤 $72 \times 1/4$）=18

麻黄（麻黄汤 $144 \times 1/8$）=18

生姜（桂枝汤 $72 \times 1/4$+ 越婢汤 $72 \times 1/8$）=27

石膏（越婢汤 $192 \times 1/8$）=24

大枣（桂枝汤 $12 \times 1/4$+ 越婢汤 $15 \times 1/8$）=4.875

炙甘草（桂枝汤 $48 \times 1/4$+ 越婢汤 $48 \times 1/8$）=18

有些版本中桂枝二越婢一汤方中生姜用量是"一两三钱"，而康平本、宋本则为"生姜一两二铢"。从上面整体换算过程来看，生姜"一两三"相对符合实际情况，因为其他百分之九十的都是完美对应，就生姜出现了错误。但在"钱"这个单位上又出现了差别，这估计是后人对此追问后做的一些调整。唯一有误差的就是大枣的数目，由于涉及到小数，古人如何取舍就另说了。

(2)前面桂枝二麻黄一汤的实际组成比例不是 2：1，而是 5/12：2/9，所以方名只是取了一个大概数。而桂枝二越婢一汤方的组成却是完美的 1/4：1/8=2：1。同样的方名命名背后隐藏的意义完全不同，不要让表面现象蒙蔽了。

从太极模式图看，"脉微弱"提示心营卫阳不足。心营是通过脾营卫阳给予支持运转的，故"脉微弱"意味着脾营向心营已经支持卫阳运转不及，"心营、脾营"区间卫阳已经退守到了胃营 9 位置。太阴系统"胃营、大肠营"手足阳明卫气无法向 9 位置推进，继而导致手足阳明卫气、手足少阳卫气逆转蓄积。

阳明卫气、少阳卫气逆转则蓄热形成"热多"；手足阳明卫气、手足少阳卫气推动阴气向少阴系统膀胱营逆转侵入，如果膀胱营区间能够形成"阳加于阴谓之汗"的对抗过程，则形成如 25 条"服桂枝汤，大汗出，脉洪大者"的局势。但如果膀胱营区间卫阳无力与阴气相对峙，则"膀胱营、小肠营、心营"区间则进入阴气逆转侵入、卫阳退守的状态。膀胱营卫阳不及则"寒少"。小肠营阴气逆转侵入心营，心营卫阳退守则"脉微弱"。

反过来看，胃营能够向 9 位置顺时针推进几分，手足阳明卫气、手足少阳卫气逆转的压力就相对降低几分，膀胱营区间阴气逆转的压力就减弱几分，相应的"心营、小肠营、膀胱营"区间卫阳顺时针推进动力则增加几分。

越婢汤中"石膏八两"用在"肺、肝、胆、三焦、心包、肾、膀胱、小肠"八个位置，越婢汤 1/8 则用于小肠营位置，即解除从小肠营逆转侵入到心营的阴气压力，也就是解除 13 位置的阴气阻滞压力。

桂枝二越婢一汤中取 1/4 桂枝汤用于"肺营、大肠营、胃营"三个位置，补充太阴系统卫阳顺时针运转动力，支持 9 位置卫阳动力，从而恢复太阴"开"。

9 与 13 位置居于"脾营、心营"两端，所以桂枝二越婢一汤就是针对"脉微弱"这个状态进行的设计。

服桂枝汤，或下之，仍头项强痛、翕翕发热、无汗、心下满微痛、小便不利者，桂枝去桂加茯苓白术汤主之。（28）

桂枝去桂加茯苓白术汤方：

芍药三两　甘草（炙）二两　生姜（切）白术　茯苓各三两　大枣（擘）

十二枚

上六味，以水八升，煮取三升，去滓，温服一升，小便利则愈。(注：本云桂枝汤。今去桂枝加茯苓白术)

1. 从行文来看，此条明显是不完整的，因为欠缺一个"服桂枝汤，或下之"的前提条件。在康平本里，此条与第27条是一体的，补充完整后应该是：太阳病，发热恶寒，热多寒少，脉微弱者。服桂枝汤，或下之，仍头项强痛、翕翕发热、无汗、心下满微痛、小便不利者，桂枝去桂加茯苓白术汤主之。

也就是说，第27条给出了"太阳病，发热恶寒，热多寒少，脉微弱者"的标准解决思路，即"不可大发汗，宜桂枝二越婢一汤"。如果不用桂枝二越婢一汤给予解决，而是"服桂枝汤，或下之"，则进入此条讨论局势。

2. 如果此条是接续第27条局势的继续讨论，把两条进行对比可以得知，第27条"太阳病，发热恶寒，热多寒少，脉微弱者"叙述的症状是不完整的，应该还有"头项强痛"。为了避免重复，更为了强调此条"仍头项强痛"，所以第27条省略了这个内容。从第27条分析可以看出，"热多寒少，脉微弱者"提示太阳卫气阶段"膀胱营、小肠营"区间已经处于阴气逆转侵压、卫阳退守的局势。据此第27条补充完整应该是：

太阳病，(头项强痛)，发热恶寒，热多寒少，脉微弱者。不可大发汗，宜桂枝二越婢一汤。

(1)从太极模式图看，当"太阳病"出现"脉微弱"时，脾营区间卫阳从11位置向9位置退守，心营11位置失去卫阳支持，13位置小肠营阴气逆转侵入心营区间，心营区间进入阴多阳少局势。

也就是说，"脉微弱"局势下"脾营＋三焦营"轴线处于阴气侵压、卫阳退守局势。而"膀胱营、小肠营、心营"区间处于阴气逆转趋势。

"桂枝汤"是恢复"21＋9"轴线节点卫阳顺时针运转的意图。"服桂枝汤"后"生姜三两"推动9位置恢复卫阳动力，胃营卫阳已经推动进入脾营，但脾营区间自身处于阴气逆转侵压局势，故"9~11"脾营区间形成卫阳顺行与阴气逆行的对冲相争之势。脾营居于心之下，故形成"心下满微痛"。"满""痛"都是阳性状态，也就是阳气盛之后能够相争的局势。

桂枝汤"桂枝三两"推动"膀胱营、肾营、心包营"区间卫阳向 21 位置运转，三焦营 21 位置有卫阳支持则三焦营"腠理密"，故"无汗"。"脾营 + 三焦营"是轴线运转，脾营端处于阴气逆行与卫阳顺行相争的"心下满微痛"状态，此时阴气再推动进入三焦营区间，则 21 位置也同样进入阴气逆行与卫阳相争的局势。

三焦营 21 位置卫阳压力增加则推动阴气逆行，相应的膀胱营 17 位置承受阴气逆转逼迫压力，桂枝汤中"桂枝三两"推动卫阳无法继续顺时针向三焦营运转，从而导致膀胱营卫阳被迫向 15 位置逆转积压，故"仍头项强痛"；膀胱营区间卫阳蓄积则向太阳卫气层面推动，故形成"翕翕发热"。

膀胱营区间卫阳无法推动阴气向 17 位置运转，被迫阻隔于肾营之外，膀胱营区间卫阳逆转被困，故"小便不利"。

（2）从总纲图看，第 27 条"太阳病，发热恶寒，热多寒少，脉微弱者"局势下阴分少阴系统心营区间已经进入卫阳妥协、阴气压制状态，继而导致阳明卫气、少阳卫气被阻隔于阴分之外形成逆转蓄积的"热多"现象。由于阴分少阴系统已经处于阴气压制状态，故阴分少阴系统向太阳卫气"开"不及，形成"寒少"。

要想解决这个局势，需要一方面解除阴分少阴系统心营区间卫阳不及、阴气压制状态，另一方面需要解除阴分外三阳卫气之间的阳气逆转压力，从而实现阴分两端阳明卫气与太阳卫气之间的接续运行。

但如果不解除阴分外三阳卫气之间的逆转压力，而是直接用桂枝汤推动三阳卫气向阴分少阴"阖"，由于此时阴分少阴系统已经处于阴气逆转压制状态，三阳卫气层面处于逆转蓄热趋势，故导致"桂枝汤"推动的阳气力量都瘀堵在阳明卫气阶段而不能"阖"入阴分少阴。阳明卫气瘀堵则强行向脾营区间推进，故导致"心下满微痛"。

"桂枝汤"推动三阳卫气不能"阖"入阴分少阴，导致三阳卫气逆转瘀堵压力进一步增加，三阳卫气推动阴气向太阳卫气阶段逆转积压，"膀胱营"区间阴气逼迫足太阳卫气逆转则"仍头项强痛"，足太阳卫气逆转则瘀堵在外形成"翕翕发热"。

"无汗"提示太阳卫气与少阳卫气之间已经实现完整接续，故此时阳明卫气、少阳卫气推动阴气向太阳卫气阶段积压，导致太阳卫气阶段膀胱营区间阴气逆行与阳气顺行相争，故"小便不利者"。

3. 桂枝去桂加茯苓白术汤：芍药三两，炙甘草二两，生姜、白术、茯苓各三两，大枣十二枚。

桂枝汤中"桂枝"有推动"膀胱营、肾营、心包营"顺时针运转的作用，"无汗"意味着桂枝汤已经推动阴气进入厥阴"阖"区间，从而导致太阴系统、厥阴系统都进入卫阳与阴气对峙的局势。

太阴不能向少阴"开"，则脾营瘀堵压力增加形成"心下满微痛"；"三焦营＋脾营"轴线脾营端阻滞压力增加，则导致三焦营端逆反压力上升，三焦营与膀胱营居于"心包营、肾营"两端，继而导致膀胱营区间阳气推动阴气顺时针运转被困，故"仍头项强痛、翕翕发热"。膀胱营阴气压力增加则逼迫膀胱腑阳气运化受困则"小便不利者"。

由此可见，厥阴系统、太阴系统已经处于阴阳对峙的状态，如果再用"桂枝三两"向厥阴系统推动，"三焦营＋脾营"轴线压力进一步增加，脾营端"心下满微痛"会进一步加重。三焦营端对膀胱营施加的逆反压力会进一步增加，故导致"仍头项强痛、翕翕发热""小便不利者"进一步被困。所以只要知道了这些过程，"去桂枝"是顺理成章的，根本没有怀疑的理由。

"茯苓三两"用在"小肠营、心营、脾营"三个位置，引导少阴系统阴气顺时针外泄。"白术三两"用在"胃营、脾营、心营"三个位置，目的是推动太阴系统向少阴系统运转。两者配合的意图是：茯苓解除少阴系统阴气停滞的逆反压力，白术补充太阴系统向少阴系统顺时针运转动力。如此则解决"脾营、心营"阴经之间的阴阳停滞矛盾。

附：《神农本草经》茯苓，味甘平。主胸胁逆气（《御览》作疝气），忧患，惊邪，恐悸，心下结痛，寒热烦满，咳逆，口焦舌干，利小便。

4. 从总纲图看，第27条"太阳病，发热恶寒，热多寒少，脉微弱者"局势下阴分外三阳卫气之间已经处于逆转蓄积状态，而阴分少阴"膀胱营、小肠营、心营"则处于阴气压制状态。

"或下之"是引导阴分"心营、脾营"区间卫阳从大肠营逆转后撤的过程。此时"膀胱营、小肠营、心营"已经处于阴气逆转压制状态，"或下之"则进一步增加了这种阴气逆转趋势。

原本阴分外三阳卫气之间已经处于逆转蓄积状态，此时阴分少阴系统"心营、脾营"区间进一步阴气逆转，故导致阴分外三阳卫气逆转趋势进一步加剧。

阳明卫气被困阴分少阴之外，继而导致胃营阳明卫气与脾营之间形成对峙相争之势，故"心下满微痛"。

阳明卫气瘀堵则向少阳卫气逆转侵压，从而导致"胆营、三焦营"手足少阳卫气逆转蓄积，手少阳卫气向三焦营"从头至手"蓄积则"无汗"。

阳明卫气、少阳卫气逆转，一方面推动阴气向太阳卫气阶段积压，故在阴分少阴系统膀胱营区间形成阴气从17位置逆转侵入逼迫卫阳向15位置退守的局势。15位置阳气瘀堵则"仍头项强痛"，手足太阳卫气被迫蓄积在外则"翕翕发热"。另外一方面，由于"或下之"引导"心营、脾营"卫阳逆转后撤，故导致阳明卫气、少阳卫气阳气力量逆转侵入膀胱营区间，从而导致"小便难"。

从上面这个论述来看，"或下之"后导致少阴系统向太阴系统进一步逆转侵压，压力集中在脾营区间。也就是卫阳顺行与阴气逆行的对抗集中在脾营位置。如果在此基础上"或下之"进一步逆转，脾营位置就会形成卫阳顺行与阴气逆行不能对抗的过程，也就进入另外一种局势，那又是什么状态呢？

5. 从太极模式图看，第27条局势下阴分"三焦营＋脾营"轴线处于阴气逆转压制、卫阳被迫逆转蓄积的状态。"服桂枝汤"后卫阳动力被阻挡在脾营位置，从而形成"心下满微痛"，厥阴系统向太阴系统运转被困，继而导致少阴系统产生阴气逆转逼迫阳气的状态；而"或下之"则是从少阴系统向太阴系统主动逆转，致使压力顺势逆转积压在脾营区间。由于"或下之"引导少阴系统卫阳逆转，致使太阴系统、厥阴系统卫阳逆转被困局势进一步加剧，而此时少阴系统逆转，故太阴系统、厥阴系统卫阳逆转的压力顺势侵入少阴系统膀胱营区间。

前者是从阳气推动阴气顺时针运转的方向实现的此条局势，后者则是从阴气逼迫卫阳逆转的角度实现的。同样的疾病局势，所以同样的治法，都是"桂枝去桂加茯苓白术汤主之"。

小议：关于此条争论最多的、关注最多的就是"桂枝去桂加茯苓白术汤"到底该不该去桂枝的问题。其实只要知道了"仍头项强痛、翕翕发热、无汗、心下满微痛、小便不利"的形成过程，"去桂枝"应该是非常明确、直白的，是不需要大论特论的。而我们对此条关注的重点应该放在"服桂枝汤，或下之"与"仍头项强痛、翕翕发热、无汗、心下满微痛、小便不利"这个事件的因果逻辑过程上。不知道前面整个事件的来龙去脉，对这个结论的所有讨论是永远不会有答案的。

我们以往对《伤寒论》的学习，其实都一直停留在文字描述以及相关类似条文之间的对比、总结、归纳上，而对每个条文自身内在的论述过程是从来不予深究、追问的。直白地说，我们对《伤寒论》的认识就从来没有真正踏进去半步，一直都停留、徘徊在文字描述这道门槛层面。

如果我们把《伤寒论》条文当成疾病格局来看待，背后隐藏的疾病事实是存在唯一性的。这种疾病格局的存在是客观现象，是谁都不能改变的，也是不需要任何解释的。而我们所能做的就是应用所有正确的中医理论认识去描述说明这个过程、述说本质，找出背后的那个唯一真相。

伤寒脉浮、自汗出、小便数、心烦、微恶寒、脚挛急，反与桂枝汤（注：欲攻其表，此误也），得之便厥、咽中干、躁、吐逆者，作甘草干姜汤与之（注：以复其阳）；若厥愈，足温者，更作芍药甘草汤与之（宋本：其脚即伸）；若胃气不和，谵语者，小与调胃承气汤；若重发汗，复加烧针得之者，回逆汤主之。（29）

甘草干姜汤方：

甘草（炙）四两　干姜二两

上二味，以水三升，煮一升五合，去滓，分温再服。

芍药甘草汤方：

白芍药　甘草（炙）各四两

上二味，以水三升，煮取一升五合，去滓，分温再服。

调胃承气汤方：

芒消半升 甘草（炙）二两 大黄（去皮清酒洗）四两

上三味，以水三升，煮取一升，去滓，内芒消，更上火微煮令沸，少少温服之。

回逆汤方：

甘草二两 炙干姜一两半 附子一枚（生用，去皮，破八片）

上三味，以水三升，煮取一升二合，去滓，分温再服。强人可大附子一枚、干姜三两。

1. 第27条"太阳病，发热恶寒，热多寒少，脉微弱者"局势下阴分少阴系统"膀胱营、小肠营、心营"区间形成卫阳退守的局势。从"寒少"可知膀胱营区间已经处于支持太阳卫气"开"不及的状态。

如果在第27条膀胱营区间太阳卫气"开"不及的基础上再进一步发展，则进入太阳卫气不能"开"的"伤寒"状态，这也就是接下来此条讨论"伤寒"的由来。

(1)从总纲图看，"伤寒"是太阳卫气"开"被寒压制，然后阴分受压。《灵枢·邪气藏府病形第四》："黄帝曰：此故伤其藏乎？岐伯答曰：身之中于风也，不必动藏。故邪入于阴经，则其藏气实，邪气入而不能客，故还之于腑。故中阳则溜于经，中阴则溜于府。"所以阴分受压后首先要向阳明卫气转嫁压力，而不会直接陷入阴分营脉之内。阳明卫气受到"伤寒"逆转压力，继而阴分之外形成"阳明→少阳→太阳"的逆转趋势。当太阳卫气再次受压后，阴分则开始不得不承受压力，故导致阴分少阴系统处于卫阳被困的局势。

正常情况下"脉"不见"浮"，是因为太阳卫气从阴分"开"，然后能够从阳明卫气"阖"阴分，卫气从阴分两端实现进出平衡。第1条"太阳之为病，脉浮"是太阳卫气阶段出现受压蓄积状态，手足太阳卫气逆转向心营逼迫，压力来自心营之外故产生"脉浮"。

"伤寒脉浮"则是三阳卫气逆转逼迫进入太阳卫气阶段，继而导致少阴系统"膀胱营、小肠营、心营"区间形成卫阳被困局势，如果卫阳逆时针推动阴气能够继续向心营施加压力，心营阴气瘀堵则"脉紧"。如果心营卫阳动力强势，则继续顺时针推动阴气向"小肠营、膀胱营"运转，膀胱营位置就被迫形成阴气与卫阳相互对冲的局势，卫阳被迫向太阳卫气层面运转，则形成太阳卫气"开"泄的"汗出"现象。力的作用是相互的，心营推动阴气向膀胱营强行运行，膀胱营被困的卫阳就相应地对心营施加逆反力量，故在脉内与脉外之间产生向外的推动力量，形成"脉浮"。

（2）"伤寒脉浮"状态下三阳卫气被逆转，太阳卫气只能被局限在膀胱营区域。生理状态下阴分不断给太阳卫气"开"提供顺时针运转动力，而病理状态下太阳卫气被逆时针压制，如此导致太阳卫气受到正反两股力量的压制，只能困在膀胱营区间不断发生"阳加于阴谓之汗"的过程，故形成"自汗出"。

正常情况下，太阳卫气推动阴分少阴系统阴气向厥阴系统三焦营运转，继而实现人体内"三焦主水道"的阴气正常运行。"伤寒脉浮"局势下阳明卫气、少阳卫气处于逆转蓄积状态，从而导致阳明卫气、少阳卫气推动阴气向太阳卫气阶段逆转积压，由于此时太阳卫气阶段处于"伤寒"状态，故导致阴气压力积压在阴分少阴系统膀胱营区间，膀胱腑卫阳不足无以化阴气，故形成"小便数"。

（3）膀胱营太阳卫气不断耗损，则"微恶寒"。之所以此处强调这个"微"，是因为如果膀胱营上缺乏了卫阳动力，那么也就不会再"自汗出"。只要有"自汗出"现象，就意味着膀胱营还存在卫阳动力，只不过是处于与阴气逆转对峙不断消耗的状态。

从太极模式图看，三焦营与膀胱营居于"心包营、肾营"阴经两端，21位置与17位置处于同步进退关系。"伤寒"状态下"心包营、肾营"区间阴气逆转突破17位置向膀胱营区间施压，从而在膀胱营区间形成"自汗出"的卫阳耗损局势。膀胱营区间卫阳不断耗损则膀胱腑无阳以化阴气，故形成"小便数"。而一旦有了"小便数"的状态，也就意味着"肾营、心包营"区间已经处于卫阳无力推动阴气突破21位置进入三焦营的状态，也就意味着心包营"19~21"区间进入阴气逆转趋势。

"伤寒"状态下阳明卫气、少阳卫气被迫逆转蓄积，三焦营手少阳卫气逆转则向21位置施加压力，而此时心包营"19~21"区间处于阴气逆转趋势，故心包营区间进入卫阳逼迫阴气逆行的局势。心包营卫阳逆转侵入则"心烦"。

(4)三焦营手少阳卫气突破21位置逆转侵入心包营区间，致使心包营区间形成卫阳逼迫阴气逆行的趋势。与此同时，膀胱营区间通过"自汗出"不断耗损卫阳，导致肾营17位置逐步失去膀胱营卫阳支持。肾营17位置缺乏卫阳进入支持，而心包营阴气越过19位置向肾营区间逆转侵压，致使17位置进入卫阳退守、阴气逆行的状态，故在足少阴运行的足底部产生阴寒拘急，出现"脚挛急"。

简单来看，"心烦"反应的是心包营与三焦营之间手少阳卫气逆转侵入、阴气逆行的局势。而"微恶寒、脚挛急"描述的是膀胱营与肾营之间卫阳退守、阴气逆转侵入的局势。

2. 从第27条分析可知，桂枝二越婢一汤是用来解决"脾营、心营"两端9位置与13位置进出接续运转的问题，也就是针对心营"脉微弱"进行的设计。

第28条"服桂枝汤，或下之"后"心下满微痛"提示阴气逆行与卫阳顺行的压力集中在脾营区间。少阴"枢"与太阴"开"居于厥阴"阖"两端，太阴系统向少阴系统"开"受阻，继而导致少阴系统"枢"不能向厥阴系统"阖"运转，从而导致阳气压力都积压在少阴系统区间，形成"仍头项强痛、翕翕发热、无汗""小便不利者"。也就是说，第28条讨论的是太阴与少阴两端受困的局势，厥阴系统也只有"无汗"这个现象提示。

此条"伤寒脉浮"局势下阴气逆行与卫阳顺行的对冲矛盾集中在少阴系统膀胱营区间。膀胱营区间被动形成"阳加于阴谓之汗"的"自汗出"现象。由于卫阳顺行与阴气逆行的对峙一直纠缠在少阴系统膀胱营区间，导致少阴系统区间卫阳不断耗损，继而导致少阴系统无力推动阴气向厥阴系统三焦营运转。阴气留滞于少阴系统区间不能进入正常三焦水道，故被动外泄形成"小便数"。膀胱营区间卫阳耗损后支持太阳卫气"开"不及则"微恶寒"。"肾营、心包营"区间阴气逆行，足少阴肾经卫阳退守、阴气逆转侵入则"脚挛急"，心包营阴气不能顺行则无力对抗三焦手少阳卫气逆转侵入故"心烦"。由此可见，此条局势下"自汗出、小便数、心烦、微恶寒、脚挛急"所有症状都集中在少阴系统与厥阴系统之间。

3. 此条"伤寒脉浮"局势下阴气逆行与阳气顺行在少阴系统膀胱营区间不断对峙耗损形成"自汗出"。而正常情况下阴分太阴系统向少阴系统顺时针支持卫阳运转，如此形成太阴系统卫阳随少阴系统膀胱营"自汗出"不断耗损的趋势。

由于少阴系统无力推动阴气进入厥阴系统，导致厥阴系统心包营失去阴气进入抑制卫阳，故出现"心烦"。由于阴气无法向厥阴系统推进，导致阴气只能停留在少阴系统，从而形成"小便数"外泄阴气。

由此可见，此条"伤寒脉浮"局势下形成两种格局，一方面少阴系统无法推动阴气向厥阴系统运转，从而导致厥阴系统、太阴系统缺乏阴气进入。另一方面太阴系统卫阳随少阴系统不断外泄耗损形成"自汗出"。从症状表现来看，"自汗出"反映了太阴系统卫阳随少阴系统不断外泄的局势。而"小便数、心烦、微恶寒、脚挛急"这些症状集中在"膀胱营、肾营、心包营"区间，也就是少阴系统向厥阴系统推动阴气不及的局势。

从太极模式图看，如果阴鱼"膀胱营、肾营、心包营"能够推动阴气进入阳目区间，那么阳鱼"肺营、大肠营、胃营"区间卫阳就有了阴气抑制，也就不会导致阳鱼卫阳随阴目顺时针妄动外泄的局势。

4. 从轴线角度看，第28条"服桂枝汤，或下之，仍头项强痛、翕翕发热、无汗、心下满微痛、小便不利者"局势下，由于处于"无汗"状态，也就意味着"心包营＋胃营"轴线卫阳能够推动阴气进入"三焦营＋脾营"轴线区间，由于阴气压力不能从膀胱营区间外泄，所以"脉微弱"局势下阴气压力就集中在脾营区间，从而导致"服桂枝汤、或下之"后阴气逆行与卫阳顺行的对冲矛盾集中在脾营区间形成"心下满微痛"。

第3条"伤寒"局势下"膀胱营、小肠营、心营、脾营"区间处于阴气逆行压制卫阳运转的状态。但此条"伤寒"局势进入"脉浮、自汗出"阶段，也就意味着阴气压力可以从膀胱营区间实现外泄，"膀胱营、小肠营、心营、脾营"区间阴气逆转的压力能够得到外泄途径，所以也就没有了"或已发热，或未发热，必恶寒、体痛、呕逆、脉阴阳俱紧者"这些表现。

由于"自汗出"导致膀胱营卫阳不断外泄，所以从厥阴系统、太阴系统向少阴系统推进的少阳卫气、阳明卫气动力就逐步被耗损。只要手足少阳卫气、手足阳明卫气、手足太阳卫气通过一致顺时针运转能够对膀胱营进行代偿推动，那么也就是"自汗出"的状态。当手足三阳卫气一致顺时针运转趋势再进一步引动后，则手少阳卫气越过 21 位置进入"心包营、肾营"区间引动卫阳进行代偿推动。"心包营、肾营"区间卫阳耗损、阴气逆转则进入"小便数、心烦、微恶寒、脚挛急"的阶段。

"21+9"是轴线节点，心包营推动阴气不能越过 21 位置，则心包营卫阳就会随"自汗出"妄动外泄。心包营卫阳推动阴气不能上行，意味着胃营端卫阳向 9 位置推动不及，阴气逆行压力积压在9位置。由此可见，"伤寒脉浮"如果只是"自汗出"，意味着"21+9"轴线阶段还能勉强维持卫阳推动阴气顺时针运转的趋势。而如果继续发展进入"小便数、心烦、微恶寒、脚挛急"阶段则意味着"心包营＋胃营"轴线进入阴气逆转状态。

也就是说，此条"伤寒脉浮、自汗出、小便数、心烦、微恶寒、脚挛急"局势越是严重，"21+9"轴线阴气逆转的压力也就越是明显。

"桂枝汤"是推动三阳卫气顺时针运转，继而实现"阖"阴分少阴的意图。此条局势下少阳卫气、阳明卫气随太阳卫气处于"自汗出"的外泄耗损趋势，所以"与桂枝汤"后三阳卫气妄动外泄的"自汗出"运转趋势进一步增强，也随之带动"21+9"轴线上阴气逆转压力进一步增加。

"心包营、肾营"区间卫阳进一步妄动外泄则从心包营妄动外泄发展形成肾营区间卫阳妄动外泄的阶段，也就从"脚挛急"发展成"得之便厥"。

"心烦"提示厥阴系统心包营区间进入阴气推动不及、卫阳妄动状态。如果在此基础上继续发展，则从"心包营＋胃营"轴线发展到"肾营＋大肠营"轴线区间，大肠营端阴气不及则"躁"；胃营向脾营推动阴不及则"咽中干"；"21+9"轴线上阴气逆转压力进一步增加，则逆时针阻滞胃营下降运转，故"吐逆者"。

5. 从上面分析可知，"反与桂枝"后"膀胱营、小肠营、心营、脾营"区间"自汗出"卫阳外泄耗损的局势进一步增加，从而导致"21+9"轴线节点出现阴气逆转压力。

（1）"作甘草干姜汤与之（以复其阳）"复的就是"脾、心、小肠、膀胱、肾"这个区间的"阳"。

"甘草干姜汤与之"，炙甘草四两、干姜二两。干姜用在脾营，二两用在"脾营、心营"；炙甘草四两用在"心营、小肠营、膀胱营、肾营"四个位置。干姜补充阴分太阴系统脾营与少阴系统心营之间的卫阳接续，从而实现太阴向少阴的顺时针运转趋势，少阴系统就有了后续卫阳支持。炙甘草用在少阴系统，目的是抑制少阴系统卫阳妄动外泄。

"若厥愈足温者"提示少阴系统卫阳得到了补充，膀胱营与肾营有了卫阳顺时针运转的推动。"更作芍药甘草汤与之"中炙甘草四两还是用在"心营、小肠营、膀胱营、肾营"少阴系统区间，目的是抑制少阴"枢"卫阳妄动，避免继续向厥阴系统推动。"芍药四两"用在"肝营、胆营、三焦营、心包营"厥阴系统区间，实现少阳卫气"枢"的作用。

从三阳卫气运转角度看，太阳为"开"，少阳为"枢"，阳明为"阖"。阳气直线上升趋势是"开"，要想这个趋势得到折返就必须有"枢"调整，然后才有阳气回头下降的趋势形成"阖"。但这只是从阳气自身上升的运转角度来看，如果反过来看呢？"枢"实际遵循着公平原则，既不能偏向于"开"，也不能偏向于"阖"，只有如此才能保证三者之间的平衡稳定。

从此条讨论内容来看，"反与桂枝"后阳气"开"的上升趋势耗损太过，"作甘草干姜汤与之（以复其阳）"是补充了阳气"开"的上升趋势。而"更作芍药甘草汤与之"则是加强少阳卫气"枢"，避免阳气继续向阳明"阖"的方向妄动运转。

（2）"若厥愈足温者，更作芍药甘草汤与之"是"作甘草干姜汤与之"可能出现的一种局势，也就是"作甘草干姜汤与之"恢复了太阴系统向少阴系统的顺时针运转趋势，从而补充了少阴系统卫阳动力，恢复了"膀胱营、肾营"区间顺时针运转的趋势。少阴系统对阴气"枢"的运转能够实现，继而推动阴气向厥阴"阖"方向运转。阴气能够实现从少阴"枢"向厥阴"阖"的顺时针运转趋势，继而带动太阴系统能够"开"，所以太阴系统逆反的"吐逆"现象也能够得以解决。

但"作甘草干姜汤与之"还有一种可能局势出现，就是"若胃气不和谵语者，小与调胃承气汤"。"作甘草干姜汤与之"恢复了太阴系统向少阴系统顺时针运转趋势，但如果少阴系统没有实现对阴气"枢"的运转，也就无法推动阴气向厥阴"阖"运行，从而导致阴气逆转压力停滞在少阴系统与太阴系统之间，太阴系统"胃营、大肠营"向脾营不能顺时针运转则形成"若胃气不和"。太阴系统阳气瘀堵后向厥阴系统逆反，而此时少阴"枢"、厥阴"阖"处于瘀堵停滞状态，所以导致太阴与厥阴之间的"肺营、肝营"受压，肝营逆反受压则"谵语"。

（3）调胃承气汤方：大黄四两，炙甘草二两，芒消半升。大黄用在"大肠营、胃营、脾营、心营"四个位置。甘草用在"脾营、心营"两个位置。芒硝用在大肠，到底是"半升"还是"半斤"还需要后续条文佐证。从笔者目前认识来看，应该是"半升"，从第 104 条推算得知 1 升 =5 两，所以芒硝应该是2.5 两用量，也就是用在"大肠营、肺营"各一两 + 肝营用 1/2 两。

从上面分析可知，"谵语"是"心营、脾营、胃营、大肠营"逆转的卫阳力量强行推动阴气在"肺营、肝营"蓄积。"肝藏血"，逆行向上冲巅，于是形成"谵语"。调胃承气汤中大黄四两用于解除这个逆反的卫阳瘀堵力量。炙甘草二两则是避免"心营、脾营"卫阳受到影响。芒硝半升（2.5 两）目的是解除"大肠营、肺营、肝营"区间逆转的阴气蓄积，如此实现"肝藏血"向"脾统血""心主血"方向运转。

这里面牵扯了"肝营、脾营、心营"对血的运转支配过程，在此先提一下。

（4）从"小与调胃承气汤"中这个"小"字可以做出如下推断：首先，从"小"字可看出"伤寒脉浮、自汗出""反与桂枝"后太阴系统卫阳力量还是比较薄弱，不能耐受完整的调胃承气汤。其次，按照我们现代人的思路，如果我们想"小与调胃承气汤"给予调动，会降低原方剂量，即降低大黄、炙甘草、芒硝的用量，从而实现"小与"的意图。但从《伤寒论》原文来看，仲景宁愿"小与"把汤药体量减少，也不把药物的原方剂量进行调整。这就给我们提供了一个佐证，即《伤寒论》经方剂量的设定是有其固定意图的，不只是单纯抓药的剂量问题。这背后隐藏的就是疾病局势与药物剂量两者之间的对应联系。

经方剂量的设定就像一整套密码，是揭开《伤寒论》真正面目的关键钥匙。

6.“若重发汗”与“若厥愈足温者，更作芍药甘草汤与之(其脚即伸)”"若胃气不和谵语者，小与调胃承气汤"处于并列关系。

(1)“重发汗”的“重”可理解为 chong 的发音，也就是在“自汗出”的基础上再次“汗出”。也可以理解为 zhong 的发音，也就是在“自汗出”的基础上继续加重汗出。不管哪一种，都能体现出“伤寒脉浮、自汗出”这个前提条件的存在。

从笔者的理解来看，笔者偏向于 chong 的发音。也就是说“伤寒脉浮、自汗出”经过“反与桂枝（欲攻其表，此误也），得之便厥、咽中干、躁、吐逆者”之后“复加烧针”，如此形成了“重发汗”现象。

在“复加烧针”这个位置，宋本与康平本是有区别的。宋本言“复加烧针”，而康平本是“复加烧针得之者”。有了“得之者”这三个字的出现，“若重发汗”的由来就有了明确所指。而如果没有“得之者”这三个字，在此之前笔者甚至误认为“若重发汗”是“作甘草干姜汤与之”后的另外一种可能表现。所以“得之者”这三个字是不能轻易舍去的，否则会造成很大的误导性。

宋本与康平本哪一个更符合《伤寒论》原貌，由于笔者不是做古籍研究的，所以笔者不会从历史考证的角度去判断。但从笔者目前对条文的分析认识来看，康平本给予笔者很大的指导性作用，所以笔者倾向于后者。这也是此书以康平本作为讨论基础的原因。

“复加烧针”推动三阳卫气顺时针运转，于是形成手足太阳卫气、手足阳明卫气、手足少阳卫气一致顺时针外泄耗损局势，原本阴分少阴系统已经处于卫阳不足状态，现在再从三阳卫气层面调动阴分卫阳外泄，致使阴分三阴形成卫阳不足、阴气厥逆的局势。

(2)回逆汤方：炙甘草二两，干姜一两半，附子一枚（破八片）。

附子从肾营开始补充阳气动力，八片用意“肾、心包、三焦、胆、肝、肺、大肠、胃”八个位置，也就是推动阴分厥阴、太阴卫阳运转；干姜一两半用在脾营一两、心营半两，从而实现三阴系统内卫阳的接续运转。

"强人可大附子一枚、干姜三两"。附子还是推动"肾、心包、三焦、胆、肝、肺、大肠、胃"八个位置的用意。同理，仲景宁愿用"大附子"来表达用量增加的意图，也不采用增加个数来表达，目的还是提示剂量安排的特定用意。"干姜三两"则是用在"脾、心、小肠营"三个位置，推动"脾营、心营"阴经卫阳进入小肠营阳经区域。

从"强人"这个词来看，体质弱的人四逆汤药物用量小，而体质强的人却用量大，也就意味着体质弱的人不耐受，而强的人却耐受。也就意味着药物是在调动人体内在力量，而不是凭空添加外在力量。这对临床用药的剂量大小给出了建议。

7. 结合上面两条来看。第27条"太阳病，发热恶寒，热多寒少，脉微弱者"局势下"心营、脾营"处于卫阳不足、阴气偏盛状态，从而导致手足阳明卫气、手足少阳卫气逆转蓄积，继而推动阴气逆转侵入少阴系统膀胱营区间，阴分外阳明卫气、少阳卫气逆转蓄积则"热多"，阴分少阴系统阴气逆转侵入则太阳卫气"开"不及故"寒少"。

第28条"服桂枝汤、或下之"后三阳卫气逆转的压力进一步蓄积，三阳卫气瘀堵的阳气力量侵入太阳卫气阶段则"仍头项强痛、翕翕发热、无汗""小便不利者"，阳明卫气瘀堵的压力增加则强行向脾营推动则"心下满微痛"。

而从此条分析来看，"伤寒脉浮、自汗出"局势下"心营、脾营"也处于卫阳耗损、阴气停滞状态，与此同时太阳卫气向少阳卫气顺时针运转的动力不断被耗损，致使阴分少阴系统与厥阴系统之间形成"小便数、心烦、微恶寒、脚挛急"。

据此可以看出第27、28、29三条都有阴分"心营、脾营"卫阳耗损、阴气停滞的状态，也都导致阴分外三阳卫气产生逆转瘀堵。但不同的是，第27条、第28条局势下阳明卫气、少阳卫气逆转瘀堵后推动阴气向太阳卫气阶段积压，但阴分少阴系统处于逆转妥协的状态。而第29条局势下阴分少阴系统通过"自汗出"实现了压力外泄。

由于阴分"心营、脾营"区间处于阴气逆转停滞状态，所以阴分外三阳卫气被迫逆转。又由于阴分少阴系统通过"自汗出"实现了压力外泄，故导致阴分少阴系统既不能获得阳明卫气"阖"阴分少阴的支持，又不断处于外泄耗损状态，故逐步形成少阴系统卫阳耗损不及的"自汗出、小便数、心烦、微恶寒、脚挛急"。

桂枝汤是推动三阳卫气顺时针运转、继而实现"阖"阴分少阴的意图。此时阴分少阴系统已经处于"自汗出"的外泄趋势，所以"反与桂枝汤"后推动三阳卫气"阖"入阴分后加强了"自汗出"的趋势。

阳明卫气、少阳卫气随"自汗出"妄动外泄则从厥阴系统心包营发展到肾营，肾营卫阳耗损、阴气偏盛则从"脚挛急"发展成"得之便厥"。

阴分"心营、脾营"区间卫阳进一步耗损外泄，则阴分太阴系统阴气逆转压力增加，故导致"吐逆者"。

由于阴气都从阴分少阴系统"自汗出"外泄耗损，致使厥阴系统、太阴系统缺乏阴气进入，"大肠营、胃营"阴气不足则"躁"、脾营阴气不及则"咽中干"。

第29条讨论了"伤寒脉浮、自汗出、小便数、心烦、微恶寒、脚挛急"，"反与桂枝汤"后出现"得之便厥、咽中干、躁、吐逆者"的处理方式。那么我们设想一下："伤寒脉浮、自汗出、小便数、心烦、微恶寒、脚挛急"这个现象该如何正解呢？而这就是第28条与第29条之间的内在联系。

8. 换个角度看，我们把"太阳卫气、阳明卫气、少阳卫气"一致顺时针运转看作是阳气的外旋上升过程，那么相对的阴分三阴区间阴气则形成"太阴→厥阴→少阴"逆时针运转的内旋下降过程。

"伤寒脉浮、自汗出"局势下，三阳卫气一致顺时针外旋上升过程中在太阳卫气阶段一直处于阴阳对峙消耗的局势。三阳卫气外旋上升不断耗损阳气，致使阴分三阴系统阴气内旋下降向少阴系统施压，从而形成"小便数、心烦、微恶寒、脚挛急"；"反与桂枝汤"后加速了三阳卫气外旋上升的耗损过程，从而产生了两个结果：首先，阳气外旋上升耗损增加，从而导致阴分三阴系统阴气内旋下降压力进一步增加，致使原本阴分少阴系统阴气下降的压力进一步向太阴侵压，从而产生了"吐逆者"。由于阴气内旋下降压力侵入阴分少阴、厥阴之间，故"得之便厥"；另外，由于阴分内阴气内旋下降进入太阴脾营区间，致使三阳卫气被阻隔于阴分之外。阳明卫气阶段缺乏阴气则"口渴"、"躁"。此时阴分内阴气内旋下降到了少阴与太阴之间，致使厥阴区间就缺乏阴气进入，少阳卫气阳热太过、阴气不及则"咽中干、躁"。

"作甘草干姜汤与之（以复其阳）"是针对阴分太阴与少阴之间卫阳不及、阴气逆行状态给予的纠正。"若厥愈足温者"是阴分太阴向少阴恢复卫阳运转的状态。"更作芍药甘草汤与之（其脚即伸）"则是针对阴分厥阴系统阴气不及状态给予的继续调整。

如果"作甘草干姜汤与之"后"若胃气不和谵语者"，意味着阴分太阴与少阴之间没有实现卫阳的顺行恢复，而是形成了卫阳瘀堵积压，从而形成阴分少阴、太阴区间卫阳瘀堵，继而逼迫阴分外三阳卫气逆转积压的局势，故"小与调胃承气汤"；"复加烧针"调动三阳卫气外旋上升过程进一步增加，致使阴分厥阴系统也随之进入内旋下降趋势。当阴分三阴系统都进入卫阳耗损、阴气内旋下行局势时则"回逆汤主之"。

问曰：证象阳旦，按法治之而增剧，厥逆、咽中干燥、两胫拘急而谵语。师曰：言夜半手足当温，两脚当伸。后如师言，何以知之？答曰：寸口脉浮而大；浮为风，大为虚，风则生微热，虚则两胫挛。病形象桂枝，因加附子参其间，增桂令汗出，附子温经，亡阳故也。厥逆、咽中干、烦躁、阳明内结、谵语烦乱，更饮甘草干姜汤，夜半阳气还，两足当热，胫尚微拘急，重与芍药甘草汤，尔乃胫伸；以承气汤微溏，则止其谵语。故知病可愈。（30）

1. 把第 29 与第 30 条作对比，两者之间有着很多相同的地方，都有厥逆、咽中干、谵语，都涉及甘草干姜汤、芍药甘草汤等。这些相同点给笔者的最初印象是第 30 条在对第 29 条做进一步的解释分析，但后来发现这个思路完全错了。从"证象阳旦""病形象桂枝"的提法来看，"阳旦"等同于"桂枝"，"阳旦证"即桂枝汤类证，也就是太阳中风类格局。

第 29 条"伤寒脉浮"是指在"伤寒"前提下发展出来的"脉浮"。而第 30 条是"证象阳旦"下的"寸口脉浮而大"。既然"证象阳旦""病形象桂枝"，那么就肯定不是"伤寒"状态，据此可见第 29 条与第 30 条是完全不同的格局，两者有类似的地方，但讨论的不是同一件事请。

2. "证象阳旦"，指临床症状表现类似"太阳中风"，即第 2 条"发热、汗出、恶风"或者第 12 条"啬啬恶寒，淅淅恶风，翕翕发热，鼻鸣干呕"之类。但真正的"太阳中风"是"脉缓"，而现在是"寸口脉浮而大"。

从卫气太极运行模式图看，少阴系统与太阴系统之间通过心营与脾营进行接续。心营、脾营为阴经，处于阴气主导逆转的局势，如此少阴系统与太阴系统之间才能维持阳气顺时针运转与阴气逆时针运转之间的往来平衡。第 2 条"太阳中风"是在"心营、脾营"区间阴气主导、控制卫阳逆转前提条件下形成的太阳卫气外越，所以心营形成阴气盛、卫阳不足的"脉缓"状态。

问：为什么第 2 条"太阳中风"会导致"脉缓"，而此条却能够出现"脉浮而大"的现象呢？

答：从这个脉象开始，对 30 条的理解就遇到了难点。因为从第 12 条到第 29 条讨论的都是三阳卫气运转过程，也就是三阳卫气推动阴分三阴系统实现顺时针运转的过程。而进入第 30 条则开始涉及阴分"五行相克"过程，也就是隐藏在十二营脉顺时针运转背后的那个相对逆行过程。

我们大多数情况下是站在六条阳经的立场去考虑阴经，也就是站在十二营脉阳气推动阴气顺时针运转的角度来看待问题。由于惯性思维的影响，所以我们很难改变立场站在阴经的角度去考虑阳经。由此，背后阴分"五行相克"的过程很容易被遗忘。

"寸口脉浮而大"：寸口位于手腕部，是衡量手三阴经中阴气与阳气的运转状态。"太阳之为病"导致的"脉浮"是"膀胱营、小肠"手足太阳卫气受压后对心营产生的逆转影响。而此条"脉浮"是指心营阴气不足而卫阳妄动，继而形成心营卫阳向太阳卫气层面主动运转消耗的状态。

肝主藏血，厥阴为阴气"阖"。"脉大"则是血中阳气不能藏纳，厥阴对阴气"阖"运转不足，继而导致阳气妄动而"大"。

由此可见，"太阳中风""脉缓"是少阴系统"膀胱营、小肠营"太阳卫气外泄太过导致的心营卫阳耗损，从而形成阴气偏盛而卫阳相对不足的状态；而"寸口脉浮而大"是由心营阴气不足而卫阳妄动导致的，两者完全不同。

3."浮为风"，是心营卫阳妄动导致少阴系统"膀胱营、小肠营"阳经上形成"风"像。"风则生微热"则是少阴系统"阴虚发热"的现象；"大为虚"是指厥阴"阖"阴气不足，三阴系统卫阳蓄积不足导致的"虚"像。

《灵枢·经脉第十》胆足少阳之脉"是动则病……胸、胁、肋、髀、膝外至胫、绝骨、外踝前及诸节皆痛"，"胫"源于胆足少阳经。阴分少阴为阴气"枢"，太阴为阴气"开"、厥阴为阴气"阖"。"寸口脉浮而大"局势下少阴"枢"阳气运转太过，导致太阴向少阴"开"太过，致使厥阴"阖"无力。厥阴阴气"阖"无力，则卫阳不能有效蓄积。胆营23~1区间处于从头向足运转，胆营卫阳随肝营向外耗损太过则导致胆营卫阳不足而阴气偏盛，故23~1区间形成阴气逆行趋势，即"虚则两胫挛"。

总体来看，"寸口脉浮"提示少阴"枢"阳气外泄趋势太过，"大"是厥阴"阖"阴气无力，导致厥阴系统少阳卫气也随之顺时针外泄太过。结合来看就是少阴"枢"阳气外泄太过已经波及了厥阴"阖"境内。

4.从前面对第20条"太阳病，发汗，遂漏不止，其人恶风，小便难，四肢微急，难以屈伸者"分析来看，"发汗遂漏不止"是太阳卫气带动阳明卫气、少阳卫气顺时针运转外泄，继而导致"肾营、心包营"卫阳耗损、阴气逆行，从而形成"膀胱营、小肠营"端太阳卫气外泄的"恶风"，而"肾营、心包营"卫阳不足、阴气逆行的"小便难，四肢微急，难以屈伸"。故用"桂枝加附子汤"解决十二营脉中卫阳接续的问题。

第20条"四肢微急，难以屈伸"与此条"厥逆""两胫拘急"有类似的地方，故言"病形象桂枝，因加附子参其间"。

但此条"寸口脉浮而大"已经处于五脏阴气无力抑制阳气妄动的局势，阳气顺时针运转的趋势已经太过。如果此时再"增桂"加强三阳卫气顺时针运转趋势，从而支持少阴"枢"卫阳外泄运转"令汗出"，并且从肾营再用"附子温经"加强后续推动，故导致十二营脉系统中阳气顺时针外泄趋势进一步加强，而阴气逆转抑制作用进一步消弱。当阳气向外耗散形成直线上升趋势，留下阴气形成直线下降，故导致原有太极圆周运转瓦解，形成"亡阳故也"。

少阴系统卫阳向外耗损太多，故导致"心营、小肠营、膀胱营、肾营"卫阳不足、阴气逆行，形成"厥逆"；"亡阳"后阴分少阴系统处于阴气"厥逆"趋势，继而导致阴分太阴系统无法再向少阴系统顺时针运转，故"心包营＋胃营"轴线两端少阳卫气、阳明卫气形成逆转蓄积趋势，故"烦躁"；阳明卫气无法推动阴气向脾营运转，故"咽中干"，太阴系统逆转压制则阳明卫气积压蓄积而"阳明内结"，阳明卫气与少阳卫气瘀堵蓄积则"谵语烦乱"。

第29条"伤寒脉浮"状态下少阴"枢"已经停滞运转，但由于膀胱营位置能够形成"自汗出"的外泄途径，故形成太阴系统卫阳随少阴系统"自汗出"不断外泄耗损的局势。而这与此条"心营、脾营"区间卫阳妄动、阴气抑制无力的"脉浮而大"局势相似。

第29条"反与桂枝"后强行调动三阳卫气外旋上升外泄耗损。这与此条"因加附子参其间，增桂令汗出，附子温经，亡阳故也"从肾营推动厥阴系统、太阴系统卫阳通过"脉浮而大"局势从少阴系统外泄阳气的趋势是一致的。

第29条是"伤寒"状态下被迫形成"自汗出"的阳气耗损局势，而此条则是"脉浮而大"自身基础状态导致的。两者在少阴系统带动太阴系统卫阳不断耗损外泄的基础条件是一致的，而"反与桂枝汤""因加附子参其间"导致的最终结局也是一样的，故都用"甘草干姜汤"进行处理。

5."更饮甘草干姜汤"后太阴系统与少阴系统恢复了卫阳接续运转。夜间天时帮助人体开始阴分"五行相克"运转，也就是阴气逆行帮助阳气蓄积，故言"夜半阳气还"。

如果把白天的三阳卫气运转看作是阳气的外旋上升运动，那么夜间的"五行相克"就可看作是内旋下降运动。

"夜半阳气还"，阴分卫阳开始实现内旋下降蓄积运行，阴分少阴系统"肾营、膀胱营"卫阳蓄积则"两足当热"。厥阴系统胆营卫阳蓄积不足，则"胫尚微拘急"。"重与芍药甘草汤"后足少阳胆经卫阳蓄积则"尔乃胫伸"。太阴系统阳明卫气积压，故"以承气汤微溏"解除卫阳瘀堵压力，"则止其谵语，故知病可愈"。

就目前对总纲图的认识层面来看，对第 29 条、第 30 条理解起来确实难度很大。当进入第 71 条之后，对总纲图的认识就会更深一个层次，返回头来再看这两条则简单很多。

总结：前十一条可看作是太阳病乃至整部《伤寒论》的提纲要领，给出了整部书的理论框架。从第 12 条到第 30 条则是对"太阳中风"各种细微局势变化的详尽讨论。

《伤寒论》之严谨、细致、精密以及对人体的认识高度远超我们以往的所有想象，它其实就是一部严格按照逻辑推演换算的人体数学集。希望此书能给读者一个全新的中医认识和态度。

欢迎走入中医之"门"！

第三篇　太阳病脉证并治中

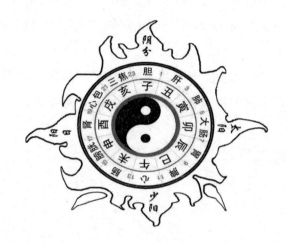

太阳病，项背强几几、无汗恶风，葛根汤主之。（31）

葛根汤方：

葛根四两　麻黄（去节）三两　桂枝（去皮）二两　生姜（切）三两　甘草（炙）二两　芍药二两　大枣（擘）十二枚

上七味，以水一斗，先煮麻黄葛根，减二升，去白沫，内诸药，煮取三升，去滓，温服一升，覆取似汗，余如桂枝法，将息及禁忌。（注：诸汤药皆仿之）

1. 从上篇分析可知，第12条"太阳中风"后导致三阳卫气顺时针运转不及则阴气逆行侵压，阴气逆行与阳气顺行的对冲矛盾集中在阳明卫气阶段，于是有了"鼻鸣干呕"。

第13条"太阳病"局势下三阳卫气顺时针运转动力继续下降，"阳明卫气、少阳卫气"区间阳气妥协，致使阴气逆行压力逼迫到太阳卫气阶段，由于"膀胱营、小肠营"手足太阳卫气的耗损妥协，导致阴气压力向头部积压形成"头痛"。

如果从少阳为"枢"的角度看，第12条"太阳中风"后阴气逆行与阳气顺行的对冲矛盾发生在阳明卫气阶段，而第13条"太阳病"后阴气逆行与阳气顺行的对冲矛盾则发生在太阳卫气阶段，两者可看作是围绕少阳卫气"枢"做左右选择，这也就是定律二中推论3的原则。

如果阴气逆行压力逼迫到太阳卫气阶段后，"膀胱营、小肠营"区间卫阳瘀堵压力外泄不彻底，则进入第14条"项背强几几，反汗出恶风者"状态；如果阴气逆行压力逼迫到太阳卫气阶段后，"膀胱营、小肠营"区间没有能够形成"阳加于阴谓之汗"的顺时针外泄过程，"膀胱营、小肠营"区间卫阳瘀堵压力就会推动阴气继续逆转侵入"心营、脾营"区间，"膀胱营、小肠营、心营、脾营"整体形成阴气逼迫卫阳瘀堵的局势。

"膀胱营、小肠营"区间卫阳瘀堵则"项背强"；脾主肌肉，脾营阴气停滞则肌肉"实"，故现"几几"状；膀胱营区间没有形成"阳加于阴谓之汗"顺时针外泄压力的过程，所以"无汗"；膀胱营区间处于阴气逆转逼迫卫阳瘀堵的状态，膀胱营卫阳盛则向太阳卫气支持，太阳卫气"开"则"恶风"。"无汗、恶风"体现了膀胱营区间卫阳瘀堵后已经被迫形成太阳卫气"开"的趋势，但由于没能够形成"阳加于阴谓之汗"的"开"腠理"汗出"状态，所以就算形成了"恶风"，但还是处于"无汗"阶段。

从太极模式图看，阴分厥阴系统阴气逆行侵入少阴系统，导致肾营阴气逆转侵入17位置，膀胱营区间就进入阴气逆转逼迫卫阳蓄积的状态。由于膀胱营区间不能形成有效"阳加于阴谓之汗"的外泄过程，致使"膀胱营、小肠营"区间卫阳压力不断上升，继而逆时针侵入"心营、脾营"区间形成卫阳推动阴气逆转逼迫的局势。

2.葛根汤方：葛根四两，桂枝二两，生姜三两，炙甘草二两，芍药二两，大枣十二枚，麻黄三两。

桂枝加葛根汤方：葛根四两，桂枝二两，生姜三两，炙甘草二两，芍药二两，大枣十二枚。

(1)两个方子对比来看，葛根汤方＝桂枝加葛根汤方＋麻黄三两。

(2)从第14条与第31条对比来看，两者的区别在于"汗出"与"无汗"。

据此可以推断，葛根汤方中增加"麻黄三两"就是为了从第31条"无汗"状态转变成第14条"汗出"状态，然后再通过"桂枝加葛根汤方"进行解决。由此推断"麻黄"的目的就是从膀胱营位置实现"汗出"，继而带动阴气瘀堵压力实现外泄。

"麻黄三两"用在"膀胱营、小肠营、心营"三个位置，也就是减轻11位置阴气阻滞的压力，从而带动"11+23"轴线节点恢复顺时针运转；"葛根四两"用在"膀胱营、小肠营、心营、脾营"四个位置，目的是解除这个区间卫阳蓄积的瘀堵压力，也就是"起阴气"而下阳气。

"麻黄三两"与"葛根四两"配合既解决了"膀胱营、小肠营、心营、脾营"区间阴气逆转的压力，同时也解决了这个区间卫阳瘀堵的蓄积压力。从阴气逆转与卫阳瘀堵正反两个方向解除"项背强几几"状态。

"桂枝二两"用于恢复"肾营、心包营"两个位置的卫阳动力，从而推动阴气向三焦营21位置顺行推进。手少阳三焦营与足太阳膀胱营居于"心包营、肾营"阴经区间两端，"肾营、心包营"能够推动阴气越过21位置，17位置就不会有阴气逆行的压力。

问："麻黄三两"用在"膀胱营、小肠营、心营"11位置，而"葛根四两"则用在"膀胱营、小肠营、心营、脾营"9位置，两者为什么有此区别呢？

答：从这个剂量设计可以看出，"膀胱营、小肠营、心营、脾营"区间阴气瘀堵的压力逼迫到11位置，而卫阳则被迫向9位置瘀堵，也就意味着脾营区间处于阴气逼迫卫阳逆转的状态。

从"开、阖、枢"角度看，少阴系统"膀胱营、小肠营"区间卫阳蓄积后推动阴气逆时针侵入心营区间11位置，致使少阴"枢"逆转逼迫太阴不能"开"。太阴不能"开"阴气则瘀堵压力侵入脾营9位置。

"葛根四两"用至9位置，"起阴气"可理解为解除"膀胱营、小肠营、心营、脾营"区间卫阳瘀堵压力，从而帮助太阴"开"阴气。反过来说，太阴系统能够"开"则意味着阴气能够上升，即"起阴气"。

"麻黄三两"用到心营11位置，目的是解除少阴"枢"阴气逼迫卫阳逆转的压力。

附:《神农本草经》: 麻黄, 味苦温。主中风伤寒头痛温疟, 发表, 出汗, 去邪热气, 止咳逆上气, 除寒热, 破症坚积聚。

太阳与阳明合病者, 必自下利, 葛根汤主之。(32)

1. 从总纲图角度看, 第31条"太阳病, 项背强几几、无汗、恶风"局势下"阳明卫气、少阳卫气"区间阳气妥协, 致使阴气压力向太阳卫气阶段逆转逼迫, 由于阴分少阴系统"膀胱营、小肠营"区间没有能够形成"阳加于阴谓之汗"的顺时针外泄阴气压力的过程, 致使"膀胱营、小肠营"区间卫阳瘀堵后推动阴气逆转侵入心营11位置, 继而导致心营区间卫阳被迫向脾营区间积压。

11位置阴气逼迫卫阳逆时针侵入脾营区间, 而9位置卫阳推动阴气顺时针向脾营推进, 导致脾营区间阴气形成受两端卫阳逼迫的状态。"葛根汤方"中麻黄三两、葛根四两就是针对脾营11位置、9位置进行的设计。

如果太阴系统胃营卫阳动力不足, 也就无力推动阴气越过9位置进入脾营区间, 脾营区间也就无法形成阴气受两端卫阳逼迫的局势, 当然也就不再有"项背强几几"的现象。

由于此时11位置卫阳逆转压力强势, 而9位置卫阳动力不足, 故脾营区间形成11位置卫阳推动阴气越过9位置向胃营逆转侵入的局势, 也就进入此条的讨论范围。

《灵枢·经脉第十》言"大肠手阳明之脉……是主津液所生病者""胃足阳明之脉……是主血所生病者"。由此可知, 当脾营区间阴气逆转侵入"胃营、大肠营"区间后, 由于"大肠主津", 故阴气逆转压力首先从大肠腑寻求外泄, 故有"必自下利"一说。

2. 从上述分析来看, 如果太阴系统"胃营、大肠营"区间卫阳推动阴气能够完整顺时针运转, "膀胱营、小肠营、心营、脾营"区间卫阳瘀堵后推动阴气逆转的压力也只能积压在脾营区间。但如果太阴系统"胃营、大肠营"手足阳明卫阳运转出现不足, 阴气逆转压力就顺势侵入"胃营、大肠营"区间, 从而进入此条局势。由于此条局势是由少阴系统"膀胱营、小肠营"卫阳瘀堵与太阴系统"胃营、大肠营"卫阳不足相互配合导致的病态运转, 故言"太阳与阳明合病"。

问：第5条"伤寒二三日，阳明、少阳证不见者"言"阳明、少阳"是"证"，而不是"病"。而此条"太阳与阳明合病者"中"阳明"是"病"而不是"证"。"证"与"病"到底有何区别呢？

答："证"是卫气层面改变后出现的症状表现，而"病"是营脉受到影响后形成的疾病局势。第5条"伤寒二三日"是阳明卫气、少阳卫气运转受到了影响，从而出现的临床症状表现。而此条"太阳与阳明合病"是"膀胱营、小肠营"太阳病导致"胃营、大肠营"阳明营脉产生联"动"后形成的疾病局势。前者只是卫气层面受到影响后的症状表现，后者则涉及阳明营脉本身，两者存在绝对区别。

3.31条与32条都是"葛根汤主之"，但从症状表现来看完全不同。第31条"太阳病"在"膀胱营、小肠营、心营、脾营"区间形成阴气逆行与卫阳顺行相争的"项背强几几"局势。而此条"太阳与阳明合病"则是"胃营、大肠营"阳明病后卫阳不足导致"心营、脾营"区间阴气压力顺势逆转侵入，继而带动"膀胱营、小肠营"区间卫阳与阴气相争的压力也随之有了外泄途径，所以有了"必自下利"而不再有"项背强几几"。也就是说，"膀胱营、小肠营"区间卫阳与阴气相争的压力可以在膀胱营通过"阳加于阴谓之汗"的方式给予顺时针释解，也可以通过太阴系统大肠营阴气逆转外泄进行妥协。

"自下利"提示此处的"下利"不是大肠营本身问题导致的，而是由"太阳与阳明合病"联动后形成的结果，大肠营是被动影响。"自下利"可视为人体主动外泄阴气压力的状态。

第31条"葛根汤主之"是通过"膀胱营、小肠营"区间实现顺时针运转趋势，从而解除"心营、脾营"区间卫阳推动阴气逆转的压力。而此条"葛根汤主之"则是通过恢复"膀胱营、小肠营、心营、脾营"区间顺时针运转趋势，从而解决太阴系统阴气逆转的压力。由于葛根汤中"生姜三两"已经对"肺营、大肠营、胃营"有了卫阳支持，这两条本质上只是阴气压力积压的位置不同，故都言"葛根汤主之"。

换个角度看，这两条虽然临床症状表现不同，但"心营、脾营"区间都具备卫阳推动阴气逆转的趋势。所以"葛根汤"可看作是纠正"心营、脾营"区间卫阳推动阴气逆转局势的设计。

太阳与阳明合病,(若)不下利,但呕者,葛根加半夏汤主之。(33)

葛根加半夏汤:

葛根四两　麻黄(去节)三两　甘草(炙)二两　芍药二两　桂枝(去皮)二两　生姜(切)二两　半夏(洗)半升　大枣(擘)十二枚

上八味,以水一斗,先煮麻黄葛根,减二升,去白沫,内诸药,煮取三升,去滓温服一升,覆取微似汗。

1.第32条"太阳与阳明合病"局势下"心营、脾营"区间阴气逆转侵入胃营区间,胃营阴气侵入则逼迫卫阳向大肠营积压,从而在大肠营形成卫阳推动阴气逆转外泄的"必自下利"。

"必自下利"的这个"必"字体现了"大肠主津液"的一般规律,也就是"胃营、大肠营"区间受到阴气逆转压力后一般情况下会通过大肠营寻求压力外泄。

但如果阴气逆转侵入"胃营、大肠营"后阴气压力没有通过大肠营实现"必自下利"外泄,那么就在胃营区间形成阴气逆转逼迫卫阳的状态。脾营阴气逆行逼迫胃营卫阳不能降,故形成此条"不下利,但呕者"局势。

2.葛根加半夏汤:葛根四两,麻黄三两,炙甘草二两,芍药二两,桂枝二两,生姜二两,半夏半升,大枣十二枚。

葛根汤方:葛根四两,麻黄三两,炙甘草二两,芍药二两,桂枝二两,生姜三两,大枣十二枚。

两个方子对比来看,"葛根加半夏汤"相当于把"葛根汤"中"生姜三两"换成了"生姜二两+半夏半升"。结合31条、32条、33条来看,可得出以下两个结论:

(1)生姜用在肺营,葛根汤中"生姜三两"是从肺营开始补充卫阳动力,三两用在"肺营、大肠营、胃营"三个位置;"葛根加半夏汤"中"生姜二两"用在"肺营、大肠营"两个位置。

(2)此条"但呕者"发生在胃营,"葛根加半夏汤"中用"半夏半升"代替"生姜一两",据此可知"半夏半升"用在胃营,半升 =2.5 两,用在"胃营、脾营"2 两 + 心营 1/2 两。半夏解决的是"心营、脾营、胃营"区间的阴气逆行压力。

问:"葛根加半夏汤"中生姜为什么要设计成减为"二两",如果依然是"三两",又会如何?

答:根据公式二中推论 3 的原则,"开"与"阖"围绕中间"枢"位进行左右摆动平衡。当"脾营、胃营、大肠营"三者之间出现阴阳对冲矛盾后,首先是两端脾营与大肠营之间相互转嫁压力,如此形成了 32 条的"必自下利"。"必自下利"局势下"胃营、大肠营"区间处于一致逆转趋势,所以"生姜三两"用于推动"肺营、大肠营、胃营"重新建立顺行趋势。

如果两端脾营与大肠营之间不能相互转嫁压力,那么压力就只能被迫积压在中间位置的胃营区间,也就有了此条的"不下利,但呕者"。如果此时依旧用"生姜三两"向胃营推动,由于此时胃营向脾营顺行受阻,致使胃营区间卫阳压力进一步增加,胃营与脾营之间的对冲压力更甚,故"但呕者"更甚。

《伤寒论》中的大部分药物都可通过这种疾病局势、方剂用药相互对比进行定位,在对比中体会药物的不同意图。所以此书不专门讨论药物作用,只在具体条文的解读中进行讨论。

附:半夏,味辛平。主伤寒,寒热,心下坚,下气,喉咽肿痛,头眩胸张,咳逆肠鸣,止汗。一名地文,一名水玉(已上八字,元本黑字)。生川谷。《神农本草经》。"心下坚"在脾,"下气"在胃,"咳逆肠鸣"在大肠、肺,"喉咽肿痛"在肝与肺,"头眩胸张"在厥阴"肝、三焦"。从这些位置对应中体会半夏的作用。

太阳病,桂枝证,医反下之,利遂不止,(注:脉促者,表未解也)喘而汗出者,葛根黄连黄芩汤主之。(34)

葛根黄连黄芩汤方:

葛根半斤　甘草(炙)二两　黄芩三两　黄连三两

上四味,以水八升,先煮葛根,减二升,内诸药,煮取二升去滓,分温再服。

1.典型的"太阳病，桂枝证"即第12条"太阳中风"局势。从总纲图看，"太阳中风"带动手足太阳卫气、手足阳明卫气、手足少阳卫气形成顺时针外泄局势，继而导致阴分"少阴系统→厥阴系统→太阴系统"卫阳顺时针运转跟进不及，即"心包营＋胃营"轴线出现卫阳不及状态，从而在太阴系统形成卫阳不足、阴气压制的"鼻鸣干呕"。

"桂枝汤"设计的意图是抑制少阳卫气"枢"妄动运转，继而恢复"心包营＋胃营"轴线两端卫阳动力。

从"开、枢、阖"角度看，"太阳中风"导致太阳卫气"开"太过，"开"太过是因为"阖"不及导致的，所以当三阳卫气向阳明卫气"阖"偏向运转，太阳卫"开"太过趋势也就能随之折返下降。所以桂枝汤可看作是推动三阳卫气向阳明卫气"阖"运转的意图。

"太阳病、桂枝证"是推动三阳卫气向阳明"阖"，继而实现推动阴气顺时针运转的意图。而"下之"是从太阴系统大肠营后撤卫阳动力，从而逆转外泄阴气的过程。前后两种趋势形成完全相反的意图，这就是"太阳病，桂枝证，医反下之"中"反"字要表达的意思。

2.一般的"下之"只是从大肠营引导太阴系统阴气逆转外泄，也就是33条"必自下利"的状态。如果从小肠营、大肠营同时形成阴气逆转外泄的局势，则进入"利遂不止"状态。

问：为什么"利遂不止"是同时发生在小肠腑、大肠腑呢？

答：从中医理论来看，大肠主"津"，小肠主"液"，"利遂不止"是津液从人体完全逆行排出，不能进入三焦水道正常运转的局势。

反过来说，要想形成"利遂不止"需要大肠营、小肠营同时形成阳不能制阴的局势。如果只是大肠营不能制化阴气，也只是太阴系统大肠营位置的下利"泄泻"状态，只有小肠营、大肠营同时"下利"才能"利遂不止"。

换个角度看，既然有"利遂不止"，那么就存在"下利可止"的状态，从"下利可止"发展到"利遂不止"，提示中间有个环节的转变。从生理解剖位置来看，大肠之上与小肠连接，所以一般的"下利可止"是从大肠腑而下，由于在上有小肠腑对水液的运化控制，所以水液不会完全直接从大肠腑而下，也就有了"可止"的环节。而如果小肠腑对水液也失去了运化控制，那么整个小肠、大肠的肠道就无法再制约水液外泄，故形成"利遂不止"。

3. 有了对"下利可止""利遂不止"的认识，也有了对第 32 条"太阳与阳明合病者，必自下利"的认识，返回头来再看此条的"太阳病、桂枝证"，就会明白这个"桂枝证"应该是针对第 14 条"太阳病，项背强几几，反汗出恶风者，桂枝加葛根汤主之"而言。

第 14 条"项背强几几"提示"膀胱营、小肠营、心营、脾营"区间存在阴气逆转与卫阳顺行形成的对抗压力。而"反汗出"提示"三焦营、心包营、肾营、膀胱营"区间在膀胱营位置已经形成阴气逆转与卫阳相互作用的被动"汗出"过程。

结合 31 条来看，"项背强几几、无汗、恶风"在"三焦营 + 脾营"轴线区间处于阴阳对抗压力连续存在过程，而第 14 条"项背强几几，反汗出恶风者"在这个轴线区间形成两段过程，即"三焦营、心包营、肾营、膀胱营"与"膀胱营、小肠营、心营、脾营"两个分段过程。由此有了"葛根汤 = 桂枝加葛根汤方 + 麻黄三两"的设计。

由于第 14 条"桂枝加葛根汤"局势下已经有了"汗出"现象，意味着"三焦营、心包营、肾营"区间的阴气逆转压力能够从膀胱营位置实现外泄。胃营居于太阴系统"肺营、大肠营、胃营"第三位置，膀胱营居于少阴系统"心营、小肠营、膀胱营"第三个位置，两者处于两个系统卫阳同步支持运转关系，膀胱营区间被迫形成"阳加于阴谓之汗"的过程，胃营与之同步形成阴气逆行与卫阳顺行的对峙压力。

如果在此基础上"医反下之"，胃营位置阴阳对峙压力则向大肠营逆转后撤，相应的膀胱营位置阴阳对峙压力同步向小肠营逆转后撤，当大肠营、小肠营同步进入阳不能制阴的局势时，则形成"利遂不止"。

由此可见，第 34 条"太阳病，桂枝证，医反下之，利遂不止"实际还是延续 14 条、32 条之间关系的继续讨论。

4. 从总纲图看，"太阳病，桂枝证"局势下阳明卫气"阖"阴分少阴已经处于不及状态，太阴系统出现阴气逆转压力。如果此种局势下"医反下之"，就会导致阳明卫气"阖"阴分少阴更加无力，致使阳气动力向少阳卫气、太阳卫气退守。

一般的"下之"只是阴气从阴分太阴系统大肠营逆转外泄，而进入"利遂不止"则提示阴分少阴系统小肠营也进入阴气逆转外泄趋势。

把以上两个过程综合来看，由于"下之"后撤了阳明卫气顺时针运转动力，致使阴分太阴系统阴气逆转外泄。由于阳明卫气逆转则导致阳气向少阳卫气、太阳卫气逆转积压，继而导致少阳卫气推动厥阴系统阴气、太阳卫气推动少阴系统阴气向"小肠营、心营"区间瘀堵。由于此时"医反下之"从太阴系统后撤卫阳动力，致使太阴系统顺时针支持少阴系统卫阳不及，故导致"脾营、心营"区间卫阳无力对抗小肠营阴气逆行压力，致使阴气从小肠逆转外泄。如此形成阴气从大肠腑、小肠腑共同逆转外泄的局势，形成"利遂不止"。

从太极模式图看，"小肠营＋肝营"是轴线运转，如果小肠营卫阳能够推动阴气越过15位置进入膀胱营区间，那么膀胱营区间也只是"太阳病、桂枝证"的"汗出"状态。"15+3"是轴线运转，所以15位置有卫阳支持也就意味着"15+3"轴线肝营端能够支持肺营运转，肺营区间也只是"鼻鸣""清涕"之类。

如果小肠营卫阳不能对抗阴气逆转压力，阴气则突破15位置侵入小肠营区间，继而形成阴气从小肠外泄的"利遂不止"。"15+3"是轴线运转，15位置阴气逆转侵压卫阳，意味着3位置肝营卫阳无力支持肺营运转，肺营逆转陷入肝营导致肺不能"宣发"故"喘"。

由于阴分"小肠营＋肝营"轴线已经出现阴气压制局势，继而导致厥阴系统手足少阳卫气、少阴系统手足太阳卫气无法再推动阴气向"3+15"轴线顺时针推动，致使少阳卫气、太阳卫气逆转蓄积逼迫阴气从膀胱营外泄形成"汗出"。

从轴线角度看，"肺营＋膀胱营"是轴线运转，肺营端阴气逆转压制卫阳形成"喘"，故膀胱营端也同样进入阴气逆转逼迫卫阳的局势，由于此时三阳卫气逆转压力都向膀胱营太阳卫气阶段积压，所以膀胱营区间被迫形成"阳加于阴谓之汗"的"汗出"现象，如此轴线两端共同形成"汗出而喘"的局势。

"脉促者，表未解也"这句旁注给出的认识很有价值。从前面第 21 条 "太阳病，下之后，脉促、胸满者"可知，"脉促"提示"医反下之"虽然从太阴系统逆转后撤了卫阳动力，少阴系统卫阳也随太阴系统卫阳后撤而逆转，但心营区间还尚能维持顺时针运转的趋势，而没有形成少阴系统随太阴系统完全逆转的妥协状态。

由于心营还能顺时针运转，所以矛盾还集中在少阴系统"膀胱营、小肠营"区间，故言"表未解也"。

5.通过以上分析可以看出，此条"利遂不止"包含两个环节，首先是太阴系统阳明卫气逆转后撤形成的大肠营"下利"，第二个环节则是太阴系统阴气逆转则逼迫少阳卫气、太阳卫气进入逆转蓄积趋势，进而推动阴气向少阴系统小肠营区间积压形成小肠营"下利"。

从疾病发生过程来看，太阴系统大肠营"下利"与少阴系统小肠营"下利"之间存在少阳卫气、太阳卫气逆转瘀堵的局势。但如果从三阳卫气与阴分的内外关系来看，则是阴分外少阳卫气、太阳卫气蓄积逆转推动阴气从阴分少阴系统小肠营、太阴系统大肠营逆转外泄的局势。

6.葛根黄芩黄连汤方：葛根半斤，炙甘草二两，黄芩三两，黄连三两。

从 31 条、32 条、33 条分析可知，葛根"起阴气"，是针对"心营、脾营"区间阴气逼迫卫阳逆转局势进行的纠正。从此条局势分析可知，阴分外少阳卫气、太阳卫气逆转蓄积后推动阴分少阴系统小肠营、太阴系统大肠营同时"下利"形成"利遂不止"，在少阴系统与太阴系统之间也同样处于阴气逆转逼迫卫阳运转的局势。所以"葛根八两"用在"肝、肺、大肠、胃、脾、心、小肠、膀胱"八个位置。恢复这个区间阴气顺时针运转，纠正大肠营"下利"趋势；"黄连三两"用在"膀胱营、小肠营、心营"区间，解除这个区间卫阳逆转的压力，从而解除小肠营"下利"。当大肠营、小肠营区间的"下利"趋势都得以纠正，则"利遂不止"状态解除。

"黄芩三两"用在"胆营、三焦营、心包营"，解除厥阴系统中卫阳逼迫阴气逆转的压力。

"炙甘草二两"用在"心营、脾营"，调节少阴系统与太阴系统的衔接，抑制"利遂不止"对两个系统造成的联动效应。

总体来看，葛根八两恢复阴分"肝营＋小肠营"轴线区间阴气向膀胱营顺时针运转；黄连三两解除阴分外手足太阳卫气逼迫阴气逆转的状态，黄芩三两解除阴分外手足少阳卫气逼迫阴气逆行的状态。只有少阳卫气、太阳卫气逼迫阴气逆转的压力被解除，阴气才能恢复顺时针运转趋势。所以葛根芩连汤的本意是解除阳气逆转动力，恢复阴气顺时针运转趋势。

附：《神农本草经》黄连，味苦寒。主热气，目痛，眦伤，泣出，明目（《御览》引云，主茎伤，《大观本》，无），肠澼，腹痛，下利，妇人阴中肿痛。久服，令人不忘。一名王连。生川谷。

黄芩，味苦平。主诸热黄疸，肠澼，泄利，逐水，下血闭，恶创恒蚀，火疡。一名腐肠。生川谷。

葛根，味甘平。主消渴，身大热，呕吐，诸痹，起阴气，解诸毒，葛谷，主下利，十岁已上。一名鸡齐根。生川谷。

太阳病，头痛、发热、身疼、腰痛、骨节疼痛、恶风、无汗而喘者，麻黄汤主之。(35)

麻黄汤方：

麻黄（去节）三两　桂枝（去皮）二两　甘草（炙）一两　杏仁（去皮尖）七十个

上四味，以水九升，先煮麻黄减二升，去上沫，内诸药，煮取二升半，去滓，温服八合，覆取微似汗，不须歠粥，余如桂枝法将息。

1.第32条"太阳与阳明合病"局势下，由于"胃营、大肠营"阳明病后卫阳不足导致"心营、脾营"区间阴气压力顺势逆转侵入，继而带动"膀胱营、小肠营"区间卫阳与阴气相争的压力随之逆转从大肠营"自下利"外泄。

第34条"太阳病，桂枝证，医反下之"局势下由于"下之"从太阴系统主动下之，故导致阴分外少阳卫气、太阳卫气进入逆转蓄积趋势。由于"下之"从阴分太阴系统也后撤了少阴系统的卫阳动力，所以阴分外少阳卫气、太阳卫气逆转蓄积后则推动阴气顺势从少阴系统小肠营、太阴系统大肠营形成逆转外泄，从而形成"利遂不止"。

两者对比来看，32条通过借势太阴系统卫阳逆转形成"自下利"外泄了少阴系统"项背强几几"的压力；34条则是"医反下之"后导致少阳卫气、太阳卫气形成逆转蓄积，继而推动阴气向少阴系统小肠营积压形成"利遂不止"。32条"自下利"是从阴分少阴系统逆时针施加给太阴系统的阴气压力，而34条则是从阴分太阴系统"医反下之后"施加给少阴系统的阴气压力。两者形成因果互换的对比讨论。

2. 34条局势下由于阴分"小肠营+肝营"轴线形成阴气逆转趋势，故导致厥阴系统、少阴系统手足少阳卫气、手足太阳卫气无法推动阴气向"15+3"轴线3位置顺时针运转，致使少阳卫气、太阳卫气推动阴气向膀胱营区间积压形成"汗出而喘"的局势。

从前面12条论述可知，标准的"太阳中风"局势是没有"汗出"的，而当进入13条"太阳病头痛"局势下膀胱营区间卫阳压力向15位置退守时才有了"汗出"现象。34条"利遂不止"局势下小肠营卫阳已经无力支撑15位置，也就意味着膀胱营区间卫阳已经退守到了15位置，故形成"汗出而喘"。由此可见，13条的"汗出、恶风"与34条的"汗出而喘"在"汗出"形成过程上是一致的。

问：34条局势下"汗出""利遂不止"都是阴气从少阴系统不能正常向三焦营推进，从而在"膀胱营、小肠营"区间形成的阴气逆转外泄现象。但如果阴气逆转积压到少阴系统区间后阴气压力不能通过"汗出""利遂不止"进行外泄，那么会形成怎样的局势呢？

答：这就是35条讨论的状态。从总纲图看，"膀胱营+肺营"是轴线运转，肺营端阴气逆转侵压3位置，致使厥阴系统"心包营、三焦营、胆营、肝营"区间进入阴气停滞状态，导致心包营19位置处于肾营卫阳无力推动阴气进入心包营的局势。

从20条论述分析可知，当"肾营、心包营"区间卫阳退守到19位置时，膀胱营区间卫阳压力则退守压制在15位置。由于膀胱营区间不能形成"阳加于阴谓之汗"的外泄阴气压力的趋势，小肠营区间卫阳能够支持阴气正常运转，故导致"肾营、膀胱营"区间形成阴气逆转与卫阳顺行的对峙状态。

膀胱营区间卫阳退守压制在 15 位置，导致手足太阳卫气在头部瘀堵，故"头痛"；"膀胱营、小肠营"区间卫阳停滞蓄积则推动阳气向手足太阳卫气层面积压，故"恶风"；"膀胱营、小肠营"区间卫阳停滞蓄积则"发热"；腰为肾之府、肾主骨，肾营区间阴气停滞与卫阳顺行对峙瘀堵则"腰痛、骨节疼痛"，这是笔者的个人理解。但从《灵枢·经脉第十》"膀胱足太阳之脉……是动则病冲头痛，目似脱，项如拔，脊痛，腰似折，髀不可以曲，腘如结，踹（腨）如裂，是为踝厥。是主筋所生病者……项、背、腰、尻、腘踹（腨）、脚皆痛，小趾不用"；"肾足少阴之脉……是主肾所生病者……脊股内后廉痛，痿厥，嗜卧，足下热而痛"来看，"身疼、腰痛、骨节疼痛"应该还是膀胱营区间阴气停滞与卫阳对峙的表现。

所以总体来看，此条"太阳病，头痛、发热、身疼、腰痛、骨节疼痛、恶风"这些表现都集中在膀胱营区间，也就是膀胱营区间阴气停滞后与卫阳顺行对峙形成的表现。而"无汗而喘者"则告知"膀胱营 + 肺营"两端的联动影响结果。

3. 从总纲图角度看，太阳卫气受压后导致阴分少阴系统"膀胱营、小肠营"卫阳蓄积，继而推动阴气逆转侵入心营区间。心营区间阴气侵入则逼迫卫阳逆转，如果心营区间卫阳瘀堵压力能够向脾营区间逆转侵入，那么接下来就会在"脾营、胃营、大肠营"之间形成压力的转嫁趋势，也就是进入第31条、第32条、第33条的发展局势。

但如果心营区间卫阳瘀堵后不能通过阴分太阴系统"脾营、胃营、大肠营"把压力转嫁外泄，那么"太阳病"造成的"膀胱营、小肠营、心营"区间压力只能向阴分外阳明卫气阶段转嫁施压。"胃营、大肠营"手足阳明卫气受压后则向肺营逆转逼迫，故导致肺营区间被迫形成阳气推动阴气向3位置逆转的趋势，而此时膀胱营区间则被迫形成阴气逼迫卫阳向15位置逆转的趋势，从而导致"肺营 + 膀胱营"两端受压，形成"无汗而喘"局势。

4. 麻黄汤方：麻黄三两，桂枝二两，炙甘草一两，杏仁七十个。

"麻黄三两"用在"膀胱营、小肠营、心营"三个位置，外泄阴气，从而减轻阴分少阴系统区间的阴气逆转压力。

"肺、肝、胆、三焦、心包、肾、膀胱"这七个区间位置处于阴气逆行的态势。"杏仁，味甘温"，用"杏仁七十个"恢复这个区间的顺时针运行。

"麻黄三两"是从膀胱营解除阴气压制力量，"桂枝二两"则用于"肾营、心包营"两个位置，接续支持少阴系统向厥阴系统顺时针运转，从而减轻膀胱营位置阴气逆行的压力；炙甘草一两用在心营位置，避免麻黄引起心营卫阳妄动。

附：《神农本草经》：麻黄，味苦温。主中风伤寒头痛温疟，发表，出汗，去邪热气，止咳逆上气，除寒热，破症坚积聚。一名龙沙。

杏仁，味甘温。主咳逆上气，雷鸣，喉痹下气，产乳，金创，寒心，贲豚。生川谷。

甘草，味甘平。主五脏六府寒热邪气，坚筋骨，长肌肉，倍力，金创，解毒。久服轻身延年。

太阳与阳明合病，喘而胸满者，不可下，宜麻黄汤。（36）

1.此条很明显是接续第35条对麻黄汤的继续讨论。据麻黄汤这个结果来看，此条补充完整应该是：太阳与阳明合病，（无汗，）喘而胸满者，不可下，宜麻黄汤。

2.第35条与第36条对比来看，两条都有"喘""无汗"这个共同点，也就意味"膀胱营＋肺营"轴线两端受压的状态是一致的。不同的是，第35条强调"头痛、发热、身疼、腰痛、骨节疼痛"，也就是膀胱营区间阴气逆时针逼迫卫阳的现象；第36条则强调"胸满"，《灵枢·经脉第十》言"肝足厥阴之脉……是主肝所生病者，胸满，呕逆，飧泄"，"胸满"意味着肝营受压。

从总纲图看，第35条局势下太阳卫气"开"受限导致卫阳压力困在阴分"膀胱营、小肠营、心营"区间，由于压力不能通过阴分太阴系统"脾营、胃营、大肠营"逆转外泄，致使压力只能向阴分外"胃营、大肠营"手足阳明卫气阶段转嫁，从而导致"肺营＋膀胱营"轴线两端被困。

"太阳与阳明合病"局势下阴分太阴系统阳明病导致"胃营、大肠营"卫阳支持9位置运转不及。小肠营与胃营居于"心营、脾营"阴经区间两端，正常情况下9位置与13位置处于卫阳推动阴气进出平衡状态，现在9位置卫阳不及，致使 13 位置缺乏后续卫阳支持。

第 35 条局势下"膀胱营＋肺营"轴线逆转压力积压在"15+3"轴线节点上，因为小肠营区间卫阳能够支持 15 位置，才导致阴气逼迫卫阳逆转的压力瘀堵在膀胱营区间。现在小肠营 13 位置卫阳运转无力，导致小肠营区间卫阳不足，致使"15+3"轴线节点上的压力顺势逆转侵入小肠营区间。从而形成"肺营＋膀胱营"轴线压力向"小肠营＋肝营"轴线逆转妥协的局势。

由于膀胱营区间阴气逼迫卫阳逆转的压力已经向小肠营区间转嫁，所以膀胱营区间不再有"头痛""身疼、腰痛、骨节疼痛、恶风"这些阴阳对峙现象。由于肺营逆转压力继续向肝营深入，肝营受压则"胸满"。

简单来看，第 35 条是"膀胱营＋肺营"轴线承担了阴气逆行与卫阳瘀堵的压力，而第 36 条则是在第 35 条基础上由于太阴系统阳明病导致卫阳支持不及，致使"膀胱营＋肺营"轴线向"小肠营＋肝营"轴线逆转妥协，从而导致肺营端在"喘"的基础上增加了肝营受压的"胸满"。由于膀胱营阴阳对峙的瘀堵压力分担在了"膀胱营、小肠营"两条阳经上，所以"头痛""身疼、腰痛、骨节疼痛、恶风"现象有了缓解的余地。

通过以上论述可以看出，第 35 条与第 36 条只是压力转移集中的位置不同，整个疾病局势的发展趋势是一致的，故都用"麻黄汤主之"。

3. 换个角度看，"太阳病"状态下太阳卫气被困压力如果不能向阴分太阴系统施加逆转影响，就只能把压力向阳明卫气层面进行转嫁，那么阳气与阴气对峙的压力就全部积压在阴分之外的三阳卫气层面，从而形成第 35 条局势。

但第 36 条"太阳与阳明合病"状态下，由于"阳明病"导致阴分太阴系统"胃营、大肠营"卫阳顺行动力不足，致使阴分"脾营、心营"顺时针向小肠营推动不及，于是导致"太阳病"膀胱营区间阴阳对峙压力可以向小肠营逆转侵入一步，与此同时阳明卫气阶段肺营则向肝营逆转侵入一步，如此形成第 36 条的"喘而胸满者"。

（1）从上面论述可知，第 36 条"太阳与阳明合病"局势下由于阳明病导致太阴系统卫阳不足，致使阴分太阴系统顺时针支持少阴系统不及，所以"太阳病"导致"膀胱营＋肺营"轴线的压力才能向"小肠营＋肝营"轴线逆转妥协，从而形成"喘而胸满者"。

也就是说，此条的"喘而胸满"不是因为太阴系统"胃营、大肠营"卫阳蓄积瘀堵后对"肺营、肝营"造成的逆转逼迫，而是因为"胃营、大肠营"卫阳不足才导致的肺营向肝营顺势逆转，故仲景直言"不可下之"以示区别。

（2）第32条、第33条及第36条都言"太阳与阳明合病"。第32条"太阳与阳明合病者，必自下利"发生在大肠营，第33条"太阳与阳明合病，不下利，但呕者"发生在"脾营、胃营"区间，而此条"太阳与阳明合病，喘而胸满者、不可下"则是针对"肺营、肝营"区间而言。由此可见，"太阳与阳明合病"的探讨是严格按照经脉次序进行的划分讨论。

太阳病，十日以去，脉浮细而嗜卧者，外已解也。设胸满胁痛者，与小柴胡汤；脉但浮者，与麻黄汤。（37）

小柴胡汤方：

柴胡半斤　黄芩三两　人参三两　半夏（洗）半升　甘草（炙）　生姜（切）各三两　大枣（擘）十二枚

上七味，以水一斗二升，煮取六升，去滓再煎取三升，温服一升，日三服。

1. 从总纲图看，"太阳病十日"处于少阳卫气阶段。"十日以去"是"十日、十一日"的意思。五六日、八九日是日常生活中的习惯表述方式，而"十日、十一日"不能如此类推表达，故换成了"十日以去"的说法，当然更是为了强调这个"十日"的位置。

问：从行文来看，此条讲述了三个状态，即"脉浮细而嗜卧者""胸满胁痛者""脉但浮者"，为什么在"十日以去"会出现三种不同状态划分呢？

答：从总纲图看，太阳病"七日"间经历了三阳卫气外出阴分，然后进入阴分，再重新建立三阳卫气外出的过程。"八日"重新进入阴分阶段，"十日"再次进入少阳卫气阶段。少阳卫气与阴分相对，故可通过"十日"少阳卫气的运行状态来评估"八日"阴分恢复的情况。

（1）"十日以去"进入"十日、十一日"阶段，也就是少阳卫气向阳明卫气运转的阶段。如果此时出现"设胸满胁痛者"，意味着少阳卫气向阳明卫气顺时针运转受阻，阴气逆行压力逼迫到少阳卫气阶段。

正常情况下，三焦手少阳卫气从"23→21"运行，胆足少阳卫气从"23→1"运行。少阳卫气不能向阳明卫气运转，则提示阴分"心包、三焦、胆、肝"厥阴系统"阖"向"肺、大肠、胃、脾"太阴系统"开"顺时针运转被困。从而导致肝营不能向肺营推动，肝营卫阳被困则对胆营施加逆反压力，故导致胆营足少阳卫气"23→1"运转被逆。

《灵枢·经脉第十》言"心主手厥阴心包络之脉……是动则病手心热，臂肘挛急，腋肿，甚则胸胁支满，心中憺憺大动"；"胆足少阳之脉……是动则病口苦，善太息，心胁痛，不能转侧"；"肝足厥阴之脉……是主肝所生病者，胸满，呕逆"。

由此可见，"设胸满胁痛者"应该是肝营"胸满"与胆营"心胁痛"两者之间的表现。三焦营、心包营虽然也会受到足少阳卫气"23→1"被逆转的影响，但"设胸满胁痛者"不是针对三焦与心包营而言的。

小柴胡汤方：柴胡半斤（八两），黄芩三两，人参三两，炙甘草三两，生姜三两，大枣十二枚，半夏半升。

柴胡八两用在"胆、肝、肺、大肠、胃、脾、心、小肠"八个位置。胆营被逆受累，故从胆营开始。柴胡八两最终用于小肠营位置，目的是纠正"肝营＋小肠营"轴线恢复顺时针运转。

黄芩三两用在"三焦营、胆营、肝营"三个位置，目的是清除瘀堵在厥阴营脉中的少阳卫气力量。只有清除逆行的阳气才能恢复顺时针运转。

生姜三两用在"肺营、大肠营、胃营"三个位置，目的是补充太阴系统阳气运转动力。

足少阳卫气"23→1"被逆，则导致三焦手少阳卫气"23→21"运转增加，进而逼迫阴气逆转向心包营施压。由此导致"心包营＋胃营"轴线形成阴气逆转瘀堵的状态。半夏半升用在胃营，推动胃营端"降"阴气；人参三两用在"膀胱营、肾营、心包营"三个位置，目的是使心包营端"升"阴气。两者共同实现了对"心包营＋胃营"轴线两端阴气逆转的纠正。

炙甘草三两用在"脾营、心营、小肠营"三个位置，避免太阴系统与少阴系统之间卫阳妄动。再者，"肝营＋小肠营""胆营＋心营""三焦营＋脾营"是轴线运转，"黄芩三两"解除了"肝营、胆营、三焦营"区间少阳卫气的逆转蓄积，"炙甘草三两"则用于"脾营、心营、小肠营"轴线对侧以平衡。

大枣十二枚用在胆营，推动十二经脉一周运转。

小柴胡汤设计的主要目的就是解决"心包、三焦、胆、肝"厥阴营脉系统左右被困的局面。

（2）"脉浮"是太阳卫气受压的状态。"脉但浮者"中这个"但"字表明除了太阳卫气"开"受阻外，阳明卫气、少阳卫气都不存在阳气蓄积瘀堵后的症状现象。由此可知，"脉但浮"的矛盾集中在太阳卫气"开"与阴分之间。

第35条"太阳病，头痛、发热、身疼、腰痛、骨节疼痛、恶风、无汗而喘者"是"膀胱营＋肺营"轴线两端被困，即少阴系统膀胱营端卫阳被困与太阴系统肺营端阴气被困的局势；第36条"太阳与阳明合病，喘而胸满者"是指阴分少阴系统卫阳被困后由于太阴系统卫阳不及，致使"膀胱营＋肺营"轴线压力向"小肠营＋肝营"轴线逆转妥协形成"胸满"。而此条"脉但浮者"则是单纯的少阴系统卫阳被困，压力主要集中在"膀胱营、小肠营"区间，既没有太阴系统肺营阴气被困的"喘"，也没有厥阴系统肝营受压的"胸满"。

从三者的对比来看，此条"脉但浮者"提示卫阳与阴气对冲的矛盾只是局限在阴分少阴系统区间。如果卫阳与阴气的对冲矛盾加大，则会对阴分太阴系统产生阴气逆转逼迫，继而导致压力向阴分外阳明卫气层面转嫁积压，也就进入第35条局势；如果阴分卫阳与阴气被困之后因为太阴系统阳明病卫阳不足原因，阴分外三阳卫气之间逆转压力就可以逆转妥协一步，也就进入第36条局势。从中可以看出，第35条、第36条、第37条的矛盾起点都在少阴系统区间，也就是少阴系统卫阳被困导致太阳卫气不能"开"的局势。矛盾起点相同，只是压力的严重程度存在不同，所以要想解决这个问题都需要用麻黄汤"开"太阳。

（3）"设胸满胁痛者"是少阳卫气运转被困，"但浮"是太阳卫气受压。用排除法也可推断出，"脉浮细而嗜卧者"是针对阳明卫气阶段而言。

从总纲图看，据三阳卫气压力的转嫁规律，太阳卫气从阴分外出受阻则阳明卫气受压，继而形成"阳明卫气→少阳卫气→太阳卫气"三阳卫气层面的逆转瘀堵现象，三阳卫气不能顺利进入阴分则形成游离于阴分之外的状态，故形成"脉浮"。

如果卫气在阳明卫阶段能够"阖"入阴分，这种"脉浮"状态就有了回头的趋势。"浮"的力量向脉内回归，脉内得到力量则出现"细"的表现。"浮细"同时兼顾"浮"与"细"的状态，意味着卫气正处于向阴分回归的过程中。如果卫气完全归入"脉中"，在外则不见"浮"，在内则不会只是"细"，脉内应该更加充实。

《灵枢·卫气行第七十六》言"是故平旦阴尽，阳气出于目"。由此可见，卫气完全归入阴分则是睡眠状态，太阳卫气从阴分"开"则是醒目状态。白昼为卫气运行阶段，这个阶段人体能不能完全处于"醒"的最佳状态，就看卫气层面是不是处于完整饱满状态。从上面分析可知，"脉浮细"已经处于阳明卫气向阴分回归的趋势，而出现"嗜卧"则提示阴分少阴支持太阳卫气"开"处于不及状态。"嗜卧"就是处在"睡眠"与"醒目"两者之间的那个犹豫状态，这与"脉浮细"形成对应。

"脉浮细而嗜卧者"意味着卫气不再困在阴分之外，已经向阴分回归。"外已解也"指卫气困在阴分之外而不得回归的状态已经解决。

2. 从上面论述可知，"太阳病，十日以去"处于少阳卫气阶段，少阳为"枢"，处于太阳"开"与阳明"阖'的中间转换阶段，所以在这个位置就有了三种可能发展趋势，即阳明能够"阖"阴分的"脉浮细而嗜卧者"、少阳"枢"被困的"设胸满胁痛者"、太阳"开"受限的"脉但浮"者三种局势。

从"脉浮细而嗜卧者，外已解也；设胸满胁痛者，与小柴胡汤；脉但浮者，与麻黄汤"原文顺序来看，是按照阳明卫气、少阳卫气、太阳卫气的次序进行讨论，这与第8条、第9条、第10条的讨论次序安排是相同的。

附：《神农本草经》：人参，味甘微寒。主补五脏，安精神，定魂魄，止惊悸，除邪气，明目，开心益智。久服，轻身延年。一名人衔，一名鬼盖。生山谷。

柴胡，味苦平。主心腹，去肠胃中结气，饮食积聚，寒热邪气，推陈致新。久服，轻身明目益精。一名地熏。

太阳中风，脉浮紧、发热、恶寒、身疼痛、不汗出而烦燥者，大青龙汤主之；若脉微弱，汗出恶风者，不可服之。服之则厥逆（注：此为逆也）、筋惕肉眴。（38）

大青龙汤方：

麻黄（去节）六两　桂枝（去皮）二两　甘草（炙）二两　杏仁（去皮尖）四十枚　生姜（切）三两　大枣（掰）十枚　石膏（碎）鸡子大

上七味，以水九升，先煮麻黄，减二升，去上沫，内诸药，煮取三升，去滓，温服一升，取微似汗。（注：汗出多者，温粉扑之）若一服汗者，停后服。（注：若复服汗多，亡阳遂虚，恶风烦躁不得眠也）

1. 从上面分析可知，第 35 条"无汗而喘者"是"膀胱营 + 肺营"轴线上卫阳逼迫阴气逆转形成的对峙局势；第 36 条"太阳与阳明合病，喘而胸满者"则是在第 35 条基础上卫阳从"膀胱营 + 肺营"轴线逆转妥协到"小肠营 + 肝营"轴线的局势；如果在第 36 条"小肠营 + 肝营"轴线基础上继续逆转，肝营端则侵入"胆营、三焦营"区间，也就进入第 37 条"太阳病，十日以去"的"设胸满胁痛者"讨论；如果在第 37 条基础上再进一步逆转，则从"胆营、三焦营"继续逆时针侵压进入心包营，这就进入此条"不汗出而烦躁者"的局势。

2. 从条文顺序来看，第 35 条"无汗而喘"是阴阳对峙压力积压在太阳卫气阶段膀胱营区间，由于阴分少阴系统"小肠营、心营"、太阴系统"脾营、胃营、大肠营"区间卫阳运转强势，致使逆转压力向阳明卫气阶段手足阳明卫气转嫁，从而形成太阳卫气阶段膀胱营位置的"太阳病，头痛、发热、身疼、腰痛、骨节疼痛、恶风、无汗"，以及阳明卫气阶段肺营位置的"喘"。

第 36 条同样处于阴分外太阳卫气与阳明卫气同时受压的状态，但由于阴分少阴系统"膀胱营、小肠营、心营"与太阴系统"脾营、胃营、大肠营"之间形成"太阳与阳明合病"局势，致使这个区间卫阳妥协逆转，从而带动膀胱营区间阴阳对峙压力向小肠营逆转一步，进而带动肺营也同步逆转一步侵入肝营，如此形成了"喘而胸满者"。

由此可见，从第 35 条到第 36 条的讨论是按照"太阳卫气→阴分(少阴→太阴)→阳明卫气→少阳卫气"的逆转顺序进行的讨论。而从第 37 条"太阳病，十日以去"三种局势的讨论顺序来看，则是按照"阳明卫气→少阳卫气→太阳卫气"的次序进行讨论。三者形成完整的接续讨论过程。

3. 具体来看：在第 35 条局势下，由于卫阳被困逼迫阴气内旋的局势集中在膀胱营区间，所以导致"膀胱营＋肺营"轴线两端形成阴阳被困状态；第 36 条局势下，由于手足阳明卫气逆转妥协，所以导致阴气内旋逆转趋势侵入小肠营，导致"小肠营＋肝营"轴线发生阴阳被困局势。

在第 36 条"小肠营＋肝营"轴线逆转趋势上肝营端卫阳继续妥协则退守到"胆营、三焦营"区间。由于三阳卫气之间能够相互转嫁压力，所以就有了第 37 条"脉浮细而嗜卧者""设胸满胁痛者""脉但浮者"三种发展可能。"胆营＋心营"为纵轴线中心运转，如果卫阳被困在"胆营、三焦营"区间，心营端则处于阴气内旋侵入的状态；如果"胆营、三焦营"区间卫阳瘀堵的压力能够继续向"膀胱营、小肠营"区间手足太阳卫气阶段转嫁压力，那么"胆营＋心营"轴线两端也就不能形成阴气与卫阳强行被困的局势，所以形成"脉但浮"，也就进入第 35 条的讨论状态；如果手足少阳卫气能够通过手足阳明卫气继续向"脾营、心营"顺时针运转，心营也就有了卫阳运转动力，故形成"脉浮细而嗜卧者"。总体来看，第 37 条实际是针对"胆营＋心营"轴线和"三焦营＋脾营"轴线两端进行的探讨，也就是在卫阳退守到"胆营、三焦营"区间后对"心营、脾营"端阴气逆行趋势进行的评估。

据此来看，第 35 条阴气逆行内旋的压力集中在"肾营、膀胱营"区间；第 36 条由于"胃营、大肠营"阳明病的逆转妥协，阴气逆行进一步侵入小肠营区间；第 37 条讨论的是阴气内旋逆时针向"心营、脾营"区间侵入的三种可能局势。

如果在第 37 条基础上继续发展，阴气逆行内旋的压力进一步侵入到"胃营、大肠营"区间，则进入此条讨论局势。

"胃营、大肠营"区间形成阴气逼迫卫阳逆转妥协的局势。"胃营＋心包营"为轴线运转，胃营端阴气侵入，心包营端卫阳则被迫蓄积。

心包营卫阳从 21 位置逼迫阴气向 19 位置逆转，致使"心包营、肾营"区间阴气越过 17 位置逆转侵入膀胱营区间。由于膀胱营区间不能外泄阴气压力，心包营卫阳瘀堵压力无法转嫁外出，故形成"不汗出而烦躁"。

"膀胱营"区间被阴气侵入占据，卫阳被迫逆转向小肠营区间积压，继而推动阴气越过 13 位置进入"心营、脾营"区间。"膀胱营、小肠营"手足太阳卫气被阴气压制，不能向外支持太阳卫气运转，故"恶寒"。"心营、脾营"区间被阴气逆转占据，心营阴气瘀堵则"脉紧"。由于此时处于阴气逆转内旋逼迫卫阳外旋扩展的趋势上，力的作用是相互的，所以是"脉浮紧"；"膀胱营、小肠营"区间阴气侵入心营，继而逼迫卫阳向脾营区间积压，脾营区间就形成卫阳与阴气对峙瘀堵的状态。脾主肌肉，故"身疼痛"；阴气逆转内旋侵入"胃营、大肠营"，导致"胃营、大肠营"区间卫阳受压逆转，继而向厥阴系统"胆营、三焦营"逆转逼迫，如此形成卫阳蓄积"发热"。

4."大青龙汤方"中"麻黄六两"用在"膀胱、小肠、心、脾、胃、大肠"区间，以解除阴气逆行的压力。"石膏如鸡子大"用以解除阳明卫气与少阳卫气之间的逆转瘀堵蓄热。麻黄、石膏解除了逆转趋势上的阴气与卫阳的瘀堵。

桂枝二两用于"肾营、心包营"，是针对"胃营＋心包营"轴线被逆进行的设计，也就是推动少阴系统向厥阴系统"阖"；杏仁四十枚用于"三焦、胆、肝、肺"，以推动厥阴系统向太阴系统顺时针运转；生姜三两用于"肺、大肠、胃"三个位置，目的是推动太阴系统实现正常阳气的顺时针运转。桂枝、杏仁、生姜则是推动三阴系统实现顺时针运转趋势。

先解除逆转趋势上的压力，然后再实现顺时针运转趋势上的推动，这就是大青龙汤的完整设计意图。

5."若脉微弱"提示阴分太阴系统与少阴系统"脾营、心营"区间处于卫阳顺行支持不及的状态。"汗出恶风者"提示太阳卫气阶段处于阴阳对峙消耗的状态。

从大青龙汤的设计来看，"麻黄六两"针对"膀胱、小肠、心、脾、胃、大肠"区间设计，用于解除这个区间阴气逼迫卫阳逆转的压力。而"若脉微弱"局势下"膀胱、小肠、心、脾、胃、大肠"区间已经处于卫阳支持不及的状态，如果再用"麻黄六两"调动卫阳推动阴气外泄，则导致阴分少阴与太阴系统之间卫阳更加不及、阴气进一步逆转侵入的局势。

如果再加上"石膏如鸡子大"清除阳明卫气与少阳卫气之间的阳热动力，那么阴分三阴则处于阴气主导逆行的状态。故仲景言"不可服之。服之则厥逆"。"筋惕肉瞤（此为逆也）"是"脾营＋三焦营"轴线"脾主肌肉"阴寒太过、三焦营端卫阳受压而逆行"风动"的现象。这个在以后条文中还会有论述。

6.此条关于"太阳中风"与"恶寒"的矛盾一直纠缠不清，于是产生了各种稀奇古怪的解释，产生了把"太阳中风"修改成"伤寒"的想法。

（1）第12条"太阳中风"是手足太阳卫气一致顺时针运转带动"胃营＋心包营"轴线卫阳妄动，形成胃营端阳气外旋与心包营端阴气内旋同步运行局势。此条则是足太阳卫气随手太阳卫气一致逆时针运转推动足阳明卫气、手阳明卫气、足少阳卫气、手少阳卫气形成"热风"内旋下降，而阴气被迫外旋上行瘀堵到"表"的现象。最终在内形成"热风"内旋下降瘀堵的"烦躁""发热"，而在外形成逼迫阴气在表的"脉浮紧、恶寒、身疼痛"。

由此可见，第12条"太阳中风"是手足太阳卫气一致顺时针运转太过导致的阳气外旋上升与阴气内旋下降同时存在的局势。而此条"太阳中风"则是阳气内旋下降逼迫阴气外旋上升的局势。前者呈现阴阳两端分离运转状态，后者则呈现阴阳紧紧逼迫的逆转推动蓄积状态，即阳热在内蓄积、而阴气被迫在表蓄积。

（2）从"开、枢、阖"角度看：第12条"太阳中风"是厥阴"阖"→太阴"开"→少阴"枢"阳气顺时针外旋运转太过，与此同时太阴系统阴气→厥阴系统阴气→少阴系统阴气形成逆时针内旋下降趋势。

而此条"太阳中风"则是少阴"枢"阳气→太阴"开"阳气→厥阴"阖"阳气逆时针内旋运转太过，与此同时太阴系统阴气→厥阴系统阴气→少阴系阴气形成逆时针外旋上升趋势。

简而言之，第12条"太阳中风"是热风向外走，而阴气从内降。而此条则是热风向内走，而阴气被迫向外升。有了这样的理解，此条"恶寒"就很明确了。

如果单从太阳中风的"太阳"位置角度看，第12条是手足太阳卫气顺时针外泄运转太过的"热风"；而第38条则是阳热向内蓄积，从而逼迫阴气向膀胱营聚集的"寒风"。

伤寒，脉浮缓，身不疼，但重，乍有轻时（宋本：无少阴证者），大青龙汤主之。（39）

1. 从总纲图角度看，第38条"太阳中风"局势下阴分少阴系统膀胱营区间被阴气占据，阴气推动膀胱营卫阳逆转侵入小肠营区间，从而形成足太阳卫气推动手太阳卫气逆时针运转的趋势，继而推动少阴系统阴气向太阴系统逆转侵入，逼迫阳明卫气阻隔于阴分之外，在阴分之外形成阳明卫气逼迫少阳卫气逆转的局势。手足少阳卫气逆转蓄积则向心包营逼迫，继而推动阴气向太阳卫气阶段积压。

（1）如果阴气积压在太阳卫气阶段能够形成"阳加于阴谓之汗"的过程，那么心包营区间卫阳逼迫阴气逆转的压力就得到释解。如果太阳卫气阶段不能够形成"汗出"外泄过程，心包营区间卫阳压力得不到释解，则形成"不汗出而烦躁"。

由于太阳卫气阶段阴气压力不得外泄，故阴气逼迫进入阴分少阴系统"膀胱营"区间，膀胱营区间阴气占据则推动卫阳向小肠营积压，如此形成首尾循环的状态。

由于第38条局势下太阳卫气阶段阴气逆行占据膀胱营区间，继而逼迫阴分少阴系统卫阳逆转。阴分少阴系统卫阳压力增加则逼迫阴气逆行占据太阴系统胃营区间，继而逼迫阳明卫气阻隔于阴分之外。由于此时手足阳明卫气、手足少阳卫气都处于完整运转状态，所以胃营阳明卫气顺行与膀胱营太阳卫气逆行之间就形成紧紧逼迫局势。

如果把阴气与阳气的轨迹分开来看，阳气轨迹是：手足太阳卫气逆转逼迫手足阳明卫气、手足少阳卫气逆时针运转，故形成阳气逆行的"中风"之像。手少阳卫气逆转蓄积逼迫心包营区间，故形成"烦躁"。三阳卫气逆转蓄积则"发热"。手足太阳卫气逆行则形成"太阳之为病"的"脉浮"。

阴气轨迹是：阴气占据膀胱营区间，故形成"恶寒""不汗出""身疼痛"。

膀胱营区间被阴气占据，致使"膀胱营、小肠营"阴气逆行向心营施压，故脉"紧"。与阳气轨迹的"脉浮"相结合则形成"脉浮紧"。少阴系统"膀胱营、小肠营"被阴气逆转侵入，继而推动阴气向阴分太阴系统"胃营、大肠营"逼迫，从而形成"膀胱、小肠、心、脾、胃、大肠"区间的阴气逆行局势。

（2）从太极模式图看，膀胱营"17~15"区间被阴气占据后会产生两个影响。首先，膀胱营区间被阴气占据则逼迫卫阳向小肠营区间积压，小肠营区间卫阳压力增加则突破13位置进入"心营、脾营"区间，继而推动卫阳占据胃营"7~9"区间。由于从膀胱营逆转侵入小肠营的卫阳压力能够从胃营区间得到了转嫁，所以"心营、脾营"区间不再有卫阳瘀堵压力，也就没有卫阳逼迫阴气侵入心营区间的状态，故"膀胱营、小肠营、心营"区间只是手足太阳卫气逆转的"脉浮"现象，而不是阴气逼迫进入心营后阴气瘀堵的脉"紧"。

"胃营＋心包营"是轴线运转，胃营端卫阳从9位置逼迫阴气向7位置逆转，继而导致心包营端也处于卫阳从21位置逼迫阴气向19位置逆转的局势。心包营阴气从21位置向19位置逆转，相应的膀胱营区间阴气则从17位置向15位置侵入。膀胱营区间被阴气占据故"恶寒""不汗出""身疼痛"。膀胱营区间被阴气占据，阴气压制则脉"紧"，而此时"膀胱营、小肠营、心营"区间处于手足太阳卫气逆转的"脉浮"局势，故两者结合形成"脉浮紧"。

2. 从上面分析可知，第38条局势下膀胱营区间卫阳推动手太阳卫气、手足阳明卫气、手足少阳卫气同步逆时针运转一个时间单位，继而逼迫阴气也同步逆转一个时间单位，由于三阳卫气同步移动，故形成逆时针运转趋势的"太阳中风"状态。

此条言"伤寒"状态，意味着膀胱营足太阳卫气阶段处于受"寒"压制局势。足太阳卫气被寒压制导致"膀胱营、小肠营"区间卫阳运转被困，从而推动阴气向13位置逆转施压，致使"心营、脾营"区间卫阳与阴气对峙。《灵枢·经脉第十》言"脾足太阴之脉……是动则病舌本强，食则呕，胃脘痛，腹胀，善噫，得后与气，则快然如衰，身体皆重"。脾营区间阴气瘀堵停滞，则身重。

此条言"但重"而不言其他，提示"心营、脾营"区间处于阴气停滞状态，阴气压力并没有对胃营产生逆转逼迫影响。也提示"膀胱营、小肠营"区间也同样处于卫阳与阴气停滞状态，并没有推动阴气越过 13 位置侵入心营区间。

由于"膀胱营、小肠营"区间阴阳停滞，卫阳受阴气压制的影响则"脉缓"。由于"膀胱营、小肠营"区间卫阳受困向 13 位置施压，心营区间卫阳受到外来压迫故"脉浮"。如此"膀胱营、小肠营、心营"区间共同形成"脉浮缓"状态。

由于"膀胱营、小肠营"区间只是处于阴阳停滞状态，膀胱营区间并没有形成阴气瘀堵占据的阴阳对峙局势，故"身不疼"。

3."伤寒"导致"膀胱营、小肠营、心营、脾营"区间整体处于阴阳停滞状态，也就意味太阴系统、厥阴系统也同步进入阴阳停滞局势。据以上分析可知，少阴系统阴阳停滞后卫阳退守到了 13 位置，同理太阴系统阴阳停滞后卫阳退守到了 5 位置，厥阴系统阴阳停滞后卫阳退守到了 21 位置。

"脾营 + 三焦营"是轴线运转，如果太阴系统卫阳蓄积后推动卫阳越过 9 位置到达脾营 11 位置，少阴系统"心营、小肠营、膀胱营、肾营"有了后续卫阳支持则推动阴气上行"心包营、三焦营"。阴气能够到达三焦营 23 位置，则脾营区间阴气就能顺时针越过 11 位置，脾营区间不再有阴气停滞压力，故"但重"解除。

但由于厥阴系统处于阴阳停滞局势，所以少阴系统推动阴气进入"心包营、三焦营"后则导致厥阴系统卫阳向"胆营、肝营"积压。由于阴分三阴系统卫阳受"伤寒"所困，故厥阴系统卫阳压力又只能被迫向"三焦营、心包营"逆转推动，从而在厥阴系统形成卫阳与阴气顺逆交替的摆动局势。太阴系统、少阴系统能够推动阴气进入"心包营、三焦营"则脾营区间"但重"解除，"肝营、胆营"区间卫阳推动阴气逆转退守到 19 位置，则脾营重新进入阴气停滞状态，故"但重"又重复出现。如此形成"但重，乍有轻时"的局势。

第 38 条"太阳中风"局势下胃营区间阴气逼迫卫阳退守到 7 位置，而此条局势下心包营区间卫阳退守到 19 位置。前者是"胃营 + 心包营"轴线上胃营端阴气强行逼迫卫阳逆转蓄积，后者则是"心包营 + 胃营"轴线心包营端阴气主动退守。本质上两种局势下"心包营 + 胃营"轴线都处于卫阳逆转、阴气退守的局势，所以都用"大青龙汤主之"。

阴分三阴系统处于卫阳推动阴气顺时针运转的趋势，所以一旦"胃营＋心包营"轴线卫阳退守到"7+19"轴线节点，也就意味着"胃营、大肠营"区间都处于阴气逆转趋势，所以"大青龙汤方"中"麻黄六两"用在"膀胱、小肠、心、脾、胃、大肠"六个位置，而不是在"膀胱、小肠、心、脾、胃"五个位置。

4. 从总纲图看，此条"伤寒"状态下太阳卫气被"寒"压制，致使阴分少阴系统阴阳停滞，继而导致阴分外阳明卫气、少阳卫气顺时针运转受限。当少阳卫气"枢"蓄积后则推动阳明卫气"阖"入阴分少阴系统，从而打破了少阴系统原本阴阳停滞的状态，继而实现太阳卫气"开"向少阳卫气"枢"的运转。当太阳卫气推动阴气进入三焦营区间后，阴分太阴系统脾营区间阴气停滞的"但重"解除。但由于阴分少阴系统阴阳停滞状态未能解除，所以阴分外少阳卫气、阳明卫气又重新回到受限状态。

如此少阳卫气"枢"形成蓄积后推动阳明卫气、太阳卫气顺时针运转，然后再重新进入逆转受困状态，少阳卫气"枢"进入顺逆摆动的局势，也就有了"但重，乍有轻时"的表现。

伤寒，表不解，心下有水气，干呕发热而咳，或渴，或利，或噎、小便不利、小腹满，或喘者，小青龙汤主之。（40）

小青龙汤方：

麻黄（去节） 芍药 细辛 干姜 甘草（炙） 桂枝（去皮）各三两 五味子半升 半夏（洗）半升

上八味，以水一斗，先煮麻黄，减二升，去上沫，内诸药，煮取三升，去滓，温服一升。

若渴者，去半夏，加栝蒌根三两。若微利，去麻黄，加荛花如一鸡子（热令赤色）。若噎者，去麻黄，加附子（炮）一枚。若小便不利，少腹满者，去麻黄，加茯苓四两。若喘者去麻黄。加杏仁（去皮尖）半升。（注：且荛花不治利，麻黄主喘，今此语反之，疑非仲景意。）

1. 从上面分析可知，第39条"伤寒"局势下阴分少阴系统进入阴阳停滞状态，从而导致阴分外太阳卫气"开"与阳明卫气"阖"围绕少阳卫气"枢"形成顺逆摆动的往复运转。

由于阴分少阴系统处于阴阳停滞局势，所以阴分外三阳卫气一直处于逆转压制的状态。但只要有后续卫阳的蓄积推动则太阳卫气"开"就能够有机会实现运转，故"但重，乍有轻时"。

如果在第39条"伤寒"少阴系统阴阳停滞基础上阴分卫阳进一步逆转妥协，则阴分少阴系统就失去了实现太阳卫气"开"的机会，也就进入此条"伤寒，表不解，心下有水气"。

此条"伤寒，表不解"是针对第39条"伤寒"状态而言的，因为第39条"伤寒"局势下是可以有机会实现"但重，乍有轻时"的，而此条"伤寒，表不解，心下有水气"则没有这种"乍有轻时"的可能趋势。

2. 从上面分析可知，第39条"伤寒"局势下阴分少阴系统进入阴阳停滞状态，继而导致阴气压力积压停滞在脾营区间。"脾营＋三焦营"是轴线运转，脾营端阴气不能向三焦营推进，阴气则无法进入人体正常水道运转，从而导致阴气停留在"脾主肌肉"层面形成"但重"。

脾营区间已经处于阴阳停滞局势，如果在此基础上太阴系统"胃营、大肠营"卫阳动力进一步妥协，则脾营区间就进入卫阳不足而阴气绝对偏盛的状态。阴阳停滞状态下阴气有卫阳的支持则并未化形，当进入阴气偏盛状态时则阴气化形出现"心下有水气"。

(1)"脾营＋三焦营"是轴线运转，由于脾营端阴气不能通过少阴"枢"向三焦营推进，故导致阴气留滞脾营形成"水气"。脾营区间阴气化形则对9位置施压，由于胃营此时处于卫阳相对不足的状态，胃营自身顺时针下降运转趋势减弱，所以脾营水气只是对胃营正常运转产生阻滞的影响，即形成"干呕"。如果脾营阴气逆行与胃营卫阳顺行强势对冲，则是"呕逆"状态，而不再是"干呕"。

《灵枢·经脉第十》言"脾足太阴之脉……是动则病舌本强，食则呕，胃脘痛，腹胀，善噫"。由此可知"呕"发生在脾营。所以如果从"呕吐"与"干呕"对比来看，"呕"发生在脾营，"吐"则发生在胃营，那么"干呕"则只是发生在脾营，而对胃营没有进行实质逆反影响，所以"干呕"由"心下有水气"直接导致的。

（2）"心下有水气"后阴气压力则向9位置施压，从而导致太阴系统"胃营、大肠营"区间手足阳明卫气逆反蓄积，继而向肺营侵压。手足阳明卫气逆转蓄积则"发热"，肺营受手足阳明卫气逆转侵入扰动则"咳"。

（3）"或渴"："脾营＋三焦营"是轴线运转，脾营端"有水气"相当于三焦营端阴气逆转陷入脾营，致使本应该进入三焦营端的阴气未能进入。三焦主水道，由于人体水液无法进入三焦，那么阴气也就无法正常布散到人体上下、内外。当太阴系统阴气布散不到时则"胃营、大肠营"区间阴气不及、卫阳相对偏盛，故"或渴"。

如果我们把三焦营看作是阴气源头位置，就相当于是农村的深井出水口，阴气通过水道运输到达人体上下内外，实现阴气的正常布散。如果这个出水口水源不足，那么水道内的阴气水平位置就会形成从远端逐步下降、后撤的趋势，所以就此条而言，"脾营＋三焦营"轴线三焦营端阴气不及后首先是轴线对侧太阴系统胃营、大肠营区间出现阴气不至的"或渴"。

半夏是解除胃营、脾营之间阴气逆转压力的，此时手足阳明卫气已经处于阴气不及状态，如果再用半夏作用于胃营增加辛散之力，则"胃营、大肠营"区间阳气更盛，"口渴"更明显，故"去半夏"。"加栝楼根三两"用于三焦营、胆营、肝营区间，以增加阴气顺时针运转。故言"若渴，去半夏，加栝楼根三两"。

（4）"或利"：脾营端阴气不能正常上行三焦营，故导致阴气向少阴"枢"逆转积压，如果小肠营区间卫阳无力运化阴气则阴气逆行外泄，则"或利"。

"麻黄"是从膀胱营区间实现"阳加于阴谓之汗"外泄阴气压力的意图，当然也是耗损少阴系统卫阳动力的过程。现在小肠营区间已经处于阳不能制阴的"或下利"阴气逆转趋势，与"阳加于阴谓之汗"的顺时针意图相背离，故言"若微利，去麻黄，加芫花，如一鸡子，熬令赤色"。

芫花，味苦平寒。主伤寒温疟，下十二水，破积聚，大坚，症瘕，荡涤肠胃中留癖饮食，寒热邪气，利水道。生川谷。

"加尧花"有外泄阴气压力、相对扶阳运转的意图。

（5）"或噎"："或噎"是紧随"或利"之后表现，"或利"是阴气逆转压力积压在少阴系统小肠营区间的局势。"或噎"则是"或利"局势基础上阴气压力再进一步加重逆转，再次进入脾营区间，在脾营"干呕"基础上对胃营造成的逆反现象。

"脾营＋三焦营"轴线阴气压力向脾营端停滞，也就意味着从整体上来看阴分三阴系统卫阳处于逐步逆转退守的局势，也就是少阴系统向厥阴系统推动不及，厥阴系统向太阴系统推动不及的局势。

第15条"太阳病，下之后，其气上冲者"是"下之后"太阴系统卫阳逆反，致使太阴系统阴气阻隔胃营下降，继而形成胃营蓄积逆反上冲的现象。而"或噎"厥阴系统卫阳支持太阴系统不及，继而导致少阴系统阴气逆转侵入"脾营、胃营"，由于此时太阴系统胃营失去了厥阴系统卫阳的顺行推动支持，故导致胃营没有卫阳动力继续维持下降运转趋势，所以当脾营阴气侵入胃营时，在胃营区间就不能形成阳气蓄积逆反的"气上冲"现象，而是形成阴气阻隔胃营下降的"或噎"。

现在阴分少阴系统已经处于支持厥阴系统、太阴系统不及的趋势，而"麻黄"有耗损少阴系统卫阳的弊端，故"若噎者，去麻黄"。"或噎"局势下阴分三阴系统已经处于卫阳逆转妥协、阴气顺势压制的局势，胃营区间已经失去了卫阳对冲反抗的能力。也就意味着"肾营＋大肠营"轴线卫阳已经逆转妥协，故"加附子一枚"以恢复阴分三阴顺时针运转趋势，给胃营卫阳以支持。

（6）"或小便不利"："或噎"提示胃营区间缺乏卫阳动力支持，也就意味着"大肠营＋肾营"水平轴线卫阳已经向肾营端逆转后撤。"或噎"反应的是大肠营端"胃营、大肠营"区间卫阳不及、阴气侵压的局势。

如果在此基础上继续发展，"肾营＋大肠营"轴线肾营端卫阳动力进一步下降，继而导致少阴"枢"无力推动阴气向厥阴系统心包营运转，致使阴气压力向太阴系统逆转施压。

"胃营＋心包营"是轴线运转。从前面分析可知，当心包营区间出现卫阳退守、阴气逆行时阴气压力则越过17位置进入膀胱营区间，膀胱营区间阴气逆转压制卫阳，膀胱腑阳气被困则"小便不利"。心包营卫阳退守、阴气逆行，也就意味着胃营端也同样进入阴气逆转、卫阳退守的局势。

"小便不利"是膀胱营卫阳受阴气逆转压制导致的，而"麻黄"是调动膀胱营阳气顺时针运转的趋势，两者背离，故"若小便不利、少腹满者，去麻黄"。

"少阴系统阴气已经逆转侵压胃营区间，所以"加茯苓四两"用在"小肠营、心营、脾营、胃营"四个位置以减轻"胃营+心包营"轴线上阴气逆行的压力，继而减轻膀胱营区间卫阳被困的局势。

（7）"少腹满，或喘者"：阴气逆转向膀胱营区间施压则形成"或小便不利"，在此基础上阴气逆转压力再继续逼迫则进入"小肠营+肝营"轴线，小肠营区间卫阳与阴气对峙则"少腹满"，肝营端卫阳退守支持太阴系统肺营不及则"或喘"。从太阴系统的角度看，则是从"干呕"发展到"或噎"，再从"或噎"发展到"或喘"。

肝营顺时针支持肺营不及形成"或喘"，故"加杏仁半升"以恢复厥阴系统向肺营的支持运转。但此时的"或喘"是"小肠营+肝营"轴线卫阳推动阴气顺时针运转不及导致的，而不是像第35、36条是"膀胱营+肺营""小肠营+肝营"轴线阴气逆转逼迫导致的"喘"，麻黄是实现少阴系统"阳加于阴"顺时针运转趋势的意图，此时少阴系统区间已经处于卫阳不及的状态，如果再用"麻黄"则有加重"小肠营+肝营"轴线卫阳耗损、阴气进一步逆转加重的弊端，故"若喘，去麻黄"。

3.小青龙汤方：麻黄、芍药、细辛、干姜、甘草炙、桂枝各三两，五味子半升、半夏半升。

干姜三两用在"脾营、心营、小肠营"，恢复阳鱼阳气向阴目运转，从而化解脾营"心下有水气"。

"五味子，味酸温。主益气，咳逆上气，劳伤羸瘦，补不足，强阴"，半升用在肺营，支持肺营顺时针运转以下行；半夏半升用在胃营，主"心下坚，下气"，清除胃营区间阴气逆行。肺营端阴气实现顺时针运转，胃营端阴气逆行给予解除，如此则完成了"肺营、大肠营、胃营、脾营"太阴系统区间阴气顺时针运转的恢复。

细辛三两用在"心营、小肠营、膀胱营",振奋这个区域卫阳运转动力,从而化解逆转的阴气压力;麻黄三两调动"膀胱营、小肠营、心营"区域阴气外泄,从而减轻这个区域的阴气蓄积;桂枝三两用在"膀胱营、肾营、心包营"三个位置,目的是接续少阴系统与厥阴系统之间的运转;炙甘草三两用在"心营、小肠营、膀胱营",避免麻黄、细辛对这个区域引起卫阳妄动。

从整体局势来看,麻黄、细辛、干姜、炙甘草、五味子、半夏这些药物应用的目的只是纠正太阴系统向少阴系统恢复顺势运转趋势,而少阴系统与厥阴系统之间的接续运转还需要解决,所以才有了类似桂枝汤的桂枝三两、白芍三两的应用。麻黄、细辛、干姜、炙甘草、五味子、半夏这些药物的目的是纠正太阴系统向少阴系统运转,也就都具备顺时针推动的趋势。如此也就有引动厥阴系统手足少阳卫气向太阴系统阳明卫气顺时针运转的弊端。芍药三两抑制厥阴系统卫阳妄动,从而形成蓄积卫阳的趋势。

而从"心下有水气"局势来看,"脾营 + 三焦营"是轴线运转,脾营端"心下有水气"是三焦营端卫阳不足无以运化阴气导致的,所以要想彻底解决"心下有水气"就必须恢复三焦营区间卫阳蓄积的状态,所以有了"芍药三两"的应用。

附:《神农本草经》:麻黄,味苦温。主中风伤寒头痛温疟,发表,出汗,去邪热气,止咳逆上气,除寒热,破症坚积聚。一名龙沙。

细辛,味辛温。主咳逆,头痛,脑动,百节拘挛,风湿,痹痛,死肌。久服明目,利九窍。

五味子味酸温。主益气,咳逆上气,劳伤羸瘦,补不足,强阴,益男子精。生山谷。

半夏,味辛平。主伤寒寒热,寒热之在肺胃间者。心下坚,下气,辛能开肺降逆。咽喉肿痛,头眩,开降上焦之火。胸胀,咳逆,肠鸣,气降则通和,故能愈诸疾。止汗。涩敛肺气。

莞花,味苦平寒。主伤寒温疟,下十二水,破积聚,大坚,症瘕,荡涤肠胃中留癖饮食,寒热邪气,利水道。生川谷。

干姜，味辛温。主胸满，寒邪之在胸者则散之。咳逆上气，辛能润肺降逆。温中止血，血得缓而归经。出汗，辛能散逐寒气，使从汗出。逐风湿痹，治寒邪之在筋骨者。肠下痢，治寒邪之在肠胃者。生者尤良。辛散之品，尤取其气性之清烈也。久服，去臭气，通神明。辛甚气烈，故能辟秽通阳。

伤寒，心下有水气，咳而微喘、发热不渴。（注：服汤已渴者，此寒去欲解也），小青龙汤主之。（41）

1. 从总纲图角度看，第40条"伤寒，表不解"提示阴分卫阳已经从少阴系统退守到太阴系统脾营区间，脾营卫阳不足则阴气化形，形成"心下有水气"。太阴系统脾营不能"开"则逆时针逼迫手足阳明卫气形成"干呕、发热而咳"，由于少阴系统与厥阴系统同时处于卫阳退守、阴气逆行的联动趋势，则形成"或渴，或利，或噎，或小便不利、少腹满，或喘者"的变化。

此条"伤寒，心下有水气"同样是阴分卫阳从少阴系统退守到太阴系统脾营区间形成阴气化形的局势。"不渴"提示厥阴系统三焦营不缺乏阴气，也就意味着少阴系统向厥阴系统还能够保持正常的运转趋势。"咳而微喘、发热"则强调太阴系统手足阳明卫气逆转蓄热以及侵入肺营的状态。

相比较第40条而言，"心下有水气"之后由于不能通过厥阴系统向少阴系统逆行来外泄阴气压力，所以导致阴气逆转逼迫卫阳的压力都集中在太阴系统区间，故形成"咳而微喘、发热"。

2. 从前面论述可知，"喘"提示肝营不能支持肺营上行运转，从而形成肺营被困的局势。此条"咳而微喘"是"伤寒、心下有水气"之后由于阴气没有外泄途径，所以导致阴气逆转的压力都集中在太阴系统区间，脾营阴气停滞的压力只能向肺营施加。但由于阴分少阴系统向厥阴系统能够保持正常运转趋势，肺营能够得到肝营支持，所以即使肺营被困也只是轻度受压形成"微喘"，而不会形成陷入肝营趋势的"或喘"。

第40条针对肝营支持肺营不及局势有了"若喘者，去麻黄，加杏仁半升"的加减。而此条局势下"咳而微喘"是肺营向肝营逆转逼迫导致的，所以也就没有了这个加减，完全是"小青龙汤主之"。

太阳病，外证未解，脉浮弱者，当以汗解，宜桂枝汤。（42）

太阳病，下之微喘者，表未解故也，桂枝加厚朴杏子汤主之。（43）

桂枝加厚朴杏子汤方：

桂枝（去皮）三两　甘草（炙）二两　生姜（切）三两　芍药三两　大枣（擘）十二枚　厚朴（炙去皮）二两　杏仁（去皮尖）五十枚

上七味，以水七升，微火煮取三升，去滓，温服一升，覆取微似汗。

1. 从总纲图看，第40条"伤寒，表不解，心下有水气"局势下阴气逆行压力已经深入到阴分太阴系统脾营区间并且化形，太阴系统阴气化形则逆时针阻滞手足阳明卫气运转，从而导致阳明卫气阻隔于阴分少阴之外，阳明卫气逆转则在太阴系统形成"干呕、发热而咳"；三阳卫气区间阴气已经逆转后撤到太阳卫气阶段，并陷入阴分太阴系统脾营区间，故导致阳明卫气阶段阴气不及，形成"或渴"；太阳卫气阶段阳不能制阴则"或利"；阴分"大肠营＋肾营"轴线卫阳逆转后无力支持阴分外阳明卫气运转，故导致脾营阴气压力向胃营逼迫形成"或噎"；如果"大肠营＋肾营"轴线卫阳逆转后无力支持阴分外少阳卫气运转，则阴气逆转压力向太阳卫气阶段逼迫，故"或小便不利"。如果太阳卫气阶段膀胱营阳气动力再进一步退守，阴气压力则向小肠营区间逼迫，故形成"少腹满"。阴分"小肠营＋肝营"轴线进入阴气逆转、卫阳退守的局势，故肝营端形成"或喘者"。

从这些"或"症的顺序安排来看，"干呕、发热而咳"还处于阴分脾营"心下有水气"与阳明卫气顺行之间的对冲矛盾阶段。"或渴"则提示阴分外阴气已经在阳明卫气阶段处于不及状态。阴分外阴气进一步逆行则进入太阳卫气阶段形成"或利"。而当阴分三阴系统"肾营＋大肠营"水平轴线卫阳进一步退守，则阴分外三阳卫气则进入退守趋势，阳明卫气退守则"或噎"，少阳卫气向太阳卫气逆转退守则"或小便不利"，太阳卫气阶段从膀胱营向小肠营进一步退守则"少腹满"。当太阳卫气阶段阳气退守到小肠营区间时，阴分阴气压力则向"小肠营＋肝营"轴线的肝营端施压，故进入"或喘者"。

总体来看，"干呕、发热而咳"处于阴分阴气逆行与阴分外三阳卫气顺行相互对冲矛盾的阶段，然后进入阴分外阴气逐步退守的"或渴""或利"阶段。

再然后开始进入阴分三阴系统卫阳支持三阳卫气不及的"或噎""或小便不利""少腹满"阶段，到此都还处于阴分外三阳卫气退守的阶段。再然后阴气逆转压力则再次进入阴分三阴系统，少阴系统阴气向太阴系统逆转施压则肺营不张，故"喘"。

(1)第41条"伤寒，心下有水气"局势下阴气逆行压力积压在阴分太阴系统脾营区间，继而导致阳明卫气被迫阻隔于阴分之外。阳明卫气逆反蓄积则"发热"，手足阳明卫气逆反后阳气蓄热则向肺营侵扰，故"咳"；阳明卫气逆反推动阴气向少阳卫气阶段侵压，导致太阴系统肺营向肝营逼迫，故"喘"。由于此时太阳卫气阶段、少阳卫气阶段处于阴气与阳气能够同步运转的状态，所以阳明卫气推动阴气向少阳卫气阶段逆转侵压的影响有限，故是"微喘"。因为如果此时少阳卫气顺时针运转妥协不及，那么阳明卫气推动阴气就进入"胆营、三焦营"区间，手足少阳卫气被困则进入少阳证状态。

"不渴"提示阳明卫气阶段处于阴气与阳气同步运转状态，从而形成阳明卫气逆反后推动阴气向少阳卫气侵压的局势，如果此时阴气压力能够通过少阳卫气阶段向太阳卫气转嫁，那么阳明卫气阶段则形成阴气不及"或渴"状态，也就重新进入第40条局势。

所以两条对比来看，第40条局势下三阳卫气阶段阴气已经出现逆转妥协让步的趋势。而第41条局势下三阳卫气阶段阴气与阳气还处于同步运转对峙的状态。

(2)第41条"伤寒，心下有水气"局势下阴分少阴系统卫阳已经退守到脾营区间，意味着"膀胱营、小肠营"区间处于卫阳退守、阴气逆转侵入的趋势。当阴气越过13位置逆转侵入心营区间时，心营区间卫阳不足以支持13位置与阴气对抗，也就不再有"脉浮"，阴分少阴系统阴气逆转侵入脾营，继而产生阳明卫气被阻隔于阴分之外的变化。

通过"小青龙汤主之"后"脾营、心营"区间卫阳已经能够支持13位置以对抗"小肠营、膀胱营"区间阴气逆转压力，所以有了"脉浮"。但由于"脾营、心营"区间卫阳恢复有限，越过13位置向"小肠营、膀胱营"区间支持卫阳运转还处于不足状态，故"脉弱"。如此在"膀胱营、小肠营、心营、脾营"区间形成"脉浮弱"。"膀胱营、小肠营"区间还处于卫阳支持太阳卫气"开"不及的状态，故言"太阳病，外证未解"。

当"脾营、心营"区间卫阳已经恢复到"脉浮"状态，也就意味着脾营区间"心下有水气"得以解除，那么阴分阻隔阳明卫气"阖"的阴气逆转压力已经得以解除。阳明卫气能够"阖"阴分，但此时阴分少阴系统支持太阳卫气"开"处于不及的"脉浮弱"状态，故有了推动三阳卫气"阖"阴分然后支持太阳卫气"开"的解决思路，故"宜桂枝汤"。由此可见，第42条是第41条"伤寒心下有水气"通过"小青龙汤主之"后太阳病解决不彻底的状态。

（3）从总纲图看，"下之"是阳明卫气逆转后撤的意图。"太阳病，下之"导致阳明卫气逆转，致使阳明卫气"阖"阴分少阴不及，继而带动太阳卫气"开"也随之后撤。太阳卫气"开"后撤则顺时针支持少阳卫气不足，继而联动出现顺时针支持阳明卫气不及状态，而此时阳明卫气随"下之"已经处于逆转后撤趋势。所以"下之后"阴分外三阳卫气之间已经同步进入逆转后撤的趋势。

当阴分厥阴系统少阳卫气动力从肝营后撤之后则顺时针支持太阴系统肺营不及，从而形成"下之微喘"的第43条局势。

第41条"微喘"是阴分"心下有水气"阻隔了阳明卫气"阖"阴分少阴的运转，阳明卫气蓄积后被迫推动阴气向少阳卫气阶段逆转侵压形成的；而第43条"下之微喘"则是"下之"后导致三阳卫气同步逆转，致使少阳卫气支持阳明卫气不及导致的。前者处于阴气阻挡三阳卫气运转的格局，所以是麻黄汤之类解决，而后者是三阳卫气顺时针支持不及导致的，所以是桂枝汤类解决。

2.从太极模式图看，第41条"微喘"是"伤寒，心下有水气"之后阴气逆转压力集中在太阴系统区间，从而形成阴气逆行逼迫肺营向肝营逆转的趋势。

第43条"下之微喘"则是"太阳病"局势下主动从太阴系统大肠营"下之"后撤卫阳动力，从而导致"大肠营＋肾营"轴线卫阳从"7+19"轴线节点向"5+17"轴线节点逆转退守。

大肠营居于太阴系统"肺营、大肠营、胃营、脾营"第2位置，小肠营居于少阴系统"心营、小肠营、膀胱营、肾营"第二位置，太阴系统大肠营与少阴系统小肠营处于同步对应位置。当大肠营从 7 位置向 5 位置逆转退守时，则带动"大肠营、胃营、脾营、心营"4 个单位区间卫阳逆转退守，继而导致"小肠营、膀胱营、肾营"区间阴气从小肠营 15 位置向 13 位置逆转退守。如此形成"大肠营＋肾营"轴线整体的逆转过程。

"小肠营＋肝营"是轴线运转，小肠营端"小肠营、膀胱营、肾营"三个单位区间阴气逆转，则带动"心包营、三焦营、胆营、肝营"区间卫阳从肝营端 3 位置向 1 位置逆转退守，肝营端 3 位置支持肺营不及则"喘"。

此处言"微喘"提示是"15＋3"轴线节点卫阳运转不及形成的"喘"，"膀胱营＋肺营"轴线还只是处于卫阳运转不及的状态，并没有进入"膀胱营＋肺营"轴线阴气向"小肠营＋肝营"轴线逆转施压的状态。简单来说，此条的"微喘"还处于厥阴系统支持肺营卫阳运转不及的状态，还没有进入少阴系统向太阴系统阴气逆转逼迫的局势。

第 42 条"太阳病，外证未解，脉浮弱者"局势下已经出现太阴系统顺时针支持少阴系统不及的现象，所以"当以汗解，宜桂枝汤"。第 43 条"太阳病"局势下主动"下之"形成"微喘"，同样形成太阴系统顺时针支持少阴系统不及的过程，只不过在此基础上还继续发展形成少阴系统支持厥阴系统不及的状态，所以还是以"当以汗解，宜桂枝汤"为原则进行治疗。由于"下之"对大肠营、肺营产生了逆转影响，所以在桂枝汤的基础上"加厚朴杏子汤主之"。

3. 桂枝加厚朴杏子汤从组成来看，是完整的"桂枝汤"＋"厚朴二两""杏仁五十枚"。

"杏仁五十枚"用在"心包、三焦、胆、肝、肺"五个位置，目的是恢复厥阴系统对太阴系统肺营的顺时针支持。"厚朴二两"用在"肺营、大肠营"两个位置，纠正来自大肠营的阴气逆转压力。两者配合实现了厥阴系统对太阴系统的阳气支持，然后就重新回到桂枝汤局势，继续用桂枝汤推动。

太阳病，外证未解，不可下（注：下之为逆），欲解外者，宜桂枝汤。（44）

1. 从上面分析可知，第 39 条"伤寒，脉浮缓，身不疼，但重"提示脾营区间已经处于卫阳被困的局势。如果在此基础上继续发展，脾营区间则形成卫阳不足、阴气绝对偏盛的第 40 条 "心下有水气" 局势。第 40 条言 "伤寒，表不解，心下有水气"，"表不解" 是指第 39 条 "伤寒、脉浮缓" 局势下 "表不解"。因为 "膀胱营、小肠营、心营、脾营" 区间如果能够形成 "阳加于阴谓之汗" 的顺时针运转趋势，期间阴气压力就能够得以解除，脾营区间卫阳被困状态就会得以纠正。只有 "膀胱营、小肠营" 区间 "表不解"，"心营、脾营" 区间阴气压力才会得以继续发展形成 "心下有水气"。由此可知，"表不解" 的 "表" 是指膀胱营位置，也就是膀胱营主表。

第 41 条同样是 "心下有水气"，但不再言 "表不解"，也就意味着第 41 条不再是以第 39 条 "伤寒，脉浮缓" 为基础继续发展延伸出来的局势，而是单纯的 "伤寒" 状态之后形成 "心下有水气"。"伤寒" 是太阳卫气被寒压制之后的局势，所以第 41 条是 "伤寒" 导致阴分少阴系统与太阴系统之间 "心营、脾营" 区间出现阴气停滞，继而引起阴分外阳明卫气的逆转变化。

与第 40 条对比来看，第 40 条是在第 39 条基础发展来的，而第 39 条局势下三阳卫气之间已经处于围绕少阳卫气 "枢" 左右摆动的局势，所以第 40 条阴分外三阳卫气之间已经存在妥协逆转的基础。而第 41 条局势的起点是 "伤寒"，所以阴分外三阳卫气之间没有妥协的基础存在，阳明卫气逆反后形成推动阴气逆转的局势。

2. 第 42 条言 "太阳病，外证未解，脉浮弱者，当以汗解，宜桂枝汤"。"内" 与 "外" 相对应，也就是阴分 "内" 与阴分 "外" 的区别，所以 "太阳病，外证未解" 是 "太阳病" 后阴分外三阳卫气之间运转未能解决，从而导致 "脉浮弱"，也就是三阳卫气顺时针运转动力不足，致使 "阖" 阴分不及，所以 "当以汗解，宜桂枝汤"。

第 43 条言 "太阳病，下之微喘者，表未解故也，桂枝加厚朴杏子汤主之"。"表未解" 是指膀胱营主表的问题没有解决，也就意味着阴分外太阳卫气 "开" 没有恢复完整。太阳卫气 "开" 已经不及，那么阴分外三阳卫气之间也就不会形成顺时针向阳明卫气推动太过的局势。三阳卫气之间没有形成瘀堵太过的局势，所以 "下之" 后导致三阳卫气进入逆转后撤趋势，故形成 "微喘"。

第 44 条言 "太阳病，外证未解，不可下也"，这个 "外证未解" 与第 42

条"外证未解"是一致的，是指阴分"外"三阳卫气顺时针运转没有恢复完整。因为三阳卫气之间的运转没有恢复完整，也就没有能力形成三阳卫气之间的瘀堵，所以"不可下也"。这个"不可下"与第43条"下之微喘"相对应，"微喘"给出了第44条"（下之为逆）"的示范结果。阴分外三阳卫气顺时针运转不及，所以据第42条"外证未解，脉浮弱者，当以汗解，宜桂枝汤"的思路还是予以桂枝汤解决，故言"欲解外者，宜桂枝汤"。第43条"桂枝加厚朴杏子汤主之"也是在桂枝汤基础上进行的加减，与第44条"宜桂枝汤"形成呼应。

太阳病，先发汗不解，而复下之，脉浮者不愈。浮为在外，而反下之，故令不愈。今脉浮，故在外，当须解外则愈，宜桂枝汤。（45）

1. 从"浮为在外，而反下之，故令不愈"可知是先有的"浮为在外"然后才考虑"而反下之"。据此可把原文调整为：太阳病，先发汗不解，"脉浮者"，而复下之"不愈"。浮为在外，而反下之，故令不愈。今脉浮，故在外，当须解外则愈，宜桂枝汤。

2. 从总纲图看，三阳卫气与阴分三阴系统维持着两个层面的阴阳平衡。首先是阴分三阴系统中实现卫阳推动阴气顺时针运转的相对平稳运转，另者则是三阳卫气层面通过太阳卫气"开"、少阳卫气"枢"、阳明卫气"阖"实现阴分阳气的内外进出平衡。

"太阳病"是膀胱营脉内卫阳与脉外卫气同时受病的状态。"先发汗不解"是指从膀胱营"先发汗"之后形成"脉浮者"状态。"脉浮"是阳气困在阴分之外三阳卫气阶段的状态，所以言"浮为在外"。这个"外"与第42条、第44条"外证未解"是一致的。

要想形成阳气困在阴分之外的状态，简单来说有两种途径：一种是太阳卫气"开"太过，太阳卫气"开"明显大于阳明卫气"阖"，从而形成三阳卫气"阖"阴分不及的局势；另外一种则是阴分内卫阳与阴气对峙后导致阳明卫气"阖"阴分不能，继而阻隔于阴分之外，从而导致三阳卫气层面形成逆反，致使阳气困在阴分之外。

如果医者误认为此时的"脉浮"是三阳卫气层面逆反造成的，则有了"下之"的判断，出现"而复下之"。"下之"是解除阴分太阴系统与少阴系统之间的卫阳瘀堵压力。阴分少阴系统不再处于卫阳瘀堵状态，阳明卫气也就能顺势"阖"入阴分少阴，三阳卫气层面逆反瘀堵导致的"脉浮"状态也就得到解决。

但从此条来看，"太阳病，先发汗"是通过太阳卫气"开"来解决阴分少阴系统阴气压制卫阳的问题。"先发汗不解"后出现"脉浮"，是指阴分内阴气压制卫阳的局势得以解除之后形成"脉浮"。由于"发汗"后阴分内阴气有了外泄出路，阴分内卫阳与阴气对峙的局势不再存在，也就没有了第二种可能，所以此时的"脉浮"是太阳卫气"开"明显大于阳明卫气"阖"导致的。也就是说此时的"脉浮"是发生在太阳卫气阶段，而不是阳明卫气阶段，所以仲景言"而复下之，脉浮者不愈"。

"桂枝汤"是推动三阳卫气"阖"入阴分少阴的用意，故言"今脉浮，故在外，当须解外则愈，宜桂枝汤"。

太阳病，脉浮紧、无汗、发热、身疼痛，八九日不解，表证仍在，（注：此当发其汗，服药已微除也）其人发烦目瞑，剧者必衄（衄乃愈），所以然者，阳气重故也。麻黄汤主之。（46）

1. 从上面分析可知，"脉浮"应该包含两个层面的意思：第一个层面是"太阳之为病，脉浮"，也就是阴分少阴系统"膀胱营、小肠营"区间太阳卫气"开"被迫压制形成蓄积，继而对"心营"产生逆反逼迫，导致心营之外出现压力形成"脉浮"；第二个层面则是从阴分外三阳卫气的整体角度来看，由于太阳卫气从阴分少阴"开"与阳明卫气向阴分少阴"阖"没有形成同步进出运转，形成"开"多"阖"少局势，从而导致阳气困在阴分之外形成"脉浮"；"寒则收引"，"脉紧"提示阴气侵入脉内，导致脉内形成阴气蓄积压制卫阳的对峙状态。

"脉浮紧"同样可以从两个角度来考虑。首先，"脉浮"提示心营之外"膀胱营、小肠营"区间出现阳气被困状态。"脉紧"提示阴气侵入脉内。"脉浮紧"包含了以上两种状态，故提示"膀胱营、小肠营"区间出现阴气逆转蓄积，继而逼迫卫阳向心营13位置施压，"膀胱营、小肠营"区间有阴气蓄积压力则

"脉紧"，心营13位置之外有阳气被困则"脉浮"，如此共同实现了"脉浮紧"。从另外的角度看，"脉浮"提示阳气困在阴分之外的三阳卫气阶段，"脉紧"同样提示出现了阴气蓄积压力，故"脉浮紧"是指阳气困在了阴分之外的三阳卫气阶段，而三阳卫气阶段的阴气压力则都向太阳卫气阶段积压。

由于"膀胱营、小肠营"区间处于阴气蓄积逼迫卫阳的"脉浮紧"局势，所以无法形成"阳加于阴"顺时针推动趋势，故"无汗"；三阳卫气困在阴分之外则蓄积"发热"；"膀胱营、小肠营、心营、脾营"区间形成阴气蓄积逼迫卫阳逆转的局势，但"脉浮紧"提示13位置感受到的是阳气逆转压力，而不是从小肠营逆转推进来的阴气压力，因为如果小肠营区间阴气逆转侵入心营区间就进入"脉紧"状态，而不会是"浮紧"。所以"脉浮紧"提示"膀胱营、小肠营、心营、脾营"区间处于阴气逆转蓄积与卫阳顺行相互对峙的局势，阴气蓄积压力既不能完全逆转侵入"心营、脾营"区间，卫阳动力也不能"阳加于阴"实现顺行运转。从整体上看，则是"膀胱营、小肠营"区间处于阴气蓄积逼迫卫阳的状态，而"心营、脾营"区间则处于卫阳逼迫阴气逆转蓄积的状态。

如果从各个经脉上来看，则是膀胱营区间、小肠营区间、心营区间、脾营区间都分别进入阴阳对峙状态。所以，我们既可以简单认为"膀胱营、小肠营"区间阴气压力逼迫而形成"身疼痛"，也可认为是"心营、脾营"区间卫阳逼迫阴气蓄积而形成"身疼痛"。道理是一致的，只是我们看待的角度是在膀胱营区间，还是在脾营区间。

2. 从总纲图看，"八九日"经历了"七日"运转，然后再次进入阴分向太阳卫气"开"的阶段。"八九日不解"提示"八九日"阶段太阳卫气没有顺利"开"，之前"太阳病，脉浮紧、无汗、发热、身疼痛"仍然存在，膀胱营位置太阳卫气"开"的问题仍然没有解决，故"表证仍在"。46条"表证仍在"与40条"伤寒，表不解"、43条"表未解故也"中的"表"所指都是一致的，都是针对膀胱营主表而言的。

由于之前"五日、六日、七日"三阳卫气顺时针"阖"入阴分的趋势已经建立，所以当"八九日""表证仍在"时，阳明卫气"阖"阴分少阴的顺时针运转与"表证仍在"太阳卫气被困的局势形成对峙。换个角度看，由于太阳卫气还处于被困的"表证仍在"状态，所以逆时针阻滞阳明卫气"阖"入阴分，致使阳明卫气、少阳卫气、太阳卫气处于被动逆转蓄积的趋势。

《灵枢·经脉第十》言"胃足阳明之脉，起于鼻之交頞中，旁纳太阳之脉""膀胱足太阳之脉，起于目内眦，上额，交巅""胆足少阳之脉，起于目锐眦"。《灵枢·卫气行第七十六》言"是故平旦阴尽，阳气出于目，目张则气上行于头，循项下足太阳"。

三阳卫气逆转蓄积后则逆时针逼迫太阳卫气，太阳卫气受压则"目张则气上行于头"受限，故"目瞑"。少阳卫气逆反受压则逼迫心包营，心包营卫阳蓄热则"心烦"。如此则形成"其人发烦目瞑"。

如果阳明卫气、少阳卫气逆转逼迫太阳卫气的压力继续蓄积上升，就不再只是太阳卫气"目张则气上行于头"运转受限，而是导致"胃足阳明之脉，起于鼻之交頞中，旁纳太阳之脉"被迫逆转蓄热，从而形成"剧者必衄"。"剧者必衄"中这个"剧"字生动体现了三阳卫气之间逆反蓄积压力的上升过程。

从上面分析可知，"所以然者，阳气重故也"是指三阳卫气顺时针运转动力本身过盛，一旦出现太阳卫气不能"开"，则导致三阳卫气逆反蓄积的压力过于强势，故形成此条状态。

三阳卫气逆反的压力都是由于太阳卫气不能"开"导致的，所以用麻黄汤顺时针外泄阴分阴气压力，从而带动三阴系统形成顺时针运转趋势，继而减轻三阳卫气逆反的压力。

3. 从上面分析可知，"剧者必衄"是足太阳膀胱经阳气受压太过导致瘀堵压力向足阳明胃经逼迫，继而在"胃足阳明之脉，起于鼻之交頞中，旁纳太阳之脉"区间形成"衄"。

正常情况下，肝主藏血，脾主统血，心主血运，如此实现血在营脉中正常运转。"衄"是血不归经、不能藏纳脉中而妄动外泄的局势，所以"衄"这个现象意味着肝不能藏血、脾不能统血、心不能正常运血的过程。

从总纲图看，此条局势下阳明卫气"阖"阴分少阴受阻，阳明卫气蓄积后向少阳卫气逆反侵入，导致"胆营、三焦营"区间足少阳卫气向手少阳卫气偏转逆行，继而导致心包营卫阳蓄积而"烦"。"胆营、三焦营"区间卫阳逆转侵入心包营，继而推动"心包营、肾营"区间阴气向膀胱营区间逆转侵入，膀胱营区间阴气蓄积则形成"脉浮紧、无汗、发热、身疼痛""表证仍在"的状态。此时还是三阳卫气阶段阳气与阴气之间的压力转嫁过程。

如果阴分外三阳卫气阶段"阳气重"，阳明卫气、少阳卫气蓄积后压力急剧上升，此时不再只是推动"心包营、肾营"区间阴气向膀胱营区间逆转侵入，而是阳明卫气、少阳卫气蓄积的阳气压力直接逆转侵入膀胱营区间，继而向"小肠营、心营"逆转逼迫。阴分少阴系统心营区间阳气逆转妄动则"心主血"被逆。心营阴气瘀堵则向脾营施压，致使"脾统血"被逆。

换个角度看，少阴系统膀胱营区间卫阳瘀堵后会向太阴系统胃营区间转嫁压力，所以逼迫"心营、脾营"区间"主血""统血"被逆，此时还是成不了"衄"。胃营卫阳瘀堵后会推动"胃营、大肠营"手足阳明卫气继续向"肺营、肝营"区间施压，当"肝主藏血"被逆后脉中"血"被扰动则开始妄动外泄，此时才进入"衄"的阶段。

从《灵枢·经脉第十》来看，"大肠手阳明之脉……是主津液所生病者：目黄口干，鼻衄，喉痹""胃足阳明经脉……是主血所生病者：狂疟，温淫，汗出，鼽衄，口喎，唇诊，颈肿，喉痹"；"膀胱足太阳之脉……是主筋所生病者：痔、疟、狂、癫疾，头囟项痛，目黄、泪出，鼽衄"。"衄"是发生在大肠营、胃营、膀胱营三条经脉的事情。

如果我们知道了上面的分析过程，则会明白"衄"发生在大肠营、胃营、膀胱营三条经脉只是最终结果，其背后还隐藏着"肝藏血"被逆的环节。也就是说"阳气重"导致的"衄"是阴分外三阳卫气全部再次逆转瘀堵导致的。

一般情况下，阴分外三阳卫气逆转蓄积后只是推动阴气形成逆转。而"阳气重"后太阳卫气阶段就不再是阴气压力，而是形成阳气压力侵入，从而逼迫阳明卫气、少阳卫气再次逆转，如果逆转压力只能局限在太阳卫气与阳明卫气之间，还是成不了"衄"，只有逆转压力继续侵入少阳卫气阶段，才能扰动"肝藏血"被逆出现"衄"。

如果从整体角度来看，"太阳病，脉浮紧、无汗、发热、身疼痛，八九日不解，表证仍在"局势下阳明卫气"阖"阴分少阴的顺时针运转与"表证仍在"太阳卫气被困的局势形成对峙，致使阴分外三阳卫气形成逆转蓄积趋势。

一般情况下，阳明卫气蓄积后则向少阳卫气阶段侵压，从而导致"胃营＋心包营"轴线卫阳逆转蓄积，心包营蓄热则"烦"。少阳卫气蓄积后则推动"心包营、肾营"区间阴气向膀胱营区间逆转，膀胱营太阳卫气受阴气逼迫则"目瞑"。也就是说"其人发烦目瞑"是阴分少阴阻隔了阳明卫气，由阳明卫气蓄积后对少阳卫气、太阳卫气逐步侵压导致的局势。

而"阳气重"局势下，阳明卫气阶段、太阳卫气阶段都处于完整蓄积状态，阴分外三阳卫气之间不再有转嫁的余地，致使所有压力都集中在少阳卫气"枢"阶段。少阳卫气"枢"阳气蓄积后则厥阴系统"阴不能制阳"，故导致肝不能藏血，从而形成太阳卫气"开"向阳明卫气"阖"逆时针偏转动血外泄，导致肝主藏血、脾主统血、心主血运都被逆转的"剧者必衄"局势。

这也就是定律二中推论3的内容。"开、枢、阖"三者之间存在中间支点平衡的三角对称关系，"开"与"阖"的进出平衡维持着中间"枢"位的相对静止状态。当"开"与"阖"进入对峙瘀堵时，如果两者之间有相互转嫁压力的空间，则只能抬高中间"枢"位的运转高度，还是不能打破"枢"位置的静止平衡。当两者之间不再有相互转嫁压力的空间，则所有瘀堵压力只能向"枢"位置积压，继而三者之间平衡完全被打破。

从太极模式图看，"膀胱营＋肺营"是轴线运转，"太阳病，脉浮紧、无汗、发热、身疼痛"都是膀胱营端表现，肺营端并没有症状出现，也就意味着膀胱营区间阴气逼迫卫阳逆转的压力都积压在了脾营区间，并没有向肺营端侵入，所以并没有出现第35条"无汗而喘"的表现。

人体经历了"发于阳七日愈"的恢复过程，三阳卫气顺时针运转得到纠正，如果"八九日不解，表证仍在"，那么"表证仍在"与"七日"的三阳卫气恢复趋势就形成对冲，致使三阳卫气都被动受压。所以此条局势下膀胱营端"表证仍在"不再是导致肺营端受压，而是导致阳明卫气、少阳卫气、太阳卫气逆反，也就是肺营端压力向"发烦目瞑"转嫁的过程。

"小肠营＋肝营"是轴线运转，"阳气重"局势下三阳卫气都处于蓄积状态。膀胱营区间卫阳推动阴气越过 15 位置向小肠营侵入，从而导致"15+3"轴线节点被逆，由于此时太阴系统阳明卫气、厥阴系统少阳卫气都处于饱满状态，所以 3 位置就被迫形成肺营卫阳与肝营卫阳对峙的状态。小肠营端卫阳逆转一分，肝营端卫阳则蓄积一分，肝藏血功能则不及一分。小肠营卫阳逆转一分，则"心营、脾营""主血""统血"被逆一分，继而在小肠营、膀胱营区间迫血外泄形成"衄"。

"发烦目瞑"的压力集中在厥阴系统与少阴系统之间。而"剧者必衄"的压力集中在少阴系统与太阴系统之间。而第 35 条"无汗而喘"的压力则集中在太阴系统与厥阴系统之间。

由于"无汗而喘""发烦目瞑""剧者必衄"只是压力积压推进的位置不同，本质上都是少阴系统"膀胱营、小肠营、心营"区间阴阳对峙导致的，所以都是"麻黄汤主之"。

4. 问：从第 38 条与第 46 条对比来看，两者都具备"脉浮紧""无汗"（无汗与不汗出是相同状态）、"发热""身疼痛""烦"。两者唯一的区别在于第 38 条有"恶寒"而此条没有，两者之间到底有没有区别呢？

答：从前面分析来看，第 38 条"太阳中风"是阳气内旋下降逼迫阴气上旋瘀堵在表的局势。也就是阴分外太阳卫气、阳明卫气阶段"膀胱营、小肠营、心营、脾营、胃营、大肠营"被阴气逆转占据，继而逼迫阴分外阳气向少阳卫气阶段逆转侵压。阳明卫气、少阳卫气阶段"胃营＋心包营"轴线阳气逆转蓄积则"烦躁""发热"。太阳卫气阶段被阴气侵占而不能外泄，故有了"恶寒"。

此条"脉浮紧、无汗、发热、身疼痛"是阳气与阴气被困在少阴系统"膀胱营、小肠营"区间形成对峙局势，"发热"是阴分外三阳卫气逆转之后形成的蓄热，由于阴分外三阳卫气处于逆转蓄积状态，所以只有"发热"而无"恶寒"。"脉浮紧"则是阴分少阴系统区间阳气与阴气对峙的现象。

第 38 条阳气瘀堵发生在阳明卫气与少阳卫气区间、阴气压力则集中在阴分少阴与太阴之间；而此条阳气瘀堵发生在阴分外三阳卫气之间，阴气与阳气的对峙发生在阴分外三阳卫气与阴分之间。

太阳病，脉浮紧，发热，身无汗，自衄者愈。（47）

1.问：从上篇前三条来看，"太阳之为病"有"恶寒"，"中风"有"恶风"，"伤寒"有"必恶寒"，三者都有膀胱营区间太阳卫气的表现。但第46条"太阳病，脉浮紧、无汗、发热、身疼痛"；第47条"太阳病，脉浮紧，发热，身无汗"则只有"发热"而不再有"恶风""恶寒"表现，难道是由"太阳病"这个前提代替省略了吗？

答：从目前对条文的分析来看，条文中关于症状的描述都是非常详细、严谨的，是不存在模糊替换的，所以第46条、第47条中"太阳病"这个前提包含不了"恶寒""恶风"表现。也就是说这两条中的"太阳病"本身就只有"发热"，而没有"恶风""恶寒"。

第46条局势下三阳卫气顺时针向阴分少阴"阖"受阻，从而导致阳明卫气、少阳卫气推动阴气向太阳卫气阶段积压。由于太阳卫气阶段处于"无汗"状态，意味着无法形成"阳加于阴谓之汗"的压力外泄过程，致使阴阳对峙压力集中在太阳卫气阶段形成"身疼痛"。此时阴分外三阳卫气处于阳气逆转蓄积"发热"状态，太阳卫气阶段不存在阳气不及的"恶寒"现象；太阳卫气阶段阴阳对峙则有了阳气受压的"脉浮"和阴气侵入的"紧"，形成"脉浮紧"。此时阴阳对峙的矛盾还集中在太阳卫气阶段，所以有了"表证仍在"的提法。

第47条"太阳病，脉浮紧，发热，身无汗"同样没有"恶寒""恶风"，意味着阴分外三阳卫气之间同样处于被困蓄积的"发热"状态。三阳卫气逆转蓄积后则推动阴气向太阳卫气阶段积压形成"脉浮紧"，但相较于46条来看太阳卫气阶段没有"身疼痛"，意味着太阳卫气阶段阴气受压后实现了压力的转嫁，也就是把太阳卫气阶段阴阳相争的阴气瘀堵压力向阴分"心营、脾营"区间转嫁。太阳卫气阶段没有了阴阳相争，也就没有了"表证仍在"，如此形成阴分"心营、脾营"区间阴气瘀堵与阴分外三阳卫气之间的对峙矛盾局势。

阴分"心营、脾营"区间阴气瘀堵则阻滞三阳卫气推动阴气进入阴分，所以导致阴分外阴气受压而"脉紧"，三阳卫气不能向阴分"阖"则停滞在外而"脉浮"，也就有了"脉浮紧"现象。

"自衄者"导致阴分"心营、脾营"区间营血瘀堵压力外泄，阴分内阴气阻滞压力解除，则三阳卫气就能够推动阴气进入阴分之内。阴气不在三阳卫气层面瘀堵蓄积则不再有"脉紧"，三阳卫气能够向阴分"阖"则不再有"脉浮"，如此实现"自衄者愈"。

2. 此条与第 46 条结合来看，第 46 条"其人发烦目瞑，剧者必衄"提示三阳卫气层面形成逆转瘀堵。三阳卫气逆转瘀堵的压力向太阳卫气侵压，导致"目张则气上行于头"受限故"目瞑"；三阳卫气层面瘀堵的压力再继续增加则继续侵入足太阳膀胱经与足阳明胃经交接的"起于鼻之交頞中，旁纳太阳之脉"，从而形成"剧者必衄"。

"剧者必衄"是阴分外三阳卫气之间的瘀堵压力过强导致，所以言"阳气重故也"。而此条"自衄者愈"强调的是阴分三阳卫气与阴分之间的对峙局势。

通过这两条分析，从"阳气重故也"一语可以得知：在张仲景眼中，"阳气"这个概念倾向于卫气运行，相对而言阴分三阴系统则处于"阴"的角度。这就与第 7 条"发于阳"是发生于三阳卫气、"发于阴"是发生于阴分三阴的理解认识形成相互验证。

第 46 条是"八九日不解，表证仍在"之后导致的"其人发烦目瞑，剧者必衄"局势，所以需要用"麻黄汤主之"解决"表证仍在"这个起因才能解决后续变化，此处的"衄"是影响结果；而第 47 条"太阳病，脉浮紧，发热，身无汗"局势下阴阳对峙的矛盾都转嫁在了阴分"心营、脾营"区间，继而形成三阳卫气与阴分之间的对峙矛盾。矛盾压力已经不在太阳卫气阶段，所以不在太阳卫气阶段解决。矛盾进入阴分之内，所以可以通过阴分"自衄者"实现瘀堵压力的解除，继而实现三阳卫气与阴分之间的周转"自愈"。此处的"衄"是解决途径。

二阳并病，太阳初得病时，发其汗，汗先出不彻，因转属阳明，续自微汗出，不恶寒（注：若太阳病证不罢者，不可下，下之为逆）如此可以小发汗。设面色缘缘正赤者，阳气怫郁（注：表当解之熏之；若发汗不彻，不足，阳气怫郁）不得越（注：当汗不汗，其人躁烦，不知痛处，乍在腹中，乍在四肢，按之不可得），其人短气，但坐（注：以汗出不彻故也），更发汗则愈。（注：何以知汗出不彻？以脉涩故知也。）若（厥文）(48)

1. 据康平本调整为：二阳并病，太阳初得病时，发其汗，汗先出不彻，因转属阳明，续自微汗出，不恶寒，如此可小发汗。设面色缘缘正赤者，阳气怫郁不得越，其人短气但坐，以汗出不彻故也，更发汗则愈。

2. 此条是"太阳初得病时，发其汗，汗先出不彻，因转属阳明"导致的"二阳并病"。"太阳初得病"提示太阳病刚起，处于"未传"阶段，问题主要集中在阴分少阴系统"膀胱营、小肠营、心营"区间。"发其汗"是在"膀胱营、小肠营"区间建立"阳加于阴谓之汗"的顺时针运转趋势。"汗先出不彻"提示这个过程没有彻底实现，也就意味着"膀胱营、小肠营"区间还留存阴气压制卫阳的局势。阴分少阴系统留有阴气逆转压力，故逆时针阻隔阳明卫气向阴分少阴"阖"。与此同时，由于"汗先出"之后导致阳明卫气阶段出现阴气耗损，如此形成阳明卫气阻隔于阴分之外阳热蓄积的"转属阳明"。

"太阳初得病时，发其汗"意味着膀胱营区间太阳卫气"开"的趋势已经建立；"因转属阳明"后阳明卫气阻隔于阴分之外，继而导致阴分外三阳卫气阶段进入逆转蓄积状态，故"不恶寒"。由于阴分少阴系统向太阳卫气"开"的趋势已经形成，所以阴分少阴并不能完全阻隔阳明卫气"阖"阴分，故阴分外三阳卫气蓄积后则有了"阖"阴分少阴的动力，故接续先前"发其汗"的趋势形成"续自微汗出"。

3. 第47条局势下阴分外三阳卫气被困，致使压力集中在太阳卫气"开"与阳明卫气"阖"之间，导致阴分"心营、脾营"区间不得不承担压力，从而在阴分少阴与太阴之间形成从逆时针方向寻求压力转嫁外泄的"自衄者愈"局势。

对比来看，第47条局势下阴分两端太阳卫气"开"与阳明卫气"阖"处于对峙局势，"自衄者"是从阴分"心营、脾营"区间寻求压力释解。而此条局势下太阳卫气"开"与阳明卫气"阖"也同样处于对峙局势，所以才能形成"二阳并病"，但此时"太阳初得病时，发其汗，汗先出不彻"已经在太阳卫气阶段建立了顺时针"发其汗"的压力外泄途径，所以形成"续自微汗出，不恶寒"的顺时针运转趋势。这两条是针对"心营、脾营"区间顺逆外泄趋势的分别讨论。

从第 32 条、第 33 条、第 36 条分析来看，"太阳与阳明合病"局势下阴分少阴与太阴之间处于压力同方向一致转嫁的配合运转状态。而"二阳并病"局势下阴分少阴与太阴处于一并瘀堵后相互对峙的局势。

由于"二阳并病"状态下阴分少阴与太阴之间处于一并瘀堵状态，在这种情况下"发其汗"则引导阴分少阴与太阴之间的对峙压力通过太阳卫气"开"形成外泄，从而解决"二阳并病"一并瘀堵的局势。

"太阳初得病时，发其汗，汗先出不彻"提示"发其汗"只是解决了阴分少阴系统区间卫阳与阴气的对峙瘀堵状态，没有带动太阴系统区间的瘀堵压力也同时彻底外泄。由于此时阴分少阴系统内卫阳瘀堵压力已经通过"发其汗"得到解决，所以接下来卫阳瘀堵的矛盾就转变成单纯太阴系统区间卫阳瘀堵的局势，这就是"因转属阳明"的由来。

此时卫阳与阴气的对峙瘀堵局势集中在太阴系统，而"太阳初得病时，发其汗"已经有了从太阳卫气"开"的趋势，故接续这种趋势，太阴系统卫阳瘀堵的动力会推动阴分太阴、少阴继续顺时针运转，从而形成"续自微汗出"；由于此时阴分少阴系统卫阳推动阴气已经实现顺时针运转，太阳卫气"开"已经实现，所以也就"不恶寒"。

"如此可小发汗"是指接续"发其汗，汗先出不彻"之后再继续"小发汗"，从而解决阴分太阴系统与阳明卫气之间瘀堵的状态。

"如此可小发汗"出自第 23 条"太阳病，得之八九日，如疟状……以其不能得小汗出，身必痒，宜桂枝麻黄各半汤"。也就是说此条依然"宜桂枝麻黄各半汤"。相比较来看，第 23 条"得小汗出"是站在太阳病角度评估太阳卫气"开"的不彻底，而此条则是站在阳明卫气角度看"二阳并病"开的不彻底。

4. 第 179 条"问曰：病有太阳阳明，有正阳阳明，有少阳阳明，何谓也？答曰：太阳阳明者，脾约是也；正阳阳明者，胃家实是也；少阳阳明者，发汗、利小便已，胃中燥、烦、实、大便难是也"。

由此可知，阳明病有"太阳阳明者，脾约是也"，"正阳阳明者"，"少阳阳明者"三种类型。从图中看，居于阴分两端的"太阳卫气"与"阳明卫气"之间变化引起的"阳明病"称之为"脾约"。为何名为"脾约"呢？因为太阳卫气与阳明卫气之间经历了阴分"脾营"这个环节。

如果阳热压力从阴分脾营位置被约束后完全向阳明卫气方向发展，则进入阳明病状态，也就是"脾约"；如果阳热压力可以在阴分"脾营、心营"之间运转，也就有了向太阳卫气方向推进的趋势，则进入此条"汗先出不彻，因转属阳明，续自微汗出"的"二阳并病"状态。如此看来，"脾约"与"二阳并病"是不是都有了明确答案。

5."设面色缘缘正赤者"是手足阳明卫气瘀堵，致使阳明卫热积压在手足阳明经交会的面部位置。手足阳明卫气不能向阴分少阴系统顺时针推动，故只能被压制在阴分之外，形成"阳气怫郁不得越"。

由于"汗先出不彻"导致"膀胱营、小肠营、心营"区间有阴气留存，而此时阳明卫气被困在阴分之外而不能"越"入阴分少阴，所以阴分少阴系统心营区间就无以化阴气，致使阴分"心注肺"处于阴气压制状态，肺营受阴气压制则不能张，故"短气"。

总体来看，"太阳初得病时，发其汗，汗先出不彻，因转属阳明，续自微汗出，不恶寒，如此可小发汗"是"二阳并病"状态下太阴系统跟随少阴系统能够从太阳卫气"开"形成顺时针联动运转的局势。

而"设面色缘缘正赤者，阳气怫郁不得越，其人短气但坐，以汗出不彻故也，更发汗则愈"则是太阴系统卫阳压力不能跟随少阴系统从太阳卫气"开"一致运转，在太阴系统内形成阴气压制卫阳运转的局势，从而形成阳明卫气被迫隔离于阴分少阴之外的"设面色缘缘正赤者"，以及阴分"心注肺"阴气逆转受压的"其人短气但坐"。前者从阳气角度来认识"汗先出不彻"后还存在卫阳瘀堵的表现。后者则从阴气角度来反应"汗先出不彻"后还存在阴气瘀堵压力。

6.从以上分析可以看出，"二阳并病，太阳初得病时，发其汗，汗先出不彻，因转属阳明，续自微汗出，不恶寒"已经把"二阳并病"的局势述说清楚，是没有必要（注：若太阳病证不罢者，不可下，下之为逆）进行讨论的，而且这个旁注的加入，打乱了"续自微汗出，不恶寒"与"如此可小发汗"之间的完整接续过程。

如果我们明白"设面色缘缘正赤者，阳气怫郁"是阳明卫气被阻隔于阴分之外导致的，那么再看（在表，当解之熏之；注：若发汗不彻，不足言，阳气怫郁）这句是完全错误的。

而"（当汗不汗，其人躁烦，不知痛处，乍在腹中，乍在四肢，按之不可得）"这句论述倒是很有可能发生的，有提示作用。因为阳明卫气被阻隔于阴分之外后，阳明卫气蓄积后向少阳卫气施压，则可能导致"其人躁烦"。如果阳明卫气、少阳卫气蓄积后推动阴气向太阳卫气阶段积压，则"膀胱营、小肠营"就可能导致阴气逆行与卫阳顺行对冲的状态，形成"不知痛处"。发生在膀胱营则"乍在四肢"，发生在小肠营则"乍在腹中"。

附：从现代医学来看，"其人短气，但坐"就是典型的"端坐呼吸"。端坐呼吸（orthopnea）指患者为了减轻呼吸困难被迫采取端坐位或半卧位的状态。端坐呼吸是一种强迫体位，又叫强迫坐位。心功能不全的患者端坐呼吸，可使下肢储存血增加，回心血量减少，减轻心脏负担，心功能不全的症状减轻。这是心衰更为严重的表现，出现端坐呼吸提示心力衰竭已有明显肺瘀血。

从此条来看，"设面色缘缘正赤者，阳气怫郁不得越"提示阳明卫气被阻隔在阴分之外，形成浮于脉外的状态。阳明卫气浮于脉外而不得进入脉内，致使阴分"心注肺"进入阴气压制状态。"心主血"顺时针运转无力则导致血停滞于"肺"，也就是现代医学角度说的"肺瘀血"。少阴系统卫阳不足则心营运转无力，"肾营、膀胱营、小肠营、心营"区间则形成阴气逆行侵压心营的局势，这与"心功能不全的患者端坐呼吸，可使下肢储存血增加，回心血量减少，减轻心脏负担，心功能不全的症状减轻"相对应。

由此可以大致理解，中医与现代医学对于血液循环的认识是一致的。两者可以进行完美的结合应用。

若脉浮数者，法当汗出而解。若下之，身重、心悸者，不可发汗，当自汗出乃解。所以然者，尺中脉微，此里虚。须表里实，津液自和，便自汗出愈。（49）

1. 从行文来看，此条很明显缺乏一个前提条件。《伤寒论》原文是不存在数字编号的，所以如果我们读《伤寒论》原文，就会直接得出第49条是接续上一条的继续讨论。也就是说，"太阳初得病时，发其汗，汗先出不彻"还会产生"若脉浮数者"这种情形。

（1）"脉浮"提示阴分少阴系统已经处于能够向太阳卫气"开"的状态。"浮数"提示阴分外三阳卫气层面处于被困蓄积状态，阳明卫气、少阳卫气被困后向太阳卫气施压，阳气压力逆转侵入太阳卫气阶段，手足太阳卫气被迫蓄积则"数"。"脉浮紧"是三阳卫气阶段阴气压力逆转侵入太阳卫气阶段的现象，"脉浮数"是阳气压力侵入太阳卫气阶段的现象。

阴分外三阳卫气处于蓄积状态，意味着阳明卫气"阖"阴分少阴具备后续推动，而此时阴分少阴系统处于能够向太阳卫气"开"的趋势。"发汗"是"阳加于阴谓之汗"顺时针推动运转的意图，所以言"法当汗出而愈"。

（2）从上一条分析可知，"续自微汗出，不恶寒，如此可小发汗"是"二阳并病"状态下阳明卫气能够"阖"入阴分，然后跟随少阴系统从太阳卫气"开"继续推动阴气外泄的局势；"设面色缘缘正赤者，阳气怫郁不得越，其人短气但坐，以汗出不彻故也，更发汗则愈"则是"二阳并病"局势下阴分少阴系统阴气留存，继而导致阳明卫气阻隔于阴分少阴之外的局势。而"脉浮数"则是"太阳初得病时，发其汗"后太阳卫气"开"已经实现，"汗先出不彻，因转属阳明"后阴分外三阳卫气进入逆转被困状态，导致太阳卫气区间受压蓄积。

"续自微汗出，不恶寒"是"因转属阳明"后阳明卫气能够"阖"入阴分少阴的状态。"设面色缘缘正赤者"是阳明卫气被阻隔于阴分少阴之外的状态。"脉浮数"则是阳明卫气能够"阖"入阴分少阴，并且在阴分外形成三阳卫气逆转蓄积的状态。

由于"脉浮数"状态下阳明卫气能够"阖"入阴分少阴，而阴分少阴又能够向太阳卫气"开"，所以有了"法当汗出而愈"的结论。

但如果医者认为"若脉浮数"是阴分太阴系统卫阳瘀堵导致的，为了减轻阴分外三阳卫气逆转蓄积的压力，则有了"下之"思路。

"下之后"阴分太阴系统卫阳动力被消减，脾营卫阳不足而阴气偏盛则

"身重"。脾营卫阳后撤之后支持心营不及，心营卫阳不足则阴气逆行逼迫，故产生心营自救现象即"心悸者"。总体来看，"若下之"后导致太阳卫气随阳明卫气逆转后撤，致使阴分少阴系统与太阴系统"心营、脾营"区间处于卫阳逆转不及状态。

"心营、脾营"区间已经处于卫阳不足、阴气偏盛状态，如果再从"膀胱营、小肠营、心营"区间"阳加于阴谓之汗"继续顺时针推动卫阳向太阳卫气"开"，则"心营、脾营"区间就形成顺逆两个方向都耗损卫阳的局势，故"不可发汗"。

2."若下之"虽然后撤了阴分"脾营、心营"区间卫阳动力，但同时也外泄了"脾营、心营"区间的阴气压力，所以为阳明卫气"阖"阴分少阴减少了阴气阻力。

原本"脉浮数"状态下三阳卫气层面处于被困蓄积局势，所以当太阳卫气"表"与阳明卫气"里"形成"表里实"时，则能够顺利"阖"入阴分少阴，继而推动阴气实现顺时针运转的"津液自和，便自汗出愈"。

从前面分析可知，"表"是阴分少阴系统膀胱营主表，而"里"则是阴分太阴系统阳明卫气主"里"。"表里实"是指表实与里实的共同实现，也就是阳明卫气推动阴气进入阴分太阴系统"里实"与少阴系统卫阳推动阴气进入太阳卫气阶段"表实"的共同实现。

当阴分太阴系统与少阴系统之间形成阳气推动阴气顺行运转的完整接续运转过程，则进入"津液自和，便自汗出愈"。

据此可知，"所以然者，尺中脉微，此里虚"说明了"若下之"后导致阴分太阴系统阳明卫气不"实"。也就是说，"尺中脉微"对应"里虚"，可知"尺"对应的是阳明卫气与阴分少阴之间的关系，也就是一般认为的"尺"部对应"肾""命"。

以此类推，太阳卫气主"外"对应"寸"，少阳卫气主半表半里对应"关"。从三部"开、阖、枢"角度看，"寸"对应太阳卫气"开"，"关"对应少阳卫气"枢"，"尺"对应阳明卫气"阖"。这样对寸口脉也就有了粗略认识，结合以后的认识再予验证。

脉浮紧者，法当身疼痛，宜以汗解之；假令尺中迟者，不可发汗。何以知然？以荣气不足，血少故也。（50）

1. 此条还是接续第48条"太阳初得病时，发其汗，汗先出不彻"继续讨论。"若脉浮数者"是阴分外三阳卫气逆转蓄积后阳气压力向太阳卫气阶段积压的状态。"脉浮紧"则是阴气压力向太阳卫气阶段侵压的状态。由于膀胱营区间有阴气逆转侵入，所以导致"膀胱营、小肠营、心营、脾营"区间出现阴阳对峙局势，故"法当身疼痛"。阴气压力积压在膀胱营区间，所以需要通过"阳加于阴谓之汗"卫阳推动阴气外泄来释解，故"宜以汗解之"。

2. "尺中迟者"提示"荣气不足，血少故也"。荣气不足不是指脉中阴气不足，而是指脉中卫阳不足。从字面意思来看，"荣气不足"就是"血少"的意思。而"血"是衡量卫阳动力的，这点从第47条"太阳病，脉浮紧，发热，身无汗，自衄者愈"可以得知。"太阳病，脉浮紧，发热，身无汗"之所以能够通过"自衄者愈"，就是因为"自衄者"可以外泄卫阳压力，也就意味着"血"中包含卫阳动力。"迟"是对速度的描述，卫阳动力下降无力推动阴气才会形成"迟"。

"尺中迟者"与"脉浮紧"结合来看：寸口脉"浮紧"提示少阴系统太阳卫气阶段处于阴气侵压状态，"尺中迟者"则意味着阳明卫气"阖"阴分少阴处于卫阳不及状态，即"脾营、心营"区间"统血""运血"不足，故"血少"。阴分"脾营、心营"区间卫阳不及，也就不能耐受继续随太阳卫气"开"外泄耗损，故"不可发汗"。

简单来说，阴分太阴系统与少阴系统之间如果还存在卫阳瘀堵则"宜以汗解之"，如果太阴系统已经处于支持少阴系统不及的状态，则"不可发汗"。由此可以得出"发汗"是"动"阳气、耗损阴气的过程。

脉浮者，病在表，可发汗，宜麻黄汤。（51）

脉浮而数，可发汗，宜麻黄汤。（52）

1. 这两条还是接续第48条"太阳初得病时，发其汗，汗先出不彻"继续讨论。如果"太阳初得病时，发其汗"后出现"脉浮者"，提示"发其汗"后阴分少阴系统向太阳卫气"开"的趋势已经建立，而阴分外阳明卫气、少阳卫气有向太阳卫气施加逆转压力的趋势，太阳卫气受压则"脉浮"。

"脉浮者"提示阴分外三阳卫气之间不是处于顺时针运转不及的状态，而是处于逆转蓄积趋势，太阳卫气处于逆转受压状态。由于压力集中在太阳卫气阶段，所以言"病在表，可发汗，宜麻黄汤"。

如果阴分外三阳卫气之间处于顺时针运转不及的趋势，问题实际集中在阳明卫气"阖"阴分不及的位置，而不是"病在表"。

2."脉浮而数者"是针对"脉浮"而言的，也就是在"脉浮"基础上如果还具备"数"像，还是"可发汗，宜麻黄汤"。

病常自汗出者，此为荣气和。荣气和者，外不谐，以卫气不共荣气谐和故尔。以荣行脉中，卫行脉外。复发其汗，荣卫和则愈。宜桂枝汤。（53）

1. 此条"病常自汗出者"是接续第 49 条"当自汗出乃解"的讨论。第 49 条"下之，身重、心悸者"提示阴分少阴与太阴之间"心营、脾营"区间已经出现卫阳不及现象，由于三阳卫气之前处于"脉浮数"状态，所以待三阳卫气蓄积后则顺时针运转动力恢复，而"下之后"阴分少阴与太阴之间阴气压力外泄，故继而实现阳明卫气"阖"阴分少阴与阴分少阴向太阳卫气"开"进出平衡的趋势，太阴系统阳明卫气与少阴系统太阳卫气都处于完整"开"与"阖"运转趋势，故形成"表里实，津液自和，便自汗出愈"。

由此可知，第 49 条局势是在"若脉浮数者"与"若下之"两个前提条件下实现的，是阴分太阴系统与少阴系统自行恢复的结果，故言"便自汗出愈"。

2. 从第 50 条"以荣气不足，血少故也"可知，"荣气不足"等同于"血少"，也就意味着"荣气"即"血气"，而"血"则是卫阳与阴气同时存在的状态。

"病常自汗出者"是由于"血"中卫阳与阴气"和"导致的。也就是阴分少阴系统中卫阳与阴气两者形成"阳加于阴谓之汗"的相互作用，从而导致脉中不断"自汗"。

一般情况下，阴分少阴系统推动阴气向三焦营方向顺时针运转，阴气能够进入三焦营"主水道"区间就不会形成外泄。"病常自汗出者"意味着阴分少阴系统卫阳与阴气形成相互作用的对峙状态，阴气既不能压制卫阳逆转，而卫阳又不能推动阴气完全向三焦营运行，故在"膀胱营、小肠营"与"心营、脾营"之间形成对峙消耗状态。所以，"病常自汗出者，此为荣气和"是指"心营、脾营"区间"荣气和"。

"心营、脾营"区间阴气阻滞卫阳运转，则阻隔阳明卫气"阖"阴分少阴，"心营、脾营"区间缺乏后续卫阳支持，则无法完全实现太阳卫气"开"，致使阳明卫气"阖"阴分少阴与阴分少阴向太阳卫气"开"无法完整接续，如此形成阴分"脉"中卫阳与阴分"脉"外卫气"不谐"的现象，故言"外不谐，以卫气不共荣气谐和故尔"。

"复发其汗"则是推动三阳卫气"阖"入阴分，建立卫气与阴分卫阳之间的完整开阖接续运转，从而形成"荣卫和则愈"。

从上篇桂枝汤讨论可知，桂枝汤具备推动三阳卫气向阴分"阖"的作用趋势，所以言"宜桂枝汤"。

病人藏无他病，时发热，自汗出而不愈者，此卫气不和也。先其时，发汗则愈，宜桂枝汤。（54）

1.从总纲图看，三阳卫气被阻隔于阴分之外，继而形成逆反蓄积，故形成"时发热"。由于"病人藏无他病"，也就意味着阴分三阴系统"心营、脾营""肺营、肝营""心包营、肾营"这些"藏无他病"，阴分三阴对三阳卫气并没有完全阻隔压力。待三阳卫气蓄积后一方面逆时针向太阳卫气阶段积压，太阳卫气盛则"开"腠理，另一方面三阳卫气蓄积后阳明卫气动力增强，故能够"阖"入阴分少阴，阴分少阴借助太阳卫"开"的趋势则形成"自汗出"。

由于这个"自汗出"的过程是阴分外三阳卫气被动蓄积后产生的，所以三阳卫气之间就在蓄积后"时发热""自汗出"，然后再蓄积，再"时发热""自汗出"的往复运转。问题发生在三阳卫气层面，太阳卫气"开"与阳明卫气"阖"没有实现完整的接续运转，故言"此卫气不和也"。

"先其时，发汗则愈，宜桂枝汤"是指在"自汗出"之前用"桂枝汤"先"发汗则愈"。从上面分析可知，"自汗出"是三阳卫气被阻隔于阴分之外，阳气蓄积后被迫形成的"发汗"。"先其时发汗"则是在三阳卫气出现逆反蓄积之前用"桂枝汤"推动三阳卫气向阴分少阴"阖"，继而在阴分少阴系统重新建立"阳加于阴谓之汗"的顺时针运转趋势。当三阳卫气层面重新恢复了顺时针运转趋势，也就没有再向太阳卫气蓄积侵压的逆反现象，"自汗出"的问题也就解决了。

2. 无论是 53 条"荣气和"，还是此条"卫气不和"，本质上都是三阳卫气与阴分"开""阖"不能衔接造成的。53 条"荣气和"强调阳气退守在阴分少阴之内，在阴分内形成卫阳与阴气相互作用的"自汗出"。由于阳气退守在了阴分之内，所以形成阴分与卫气"开"不能完整衔接的"外不谐"现象；而此条"卫气不和"则强调三阳卫气与阴分少阴"阖"不能衔接，导致卫气被困在阴分之外而形成"卫气不和"，继而形成被迫蓄积后的"时发热""自汗出"。

简单来看，第 53 条"荣气和"是"开"不及，此条"卫气不和"是"阖"不及。"开"不及是阴分缺乏后续支持，"阖"不及是三阳卫气顺时针运转趋势动力不足。桂枝汤是推动三阳卫气实现顺时针运转，继而实现"阖"阴分少阴的目的。所以两者都可以用"桂枝汤"解决。

伤寒脉浮紧，不发汗，因致衄者，麻黄汤主之。（55）

1. "伤寒"是太阳卫气"开"被"寒"压制，导致人气困在阴分少阴系统之内，致使阴分少阴系统"膀胱营、小肠营"区间形成卫阳蓄积趋势。卫阳蓄积后则与阴气相争，继而产生两种发展趋势。一种是膀胱营区间形成"阳加于阴"顺时针推动的"发汗"过程。另外一种则是膀胱营区间卫阳蓄积后对小肠营区间卫阳施加压力，心营 13 位置感受外在压力则"脉浮"。如果"膀胱营、小肠营"区间卫阳继续蓄积后还是无法推动阴气实现顺时针外泄"汗出"运转，则只能被迫推动阴气逆时针作用于"心营、脾营"，导致阳气与阴气相争的瘀堵压力向"心营、脾营"转嫁进入。

阴分"心营、脾营"区间阴阳相争，导致阳明卫气"阖"阴分少阴受阻，继而产生三阳卫气逆转蓄积趋势。三阳卫气逆转蓄积后推动阴气向太阳卫气阶段积压，"膀胱营、小肠营"区间则承受阴气逆行压力，故形成"脉浮紧"。

心主血，脾统血。"心营、脾营"区间阴气逆行与卫阳顺行相互对冲，导致血中阳热妄动。"脏"的压力可以通过"腑"来转嫁，所以"心营、脾营"区间阳气与阴气相争的压力首先会向"胃营、大肠营"区间逆时针转嫁，导致

"心营、脾营"血中阳热妄动向"胃营、大肠营"逆转侵入形成"因致衄"。"因致衄"既提示了手足阳明经的循行位置，又体现了脾营阳热妄动不能统血的状态。

麻黄汤是推动阴分向太阳卫气"开"恢复顺时针运转趋势的意图，所以针对此条局势可以通过在阴分少阴系统建立"阳加于阴"顺时针运转趋势引导"心营、脾营、胃营、大肠营"区间阴气逆转压力外泄，解除卫阳蓄积妄动局势。

2. 从条文布局来看，第47条已经进入"二阳并病"局势，而第48条、第49条、第50条、第51条、第52条、第53条、第54条都是列属于"二阳并病"讨论之下。从第55条"伤寒脉浮紧，不发汗，因致衄者"开始，也就不再属于"二阳并病"的局势。由此可见，第55条可看作是接续第47条的继续讨论。

第47条"太阳病，脉浮紧，发热，身无汗，自衄者愈"，是阴分少阴系统太阳卫气"开"与太阴系统阳明卫气"阖"形成对峙局势，致使压力集中在阴分"心营、脾营"区间。要想解决这种对峙局面，有两种方法：一种是引导太阴系统卫阳随少阴系统形成一致顺时针外泄，从而建立太阴系统向少阴系统顺势运转的趋势。还有一种就是少阴系统、太阴系统卫气阳瘀堵的压力通过"自衄者"从太阴系统逆时针寻求外泄途径。

与第47条"太阳病"不同的是，第55条处于"伤寒"状态，"伤寒"状态下阴分少阴系统失去了太阳卫气"开"的趋势，继而导致阴分少阴与太阴被迫形成逆转蓄积，"因致衄"是一种结果状态，而不再是减压途径。

伤寒不大便六七日，头痛在，热者，与承气汤；其小便清者，知不在里，仍在表也，当须发汗；若头痛者必衄，宜桂枝汤。（56）

1. 此条讨论了三种局势，一种是"伤寒不大便六七日""在里"的局势，第二种是"伤寒不大便六七日""仍在表"的局势。第三种是"伤寒不大便六七日""若头痛者必衄"的局势。也就是说，"伤寒不大便六七日"是这三种局势的共同前提，由同一个前提条件产生了三种不同的发展结果。

"伤寒不大便六七日"是指在"伤寒"局势下产生了"不大便六七日"的

情况。从总纲图看，"六七日"处于少阳卫气向阳明卫气运转阶段。"不大便"是阳明卫气被困的状态。由于"六七日"过程中经历阴分这个环节，所以这个"不大便"的变化就牵扯到了阴分内外的区别，故有了这三种局势的出现。

2. "伤寒"局势下太阳卫气被寒压制，致使阴分少阴系统卫阳蓄积，继而向太阴系统逆转逼迫，导致阳明卫气"被困"。阳明卫气被阻隔于阴分之外则导致三阳卫气逆转蓄积，形成"有热"。阳明卫气、少阳卫气蓄积压力向太阳卫气阶段侵压，从而导致手足太阳卫气在 15 位置对峙瘀堵，形成"头痛"。

"六七日"处于少阳卫气向阳明卫气顺时针运转阶段，如果少阳卫气能够向阳明卫气推进，那么少阳卫气向太阳卫气逆转的趋势就得到纠正，太阳卫气阶段受压后的"头痛"就能得到释解。如果阳明卫气能够"阖"入阴分少阴，少阳卫气向阳明卫气推进就不会受阻，阴分外也就不会再有三阳卫气被困的"有热"。如果阳明卫气能够正常的"阖"入阴分，"不大便"的现象也就不会出现。

反过来看，"伤寒不大便六七日"伴有"头痛有热"提示由于"不大便"导致阳明卫气蓄积瘀堵，致使三阳卫气一直处于逆转蓄积趋势，继而导致太阳卫气也被迫受压。瘀堵的压力来自于阳明卫气阶段，故"与承气汤"。

3. "六七日"处于少阳卫气向阳明卫气推进阶段，而"其小便清者"提示阳明卫气"阖"阴分少阴不及，所以阳明卫阶段就形成虽然有少阳卫气后续推进支持但还是无法支持阴分少阴卫阳运转的局势。也就意味着是阴分少阴系统向太阳卫气"开"不及，从而导致阴分外三阳卫气顺时针运转无力，阳明卫气缺乏后续动力支持才导致的"不大便"。问题出在阴分少阴向太阳卫气"开"不及位置，故"知不在里，仍在表也"。

反过来想，"其小便清者"提示太阳卫气阶段缺乏阳气动力，致使阴分少阴系统"膀胱营"区间阳不能制阴。阴分少阴系统卫阳妥协则阴气压力向太阴系统积压，致使阳明卫气被阴气压制形成"不大便"。"当须发汗"则是推动阴分太阴系统、少阴系统阴气从太阳卫气"开"外泄，阳明卫气不再受阴气压制故"不大便"得解。

4. 问：从行文来看，针对"其小便清者，知不在里，仍在表也，当须发汗"仲景好像并没有给出如何发汗的建议。那么这个"当须发汗"到底是麻黄汤类，还是桂枝汤类呢？

答：从条文布局来看，此条讲述了"伤寒不大便六七日，头痛有热者""其小便清者，知不在里，仍在表也，当须发汗""若头痛者必衄"三个局势。

"伤寒不大便六七日，头痛有热者"第一种局势给出了"与承气汤"的建议。"若头痛者必衄"第三种局势给出了"宜桂枝汤"的建议，而唯独"其小便清者，知不在里，仍在表也，当须发汗"第二种局势没有给出建议，这如何都是说不通的。所以仲景肯定是已经告知了。条文里只出现了"与承气汤""宜桂枝汤"两种解决方案，这第二种局势的解决方法也一定包含在这两者之间。据此可以推断，"其小便清者，知不在里，仍在表也，当须发汗"与"若头痛者必衄，宜桂枝汤"两者之间应该存在并列省略关系。补充完整应该是：其小便清者，知不在里，仍在表也，当须发汗，"宜桂枝汤"；若头痛者必衄，宜桂枝汤。也正是由于两者都是"宜桂枝汤"，故在前者省略了。

而从上面分析可知，"伤寒不大便六七日"是阳明卫气运转动力不足导致的，"其小便清者"也提示阴分少阴系统处于阳明卫气"阖"支持不及的状态。桂枝汤具有推动三阳卫气"阖"阴分的意图，故"当须发汗"应"宜桂枝汤"。

5. 从行文来看，"若头痛者必衄，宜桂枝汤"是接续"其小便清者，知不在里，仍在表也，当须发汗"的继续讨论。也就是说，是在"其小便清者，知不在里，仍在表也，当须发汗"基础上出现的"若头痛者必衄"。据此也可得知"当须发汗"应是"宜桂枝汤"。

"其小便清者"提示阴分少阴系统膀胱营区间卫阳从 17 位置向 15 位置妥协退守，从而导致膀胱营形成卫阳不及、无以制化阴气的状态。太阳卫气"开"逆转退守，从而带动少阳卫气、阳明卫气形成逆转。阳气退守则阴气侵压，故导致阴分太阴系统卫阳从胃营 9 位置向 7 位置退守。

从解剖生理来看，小肠营向膀胱营提供卫阳支持运转，如果小肠营有足够卫阳动力支持膀胱营运转，膀胱营也不会形成无以制化阴气的"小便清"。"小肠主液"，如果小肠营有足够的卫阳"主液"运转，也不会导致太多的阴气遗留在膀胱营区间。所以，"小便清者"虽然描述的是膀胱营位置的现象，但提示"膀胱营、小肠营"区间已经处于卫阳妥协、阴气逆转的局势。如此也就带动太阴系统"胃营、大肠营"形成同步逆转趋势。

小肠腑阳气动力不足则顺时针推动下行不及，继而无力推动大肠营向下运行，从而形成"不大便"的状态。

"六七日"处于少阳卫气向阳明卫气顺时针推动的趋势，"若头痛者"提示太阳卫气受压，意味着大肠腑下降运转不能，从而导致原本从少阳卫气向阳明卫气推进的动力都被迫瘀堵到了太阳卫气阶段，手足太阳卫气瘀堵对峙导致"头痛"。由于此时阴分少阴系统"膀胱营、小肠营"区间处于卫阳妥协状态，也就意味着"心营、脾营"区间"主血""统血"运转不及，故形成太阳卫气瘀堵后导致的"衄"。

由此可知，"若头痛者必衄"是阴分少阴系统与太阴系统之间"心营、脾营""主血、统血"无力，继而受到太阳卫气瘀堵导致的。桂枝汤有推动三阳卫气向阴分少阴"阖"的意图，故"宜桂枝汤"。

6."头痛有热者"是"伤寒不大便六七日"之后三阳卫气被困在阴分之外，阳明卫气"阖"与太阳卫气"开"都处于阳气瘀堵状态导致的。由于太阳卫气瘀堵所以"头痛"，也正因为太阳卫气"开"已经呈现瘀堵状态，所以阴分少阴系统已经呈现卫阳太过状态，故导致阳明卫气"阖"阴分少阴不能。此时阳明卫气不能"阖"阴分是阴分卫阳瘀堵导致的，而不是阴气压力阻隔实现的。阴分外三阳卫气"开"与"阖"进出被困，故"发热"。

"若头痛者必衄"的"头痛"也是太阳卫气阶段阳气压力太过导致的，但这个局势是在"其小便清者，知不在里，仍在表也"这个前提条件下实现的。"其小便清者"提示阴分少阴系统已经处于卫阳不及状态，而"六七日"本应该是少阳卫气向阳明卫气运转的阶段，但阳气却无力从少阳卫气"枢"向阳明卫气"阖"推进，致使压力都积压在了太阳卫气阶段，三阳卫气之间没有逆反蓄积的趋势，所以也就没有热的出现。这是与"头痛有热者"的直接区别。

阴分少阴系统、太阴系统、厥阴系统顺时针"藏血""统血""主血"的运转趋势已经不及，此时少阴系统再出现太阳卫气瘀堵蓄积压力的出现，致使血逆而"衄"。

7. 从太极模式图看，阴目心营主血，脾营主统血，阳目肝营主藏血。人体太极图一直维持阳气推动阴气顺时针运转的趋势，也就形成肝营藏血之后脾营统血，再之后心营向心包主血运转的次序。

第55条"伤寒脉浮紧，不发汗，因致衄者"是膀胱营"伤寒"导致阴目卫阳受压，继而逆时针逼迫脾营蓄热，导致阳鱼蓄热动血的现象。而此条"若头痛者必衄"是阴目、阳鱼卫阳退守而阴气逆转侵压，阴目脾营卫阳不足则无力统血的现象。前者是"伤寒"导致阴目、阳鱼被动蓄热太过"动血"，所以用"麻黄汤"引导阳鱼、阴目阳气顺时针外泄。后者是阳鱼无力支撑阴目导致脾营不能统血，所以用"桂枝汤"以支持阳鱼向阴目运转。

小结：从55条与此条关于"衄"的认识来看，我们可以初步确定以下原则：阴分外三阳卫气之间存在阳气与阴气的相互作用，而进入阴分三阴系统后在阴经上开始出现阳气与血的探讨。也就是说，三阳卫气阶段的阴气只是涉及水液运转，而进入阴分三阴系统阴气则开始涉及血的运转。

伤寒发汗已解，半日许复烦，脉浮数者，可更发汗，宜桂枝汤。（57）

1. 从总纲图看，"伤寒发汗已解"是指太阳卫气"开"已经实现。"半日许"就是半日多的意思，也就是从太阳卫气开始，越过"3+15"轴线进入阳明卫气阶段形成"复烦"。

"半日许"阳明卫气顺时针进入阴分不能，故导致阳明卫气对少阳卫气产生逆反压力。还原到太极运行模式图，少阳卫气逆反则倾压心包营，心包营有卫热蓄积则"烦"。

2. "脉浮数者"："脉浮"提示阴分少阴有向太阳卫气"开"的推动趋势；"半日许"进入阳明卫气阶段出现"复烦"，提示少阳卫气向阳明卫气顺时针运转受阻，从而导致少阳卫气出现逆反蓄积。少阳卫气蓄积则向太阳卫气逆转施压，一方面阴分少阴向太阳卫气"开"，另外一方面太阳卫气向少阳卫气顺时针推动受阻，故导致太阳卫气被迫蓄积形成"数"像。综合来看，"脉浮"提示当下状态发生在太阳卫气阶段，"数"则提示太阳卫气阶段处于受压蓄积状态。

3. 据以上分析可知，"伤寒发汗已解"提示阴分少阴向太阳卫气"开"已经实现。"半日许复烦，脉浮数者"提示太阳卫气"开"之后进入少阳卫气"枢"还有运转空间，而当进入阳明卫气阶段，由于阳明卫气"阖"阴分受阻，故导致三阳卫气产生逆转压力。少阳卫气逆转受压则"复烦"，太阳卫气受压则"脉浮数"。

"可更发汗，宜桂枝汤"则是用"桂枝汤"推动三阳卫气向阴分少阴"阖"，继而接续阴分少阴向太阳卫气"开"的趋势，从而实现阴分两段的完整进出平衡。

其实这种状态在第 24 条"太阳病，初服桂枝汤，反烦，不解者，先刺，却与桂枝汤则愈"已经有过类似现象。

凡病，若发汗，若吐，若下，若亡津液，如此者，阴阳自和则必自愈。（58）

从此条来看，"若发汗"是从少阴系统膀胱营"亡津液"，"若吐，若下（若亡血）"则从太阴系统胃营、大肠营"亡津液"。

问："亡津液如此者"能够实现"阴阳自和者必自愈"，也就意味着这个"凡病"应该是阴气阻滞阳气形成的"阴阳不能和"。为什么"阴阳不能和"是以阴气阻挡阳气的形式出现呢？

答：可以从两个角度给出解答。首先，《伤寒论》以讨论"伤寒"为主，也就是阳气不足、阴气偏盛的状态。"亡津液"减少阴气，也就相对地提升了阳气，从而形成阴阳的相对平衡；另一方面，从总纲图看，生理状态下三阳卫气推动三阴系统实现顺时针运转趋势。人体经脉后天运转需要不断耗损阳气，而阴气处于被动状态。阳气有"脉内"卫阳、"脉外"卫气之分，阳气变化是个变量，而阴气则在脉中相对稳定。疾病的产生从阳气"动"开始，一般情况下是直接从这个阳气"动"的变量来纠正，当然也可以从阴气角度给予调整，于是有了"亡津液如此者，阴阳自和者必自愈"的结论。

发汗后，身疼痛，脉沉迟者，桂枝加芍药生姜各一两人参三两新加汤主之。（62）

新加汤方：

桂枝（去皮）三两　芍药四两　甘草（炙）二两　人参三两　大枣（擘）

十二枚　生姜四两

上六味，以水一斗二升，煮取三升，去滓，温服一升。（注：本云，桂枝汤今加芍药、生姜、人参。）

1. "发汗"是腠理开之后阴气以"汗"的方式形成外泄过程。《灵枢·本藏第四十七》言："卫气者，所以温分肉，充皮肤，肥腠理，司开阖者也。"太阳卫气为"开"，所以太阳卫气为腠理"开"提供了起步条件。

从总纲图看，太阳卫气与阳明卫气居于阴分两端，少阳卫气居于中间"枢"位。正常情况下，太阳卫气与阳明卫气之所以能够保持阴分"开""阖"进出平衡，在于少阳卫气"枢"能够保持中立稳固，维持三阳卫气之间不能妄动。

如果太阳卫气"开"带动阳明卫气"阖"加速交换运转，继而引动少阳卫气"枢"向阳明卫气"阖"偏转运行，于是导致阴分厥阴系统少阳卫气形成"妄动"外泄趋势。

阴分"心包营、三焦营、胆营、肝营"区间少阳卫气妄动则形成手少阳卫气随足少阳卫气一致顺时针运行的偏转。三焦营手少阳卫气不再处于从头至手端的逆时针蓄积运转，故导致三焦营卫阳外泄耗损。

"发汗"是"阳加于阴谓之汗"阳气作用于阴气的过程，也就是阴分少阴向太阳卫气"开"不断消耗卫阳的过程。阴分少阴系统卫阳随"发汗"外泄耗损则导致"膀胱营、肾营、心包营"阴鱼顺时针运转动力下降后撤，当三焦营23位置手少阳卫气顺时针外泄与21位置阴鱼顺时针跟进之间出现落差，三焦营区间就形成出多进少的局势。三焦主水道，三焦营无阳制化阴气则阴气外泄，如此形成太阳卫气"开"带动少阳卫气"枢"妄动的"汗出"过程。而这也正是第12条所讨论的"太阳中风"局势。

2. 从太极模式图看，"发汗"是膀胱营太阳卫气"开"带动手足太阳卫气形成一致顺时针运转趋势，引动少阴系统"膀胱营、小肠营、心营"区间卫阳外泄，继而引动"脾营＋三焦营"轴线两端卫阳同步外泄耗损的过程。

脾营11位置卫阳随太阳卫气"开"外泄耗损，导致脾营11位置与9位置形成出多入少的局势，为了代偿11位置的卫阳耗损，胃营从7位置调动足阳明卫气向 9 位置推进，继而引动大肠营手阳明卫气从 5 位置向 7 位置逆转给予支持，从而维持脾营 11 位置与 9 位置的卫阳进出平衡。也就是说脾营 11 位置的卫阳耗损是通过手阳明卫气从 5 位置逆转代偿实现的。

大肠营 5 位置手阳明卫气逆转引动"肺营、肝营"区间卫阳外泄，继而引动厥阴系统"三焦营、胆营"手足少阳卫气形成一致顺时针运转趋势给予代偿。同理，厥阴系统三焦营手少阳卫气从 21 位置逆转是为了代偿肝营 3 位置的卫阳耗损。

如果在此基础上继续"发汗"，脾营 11 位置卫阳外泄带动 9 位置卫阳随之耗损，继而导致胃营 9 位置与 7 位置形成出多入少的局势。"胃营 + 心包营"是轴线运转，胃营区间卫阳耗损，从而引动心包营端卫阳妄动给予代偿支持，如此在厥阴系统形成手足少阳卫气引动心包营卫阳妄动外泄的局势。这就进入此条讨论范围。

3."发汗后"卫阳耗损已经从脾营发展到胃营，于是在"胃营 + 心包营"轴线上形成"19+7"轴线节点卫阳跟进"不及"、而"9+21"轴线节点"出多"的状态。从相反的阴气角度看，则进入"9+21"轴线节点阴气向"19+7"轴线节点逐步延伸发展的局势。

胃营卫阳从 9 位置向 7 位置退守，继而带动心营区间卫阳也从 13 位置向 11 位置逆转退守一个时间单位。心营区间阴气停滞、卫阳不足，故"脉迟"；同理，厥阴系统手足少阳卫气引动心包营卫阳妄动外泄耗损，致使厥阴系统卫阳从 21 位置向 19 位置退守。厥阴"合"是阴中藏阳的状态，阴中有阳气的蓄积动力才能向外扩张、鼓动，现在厥阴系统卫阳已经从"胆营、三焦营"阳经退守到"心包营"阴经，阴中无阳则阴气逆转下降，故"脉沉"。

从轴线角度看，此条"发汗后"导致"脾营 + 三焦营"轴线卫阳外泄波及"胃营 + 心包营"轴线，形成"脾营 + 三焦营"轴线向"胃营 + 心包营"轴线退守的趋势。

脾营失去胃营卫阳支持则阴气瘀堵，三焦营卫阳向心包营退守则阴气逆转侵入。"脾营 + 三焦营"是轴线运转，三焦主腠理，脾主肌肉，如此形成腠理"闭"阴气瘀堵在"肌肉"的"身疼痛"，即《灵枢·五癃津液别第三十六》所言"天暑衣厚则腠理开，故汗出，寒留于分肉之间，聚沫则为痛"。

4. 桂枝汤组成：桂枝三两，芍药三两，炙甘草二两，生姜三两，大枣十二枚。

新加汤方组成：桂枝三两，芍药四两，炙甘草二两，生姜四两，人参三两，大枣十二枚。

（1）"桂枝汤"局势下少阳卫气"枢"妄动外泄只是波及三焦营区间。"脾营+三焦营"是轴线运转，三焦营端23位置与21位置处于出多入少局势，相应的脾营端11位置与9位置也处于出多入少局势。由于此种局势下卫阳退守在了"9+21"轴线节点，所以桂枝汤中"生姜三两"用在"肺营、大肠营、胃营"以支持9位置，从而实现9位置与11位置的进出平衡。相比较桂枝汤局势，此条少阳卫气"枢"妄动外泄已经波及心包营区间，"心包营+胃营"是轴线运转，心包营端卫阳耗损致使胃营端无力推动卫阳进入脾营，脾营已经进入卫阳不及、阴气停滞局势，所以"新加汤"中生姜用量在"肺营、大肠营、胃营"三两基础上再增加脾营一两。

"桂枝汤"局势下少阳卫气"枢"妄动只是波及到三焦营区间，所以"芍药三两"用在"肝营、胆营、三焦营"三个位置以抑制手足少阳卫气妄动耗损。"新加汤"局势下少阳卫气"枢"妄动已经从三焦营区间波及心包营区间，所以"芍药四两"用在"肝营、胆营、三焦营、心包营"四个位置。

炙甘草二两还是用在"心营、脾营"，避免"心营、脾营"区间卫阳"动"。

"发汗后"太阳卫气"开"带动阳明卫气、少阳卫气形成顺时针偏转运行，导致阴分"心包营+胃营"轴线卫阳外泄耗损，致使厥阴"阖"与太阴"开"形成顺时针运转无力、被阴气所困局势。太阴系统无力向少阴"开"，继而导致少阴"枢"向厥阴"阖"推动不及，致使阴气无法进入心包营，心包营缺乏阴气进入则无力抑制卫阳妄动外泄。"人参三两"用在"膀胱营、肾营、心包营"三个位置，推动少阴"枢"向厥阴"阖"运转，从而抑制心包营卫阳妄动。由此可以看出，针对心包营区间卫阳妄动状态"新加汤"用芍药四两、人参三两给予正反双向抑制。

通过"芍药生姜各一两人参三两"的加入,"心包营+胃营"轴线卫阳妄动外泄趋势就重新推动到"三焦营+脾营"轴线上,也就再次进入到"太阳中风"局势据桂枝汤给予解决。

(2)换个角度看。从太极模式图看,此条局势下"胃营+心包营"轴线卫阳从胃营9位置向7位置退守,从而带动"胃营、脾营、心营、小肠营"区间卫阳同步退守,继而带动"膀胱营、肾营、心包营"区间阴气同步逆转。人参三两就是针对"膀胱营、肾营、心包营"区间阴气逆转进行的设计。

增加"生姜一两"用在胃营区间,推动"胃营、脾营、心营、小肠营"前进一个时间单位进入脾营;增加"芍药一两"用在心包营区间,抑制心包营区间卫阳顺行外泄。

待"胃营+心包营"轴线胃营端卫阳恢复到9位置,心包营端卫阳妄动抑制到21位置,则重新回到桂枝汤局势。

5. 从第57条分析可知,"伤寒发汗已解"是阴分少阴向太阳卫气"开"已经实现,"半日许复烦"则提示之前的"发汗"只是解决了阴分向太阳卫气"开"的趋势,并没有实现阴分两端阳明卫气"阖"与太阳卫气"开"的协同一致运行。由于阳明卫气"阖"阴分被阻困在了阴分之外,继而导致阳明卫气与少阳卫气之间产生逆转蓄积形成"复烦""脉浮数"。"伤寒发汗已解"是通过麻黄汤实现太阳卫气"开",而桂枝汤则是实现三阳卫气向阴分"阖"的推动。如此分两步共同完成阴分两端的进出平衡。

从上面这个过程来看,"伤寒发汗已解"之所以出现"半日许复烦"是因为"伤寒发汗"无力带动阳明卫气"阖"与太阳卫气"开"形成同时进出运转,阳明卫气"阖"阴分缺乏跟进动力,继而导致三阳卫气困在阴分之外。

换个角度看,"伤寒"是阴分少阴向太阳卫气"开"被寒压制的状态。"伤寒发汗已解"是指太阳卫气被困阴分少阴的局势已经解决。但"发汗"同时也是阴分少阴向太阳卫气"开"不断消耗卫阳的过程。阴分少阴系统卫阳随"发汗"外泄耗损则导致"膀胱营、肾营、心包营"阴鱼顺时针运转动力外泄,致使心包营卫阳退守不能向三焦营继续推进。从而形成"胃营+心包营"轴线无力越过"9+21"轴线节点向"脾营+三焦营"轴线顺时针推进的状态。

"半日后"阳明卫气当位运转，由于"胃营＋心包营"轴线不能向"脾营＋三焦营"轴线推进，手足阳明卫气被迫向手足少阳卫气逆转蓄积，从而导致心包营端蓄热形成"复烦"。

第57条局势下"心包营＋胃营"轴线处于卫阳退守，无力越过"21+9"轴线节点的状态。而62条局势下"发汗"过程已经从"脾营＋三焦营"轴线卫阳妄动越过"21+9"节点波及"心包营＋胃营"轴线区间，导致阴分卫阳向"19+7"轴线节点退守。由此来看，第57条"半日许复烦"讨论的是卫阳退守在"21+9"节点的状态，而第62条"发汗后，身疼痛，脉沉迟者"则讨论卫阳从"21+9"节点向"19+7"节点退守的状态。

发汗后，喘家不可更行桂枝汤。汗出而喘，无大热者，可与麻黄杏仁甘草石膏汤。[63）

麻黄杏仁甘草石膏汤方：

麻黄（去节）四两　杏仁（去皮）五十个　甘草（炙）二两　石膏（碎，绵裹）半斤

上四味，以水七升，煮麻黄减二升，去上沫，内诸药。煮取二升，去滓。温服一升。

1.从总纲图看，一般"发汗"引起的少阳卫气"枢"妄动只是导致三焦营卫阳外泄。如果在此基础上继续发展则进入第62条局势，少阳卫气"枢"妄动从三焦营波及了心包营。

三焦营、心包营都位于厥阴系统。也就是说，第62条依然处于太阳卫气"开"带动阳明卫气"阖"，继而引动少阳卫气"枢"妄动外泄的局势，只是相比较一般"发汗"而言，少阳卫气"枢"妄动的程度更深一步，所以还是在桂枝汤基础上进行解决。

（1）如果在第62条基础上再继续"发汗"，卫阳外泄则从厥阴系统波及了"肾营、膀胱营、小肠营、心营"少阴系统区间。按照一般理解来说，第62条卫阳外泄已经发展到了心包营，接下来应该是肾营区间卫阳随之外泄的过程。

但"发汗"是三阳卫气之间变动的过程，也就是发生在阳经上的变动，所以如果"发汗"从厥阴系统心包营继续发展到少阴系统区间，则再次进入少阴

系统"膀胱营、小肠营"继续卫阳外泄耗损的过程，而不是肾营卫阳随心包营外泄的过程。

从总纲图看，一般"发汗"引起的少阳卫气"枢"妄动只是波及厥阴系统三焦营区间。第 62 条局势下少阳卫气"枢"妄动则从三焦营发展到心包营，其"发汗"的影响还局限在厥阴系统少阳卫气阶段。但如果在此基础上继续发展，少阳卫气"枢"妄动后会继续引动太阳卫气阶段，从而导致太阳卫气进入再次"开"泄状态，也就进入此条局势。

(2)膀胱营与三焦营居于"肾营、心包营"阴经两端，一般"发汗"情况下三焦营手少阳卫气妄动外泄，同时膀胱营卫阳随太阳卫气"开"泄耗损，致使膀胱营卫阳向 17 位置推进无法代偿三焦营 21 位置卫阳外泄耗损，在三焦营区间出现卫阳耗损状态。也就是说，一般"发汗"局势下"膀胱营＋肺营"轴线处于从"17+5"节点向"3+15"节点逐步退守的趋势。

第 62 条局势下少阳卫气"枢"妄动外泄波及到心包营区间，"心包营＋胃营"是轴线运转，于是形成心包营卫阳妄动代偿胃营端卫阳耗损的局势，心包营区间则形成 21 位置"出多"而 19 位置"入少"的局势。

一般"发汗"局势下膀胱营区间处于卫阳从 17 位置向 15 位置逐步退守的状态。当"发汗"进入太阳卫气再次"开"泄状态时，膀胱营区间卫阳再次外泄耗损，导致卫阳从膀胱营 15 位置向小肠营 13 位置逐步退守。

第 12 条"太阳中风"处于"膀胱营＋肺营"轴线"17+5"节点向"3+15"节点逆转退守的局势，从而形成膀胱营端的"中风"、及肺营端的"鼻鸣"。而进入此条局势下，太阳卫气阶段进入再次"开泄"耗损局势，致使"膀胱营＋肺营"轴线"15+3"节点卫阳进一步向"小肠营＋肝营"轴线"13+1"节点退守。肝营端卫阳无力继续支持肺营运转，故从"鼻鸣"向"喘"转变。

肝营端卫阳从 3 位置向 1 位置逐步退守一个时间单位，致使太阴系统"肺营、大肠营、胃营、脾营"区间阴气随之顺势逆转一个时间单位，从而导致脾营区间被阴气逆转侵入。于是形成"发汗后""膀胱营、小肠营、心营、脾营"区间阴气同步逆转的局势。

总体来看，太阳卫气"开"带动阳明卫气、少阳卫气妄动外泄"发汗"后继续波及太阳卫气阶段，致使阴分少阴系统卫阳进一步外泄耗损，导致阴分"膀胱营、小肠营、心营、脾营"区间形成阴气逆转侵入状态。阳明卫气对应阴分"脾营、胃营、大肠营"，脾营受阴气压制，则逆时针逼迫阳明卫气，从而导致阳明卫气阻隔于阴分之外，继而形成手足阳明卫气、手足少阳卫气逆转蓄积"发热"现象。

由于此时"发汗"已经从少阳卫气"枢"再次波及太阳卫气阶段，所以手足阳明卫气、手足少阳卫气逆转蓄热的压力可以继续向太阳卫气阶段"汗出"转嫁外泄，故三阳卫气之间不能形成完整逆转蓄积状态，只会在阳明卫气与少阳卫气之间形成有限的逆转蓄热，故言"无大热者"。

2. 麻黄杏仁甘草石膏汤方：麻黄四两，杏仁五十个，炙甘草二两，石膏半斤。

麻黄四两用在"膀胱营、小肠营、心营、脾营"四个位置，解除这个区间阴气逆行压制状态。"杏仁五十个"用在"心包、三焦、胆、肝、肺"五个位置，建立厥阴系统向肺营的顺时针推动。

石膏半斤（八两）用在"心包、三焦、胆、肝、肺、大肠、胃、脾"八个位置，解除太阴系统、厥阴系统区间手足阳明卫气、手足少阳卫气逆转蓄积状态。

炙甘草二两用在"心营、脾营"，避免"麻黄四两"引起少阴系统与太阴系统之间的联动运转。

3. 从此条整个局势来看，阳明卫气、少阳卫气阻隔于阴分之外则蓄积妄动，继而对太阳卫气阶段逆转施压，导致阳气在太阳卫气阶段不断"汗出"耗损。如果手足阳明卫气、手足少阳卫气逆反蓄积的压力不予解除，"汗出而喘"局势就会反复出现，待太阳卫气阶段阳气耗损到下一个阶段之后，阴分少阴向太阴系统进一步阴气逆转则逐步进入第64条局势。

第62条局势下"发汗"还处于少阳卫气"枢"妄动外泄的阶段，也就意味着阴分三阴系统处于卫阳跟进不及的局势。所以还是在桂枝汤基础上进行加减解决；而第63条局势下由于太阳卫气再次"开"泄，阴分少阴系统与太阴系统之间已经出现阴气逆转侵压阻滞卫阳的局势，所以需要在麻黄汤基础上加减，"不可更行桂枝汤"。

发汗过多，其人叉手自冒心，心下悸，欲得按者，桂枝甘草汤主之。 (64)

桂枝甘草汤方：

桂枝（去皮）四两　甘草（炙）二两

上二味，以水三升，煮取一升，去滓，顿服。

1. 第63条局势下太阳卫气"开"带动阳明卫气、少阳卫气妄动外泄"发汗"后继续波及太阳卫气阶段，形成太阳卫气再次"开"泄状态。由于太阳卫气再次开泄，导致少阴系统卫阳从膀胱营15位置向小肠13位置逐步逆转退守，"肾营、膀胱营、小肠营"区间小肠营端卫阳逐步退守一个时间单位，致使肾营端阴气随之逐步逆转一个时间单位，从而导致整个少阴系统阴气向太阴系统脾营逐渐逆转一个时间单位，形成"膀胱营、小肠营、心营、脾营"阴气逆转施压的状态。

由于阴分少阴系统阴气逆转侵入太阴系统脾营，脾营区间卫阳则被迫逆转，依次传递形成手足阳明卫气、手足少阳卫气逐步逆转蓄积状态，形成"无大热"。

肾营逐步逆转后撤一个时间单位，则导致厥阴系统"心包营、三焦营、胆营、肝营"失去卫阳支持，也随之逆转后撤一个时间单位，致使肝营向肺营的卫阳支持也同步后撤，肺营失去肝营卫阳支持则"喘"，这也就是肾营与肺营之间主"喘"的由来。

如果第63条局势不予纠正，小肠营"13~15"区间"阳加于阴谓之汗"的被动过程就会反复出现，直到小肠营区间卫阳耗损殆尽，无力再作用于阴气，于是少阴系统卫阳完全退守到了心营13位置，如此进入第64条讨论范围。

第63条局势下少阴系统卫阳从小肠营15位置向13位置逐步退守，"小肠营＋肝营"是轴线运转，由于小肠营端卫阳的逐步耗损外泄，致使肝营卫阳从3位置向1位置退守，从而形成"肝营、肺营"区间卫阳支持不及、阴气逆转施压的"喘"。当小肠营端卫阳完全退守到13位置时，轴线对侧"肝营、肺营"之间"喘"的压力则完全转嫁到小肠营13位置，致使心营开始受压。

2. 从太极模式图看，"小肠营、心营、脾营"属于阴目位置，而心营居于阴目高位。脾营向心营是从下向上运行，心营向小肠营是从上向下运行。当心营 13 位置向小肠营顺时针下行运转受到逆反压制时，瘀堵力量都积压在心营高位，故"其人叉手自冒心"。

心营居于高位不能向小肠营下行，则瘀堵压力退守到心营与脾营之间，脾营受到逆反压力要上不能上，故"心下悸欲得按者"。

换个角度看，心营处于高位，"小肠营、膀胱营、肾营"处于低位，而心包营又上行到高位，同样处于高位的心包营与心营卫阳不能保持同等高度，故导致卫阳退守到心营区间，继而形成"发汗过多，其人叉手自冒心，心下悸欲得按者"。

桂枝甘草汤方：桂枝四两，炙甘草二两。炙甘草二两用在"脾营、心营"，抑制卫阳妄动，桂枝四两用在"小肠营、膀胱营、肾营、心包营"四个位置，目的是引导少阴系统卫阳向厥阴系统上升推进，当心营与心包营卫阳都上升到同等高度，卫阳也就不会退守在心营区间。

3. 第 63 条与第 64 条对比来看。第 63 条"发汗后喘家"的"喘"是卫阳从肺营 3 位置向肝营 1 位置退守导致的。阴气逆转与卫阳顺时针支持的对峙压力都向"1+13"轴线节点逐步逆转积压。

第 64 条"其人叉手自冒心"实际是"3+15"轴线节点上承担的阴阳对峙压力通过 15 位置卫阳向 13 位置妥协得以解除，导致阴阳对峙的压力从肺营 3 位置转嫁到了心营 13 位置。"肝营、肺营"区间不再有阴气逆转与卫阳支持的对峙压力，所以肺营不再有"喘"。心营卫阳推动阴气顺时针运转的压力受阻于 13 位置，致使心营卫阳瘀堵，继而对脾营产生逆反效应，形成"其人叉手自冒心，心下悸欲得按者"。

发汗后，其人脐下悸者，欲作奔豚，茯苓桂枝甘草大枣汤主之。(65)

茯苓桂枝甘草大枣汤方：

茯苓半升　桂枝（去皮）四两　甘草（炙）二两　大枣（擘）十五枚

上四味，以甘烂水一斗，先煮茯苓，减二升，内诸药，取三升，去滓，温服一升，日三服。

作甘烂水法，取水二斗，置大盆内，以杓扬之，水上珠子五六千颗相逐。取用之。

1."欲作奔豚"：豚，小豕也（《说文解字》）。"奔豚"就是小猪乱撞的状态。

"其人脐下悸者"：从生理解剖位置来看，肚脐上面一点的腹部，主要是小肠的生理解剖位置。再靠上，就有十二指肠、胃等腹内脏器，一般环绕脐周外围的是大肠，肚脐中间的是小肠盘绕的位置。在人体"脐下"这个空间位置包含小肠、大肠、膀胱。"欲作奔豚"是从下向上的表现，大肠腑、膀胱腑不具备从下向上的运转变化可能，所以只能是小肠。也就是说"其人脐下悸者"是针对小肠腑而言的。

2.从总纲图看，第63条局势下太阳卫气"开"带动阳明卫气、少阳卫气妄动外泄"发汗"后继续发展导致太阳卫气再次"开"泄，致使阴分少阴系统卫阳从膀胱营15位置向小肠营13位置逐步逆转。当少阴系统卫阳完全退守到心营13位置时，则导致"心营、脾营"区间形成阴气逼迫卫阳瘀堵受压的第64条"其人叉手自冒心，心下悸欲得按者"。

问：当少阴系统卫阳退守到13位置时，阴气压力则同步侵压到心营区间，"心营、脾营"区间形成阴气逆转逼迫卫阳瘀堵的状态。如果脾营9位置没有卫阳给予支持，"心营、脾营"区间卫阳瘀堵的压力就会从9位置继续逆转妥协得到释解。但现在"其人叉手自冒心，心下悸欲得按者"提示9位置是存在卫阳支持的，那么这个卫阳支持的动力是怎样存在的呢？

答："小肠营＋肝营"是轴线运转，小肠营端卫阳从15位置退守到13位置，与此同时肝营端卫阳动力则从3位置向1位置退守，从而带动太阴系统"脾营、胃营、大肠营、肺营"区间卫阳也同步逆转一个时间单位，致使太阴系统卫阳退守到了胃营9位置。如此才有了"其人叉手自冒心，心下悸欲得按者"的形成。

第64条局势下"小肠营＋肝营"轴线卫阳已经退守到"13+1"节点，如果在此基础上再继续"发汗"外泄耗损，致使"小肠营＋肝营"轴线"13+1"节点向"心营＋胆营"轴线"23+11"节点继续退守。

"心营＋胆营"是纵轴线中心，当胆营端卫阳从1位置向23位置退守时，心营端则进入小肠营阴气越过13位置向心营逆转施压的"其人脐下悸者，欲作奔豚"。

3. 从总纲图看，三阳卫气分别对应三条营脉，也就是说在十二营脉系统中阳气变化是以三条经脉为单位。同理，阴分三阴系统分别对应四条营脉，所以阴气变化以四条经脉为单位。即《灵枢·根结第五》"阴道偶，阳道奇"。

第65条局势下阴分少阴系统卫阳从13位置向11位置退守，相应的"心营、脾营、胃营"区间卫阳向7位置退守妥协。"胃营＋心包营"是轴线运转，胃营端卫阳从9位置向7位置退守，心包营端卫阳则从21位置向19位置退守。

"心包营、三焦营、胆营"区间卫阳从21位置向19位置退守，则相应的胆营区间卫阳从1位置向23位置退守。

"心营＋胆营"是轴线运转，胆营区间卫阳只要从1位置逆转退守一分，心营区间就失去一分卫阳后续支持，同时小肠营区间阴气就顺势向心营区间侵入一分。

小肠营区间阴气向13位置逆转侵入一分，心营区间卫阳与阴气就相争一分，而膀胱营区间阴气就顺势逆转侵入15位置向小肠营施压一分。从解剖位置来看，膀胱营相对于小肠营居于下方，于是形成阴气逆转逼迫上行的"其人脐下悸者"。心营区间阴气逆行与卫阳顺行相争，故"欲作奔豚"。

4. 问：以上从两种不同角度对第65条给予了解释。从第64条到第65条逐步演变过程来看，第65条局势下太阳卫气再次"开泄"后阴分少阴系统卫阳则从13位置向11位置退守，与此同时太阴系统、厥阴系统卫阳则从第64条"9+21"轴线节点向"7+19"轴线节点退守；如果从轴线角度看，第65条是"心营＋胆营"轴线心营端卫阳退守、胆营端阴气逆转侵压的局势。前者卫阳退守在"9+21"节点与"7+19"节点区间，而后者卫阳退守在"心营＋胆营"轴线区间。前后两者得出了卫阳退守的不同结论。这种矛盾该如何认识呢？

答：其实这两个结论是对同一个运转状态的不同描述。前者卫阳退守从"9+21"轴线节点向"7+19"轴线节点区间，体现了"发汗"后太阴系统与厥阴系统手足阳明卫气、手足少阳卫气同步耗损逆转的趋势。

由于三阳卫气分别对应三条经脉，所以三阳卫气的变化会同步带动三条营脉的阳气产生变化。"心营、脾营、胃营"三条经脉卫阳外泄后阳气退守、阴气侵入，如此心营区间才能形成"其人脐下悸者，欲作奔豚"。同理，"心包营、三焦营、胆营"区间心包营端卫阳耗损才导致胆营"23~1"出现逆转趋势。

卫阳从"9+21"轴线节点向"7+19"轴线节点退守，是三阳卫气外泄耗损后卫阳的支撑位置，而"心营＋胆营"轴线卫阳退守、阴气侵入则是结果表现位置。

5.茯苓桂枝甘草大枣汤：茯苓半斤，桂枝四两，炙甘草二两，大枣十五枚。

从上面分析可知，"其人脐下悸者，欲作奔豚"症状表现都集中在"小肠营、心营"区间，太阴系统、厥阴系统不再存在阴阳相争的局势，如此形成阴分卫阳整体退守在"心营＋胆营"轴线的状态，胆营端卫阳退守后心营端才会出现阴气侵入局势。

茯苓半斤（八两）用在"胆、肝、肺、大肠、胃、脾、心、小肠"这八个位置，解除这个区间阴气逆转的压力。

待小肠营及"胆营＋心营"轴线区间阴气逆转压力解除，则重新恢复到64条卫阳退守到"13+1"轴线节点的状态。疾病是怎么来的，就怎么纠正回去，故重新进入"桂枝甘草汤主之"。

桂枝汤局势下少阳卫气"枢"妄动只是引起三焦营区间21位置接续不及，大枣十二枚是针对十二营脉进行的"补少气，少津液"纠正。65条局势下厥阴系统卫阳已经向21位置退守，所以在桂枝汤"大枣十二枚"基础上再增加三枚用在"三焦营、胆营、肝营"区间。

附：《神农本草经》：大枣，味甘平。主心腹邪气，安中养脾助十二经，平胃气，通九窍，补少气，少津液，身中不足，大惊，四肢重，和百药。久服轻身长年，叶覆麻黄，能令出汗。生平泽。

发汗后，腹胀满者，厚朴生姜半夏甘草人参汤主之。（66）

厚朴生姜半夏甘草人参汤方：

厚朴（去皮）半斤　生姜（切）半斤　半夏（洗）半升　甘草二两　人参一两

上五味，以水一斗，煮取三升，去滓，温服一升，日三服。

1. 从总纲图看，三阳卫气分别对应三条经脉，也就是说在十二营脉系统中阳气变化是以三条经脉为单位。同理，阴分三阴系统分别对应四条经脉，所以阴气变化以四条经脉为单位。

第 65 条局势下，太阳卫气再次"开泄"后阴分少阴系统卫阳从 13 位置向 11 位置退守，形成少阴系统阴气逆转侵入心营的局势。与此同时，太阴系统卫阳、厥阴系统卫阳则向"19+7"轴线节点退守。

由于阳气变化是三条经脉为单位，所以心营卫阳压力向"心营、脾营、胃营"的胃营区间转嫁，于是在太阴系统卫阳动力向 7 位置退守。

"胃营＋心包营"是轴线运转，胃营区间卫阳动力从 9 位置向 7 位置退守。相应地心包营端卫阳从 21 位置向 19 位置退守，由于阳气变化以三条经脉为同步，所以胆营卫阳同步从 1 位置向 23 位置退守。所以第 65 条也可看作是"发汗后"阴分卫阳退守到"心营＋胆营"轴线的局势。

2. 结合第 62 条、第 63 条、第 64 条、第 65 条来看。第 62 条"发汗后，身疼痛，脉沉迟者"局势下"心包营＋胃营"轴线阳气妄动外泄，致使营脉卫阳向"19+7"轴线节点退守；第 63 条"汗出而喘，无大热者"局势下"发汗后"导致太阳卫气阶段再次开泄，致使营脉卫阳向"13+1"轴线节点退守；第 64 条"发汗过多，其人叉手自冒心，心下悸欲得按者"实际是营脉卫阳退守到"胃营＋心包"轴线"9+21"节点的状态，因为只有这个节点有卫阳支持，"心营、脾营"区间才能形成"叉手自冒心，心下悸欲得按"；而第 65 条"发汗后，其人脐下悸者，欲作奔豚"则是营脉卫阳继续向"7+19"轴线节点退守的局势，因为只有卫阳向这个节点继续退守，"心营＋胆营"纵轴线中心才能出现卫阳不及、阴气侵压的逆时针偏转局势。

接续上面的发展趋势，此条"发汗后，腹胀满者"是营脉卫阳从"大肠营＋肾营"轴线"7+19"节点继续向"肺营＋膀胱营"轴线"5+17"节点继续退守发展的局势。

3. 第 65 条局势下太阴系统、厥阴系统卫阳向"7+19"轴线节点退守，继而导致"心营＋胆营"纵轴线中心出现阴气逆行的偏转趋势；此条在第 65 条基础上从"7+19"轴线节点继续向"5+17"轴线节点退守，以此类推导致"三焦营＋脾营"轴线出现阴气逆行趋势。也就是"肾营＋大肠营"轴线卫阳退守，继而导致"三焦营＋脾营"轴线出现阴气逆转压制的局势。从而形成"膀胱营＋肺营""肾营＋大肠营""心包营＋胃营"三条轴线被阴气压制的局势。

从太极模式图看，则是阳鱼与阴鱼两端被困，形成阳鱼不能顺行、阴鱼不能上行的局势。"膀胱营、肾营、心包营"阴鱼被困不能上行；致使小肠营向阴鱼顺行运转受阻；"胃营、大肠营、肺营"阳鱼被困不能下，致使小肠营顺行推动受阻。

从解剖位置来看，小肠居于脐周，大肠接续小肠在下。小肠营已经进入顺行受阻状态，而此时大肠营也同样处于顺行被困的局势，故小肠营、大肠营都进入阴气逆转停滞趋势，形成"腹胀满"。

《灵枢·经脉第十》言"脾足太阴之脉……是动则病舌本强，食则呕，胃脘痛，腹胀，善噫，得后与气，则快然如衰，身体皆重"。从此段论述可知，"腹胀"其实就是脾营被困的现象，也就是此条"三焦营＋脾营"轴线阴气逆转压制的状态。

4. 厚朴生姜半夏甘草人参汤：炙厚朴半斤（八两），生姜半斤（八两）（切），半夏半升，甘草二两，人参一两。

厚朴作用于大肠营，"八两"用在"膀胱、肾、心包、三焦、胆、肝、肺、大肠"这八个位置。也就是用厚朴解除这些位置的卫阳陷入状态，这是针对"肾营＋大肠营"轴线逆转陷入到膀胱营15位置进行的纠正。

"生姜八两"用在"肺、大肠、胃、脾、心、小肠、膀胱、肾"这八个位置，目的恢复"肺营＋膀胱营"轴线对肾营卫阳的支持。

厚朴半斤、生姜半斤的用量安排，体现了"肾营＋大肠营"与"膀胱营＋肺营"两条轴线之间的顺逆恢复过程。

人参用在心包，"一两"补充心包顺时针运转动力。"肾营＋大肠营"轴线肾营端卫阳退守，大肠营端阴气侵入，于是在心包营区间形成阴气逼迫卫阳向肾营退守的局势。厚朴、生姜解除了"肺营＋膀胱营"与"大肠营＋肾营"两条轴线逆转被困的局势后，用人参推动心包营阴气上行，从而恢复少阴系统向厥阴系统的顺时针推动。

半夏半升，开始时笔者认为这个"半升"是"半斤"的误写，但据第104条分析可知，半升=2.5两，所以半升就是半升，不存在传抄错误。半夏2.5两放在此条里还是无法给出解释的。还好第104条又给出了一个换算，半夏半升=半夏15枚。这个15枚是不是就很眼熟了。第65条中大枣用量15枚。据此可用同样方式来理解这个半夏半升即15枚，半夏12枚只是推动整个太极图恢复顺时针运转态势，而再加3枚用在"肺营、大肠营、胃营"阳明营脉。所以这个15是分成两部分计算的，12枚是纠正逆转，3枚是推动运转。这点与大枣15枚的应用相似。

"心包营+胃营"是轴线运转，"人参一两"用在心包营端，目的是恢复21位置的支持状态，"半夏半升"用在胃营端，目的是恢复9位置的支持状态。两者形成对此条轴线的顺时针推动。

甘草二两，用在脾营、心营，目的是转化太阴系统卫阳进入少阴系统。

小结：从太极模式图看，第66条是"发汗后"阴分卫阳退守到"5+17"轴线节点导致阳鱼、阴鱼两端被困，致使"胃营+心包营""肾营+大肠营""膀胱营+肺营"轴线两端形成逆转局势。

附：《神农本草经》：厚朴，味苦温。主中风，伤寒，头痛，寒热，惊悸气，血痹，死肌，去三虫。

伤寒，若吐、若下后，心下逆满、气上冲胸、起则头眩、脉沉紧，发汗则动经，身为振振摇者，茯苓桂枝白术甘草汤主之。(67)

茯苓桂枝甘草汤方：

茯苓四两　桂枝（去皮）三两　白术　甘草（炙）各二两

上四味，以水六升，煮取三升，去滓，分温三服。

1.正常情况下，太阳卫气与阴分"肾营、膀胱营、小肠营"相对应。"伤寒"处于太阳卫气被困阴分的状态，也就是在阴分少阴系统形成阴气完全压制卫阳的状态，也就意味着阴分少阴卫阳已经从肾营退守到膀胱营区间，在少阴系统形成阴经完全阻挡阳经推进的局势。

(1)"伤寒"状态下阴分少阴系统卫阳退守在膀胱营区间，继而形成膀胱营、小肠营卫阳向"心营、脾营"逆转蓄积的状态。

"若吐、若下"是从太阴系统"胃营、大肠营"后撤卫阳动力，从而带动"膀胱营、小肠营、心营、脾营"区间卫阳蓄积瘀堵压力得到外泄，以此来减轻"心营、脾营"区间卫阳瘀堵压力。

但如果"膀胱营、小肠营、心营、脾营"区间卫阳动力本就不足，此时再"若吐、若下"从太阴系统后撤卫阳动力，则形成太阴系统卫阳后撤进入胃营区间，致使脾营区间失去卫阳支持形成阴气瘀堵状态，从而形成"心下逆满"。

（2）阴分少阴系统卫阳原本不足，少阴"枢"顺时针支持厥阴"阖"已经处于不及状态。"若吐、若下后"阴分卫阳从少阴系统向太阴系统胃营退守，致使阴分厥阴系统进一步失去少阴系统卫阳支持，厥阴为阴气"阖"，厥阴系统失去卫阳支持则只有阴气的下降趋势，"脉"内失去了向外推动、鼓动的趋势，故"脉沉"；阴分少阴系统阴气逆转侵入脾营，意味着少阴"枢"阴气逆转已经侵入心营区间，心营区间阴气盛则"脉紧"。"脉沉紧"提示阴分厥阴系统、少阴系统已经从卫阳退守、阴气停滞状态发展到阴气逆转侵压的局势。

（3）太阴系统脾营已经处于阴气压制状态，致使卫阳无力推动越过"9+21"轴线节点，从而导致"胃营＋心包营"轴线两端逆转被困。《灵枢·经脉第十》言"心主手厥阴心包络之脉，起于胸中"。"胃营＋心包营"轴线胃营端无法推动卫阳突破9位置进入脾营，形成"心下逆满"。心包营端阴气逆转陷入21位置，导致三焦营区间手少阳卫气逆转侵入心包营，形成"气上冲胸"。

（4）阴分少阴系统已经处于阴气逆转趋势，也就无力再支持太阳卫气"开"；阳明卫气与阴分"脾营、胃营、大肠营"对应，现在太阴系统卫阳退守到胃营区间，从而导致阴分太阴无力支持阳明卫气运转。如此形成少阳卫气独自悬于阴分之外的状态。

"伤寒"是阴分少阴所处状态，"若吐、若下后"是从阴分太阴后撤卫阳，所以此条"伤寒，若吐、若下后"对阴分少阴、太阴是直接作用，而阴分厥阴系统没有受到直接干预，处于被动影响状态。

"起"调动三阳卫气运转，现在太阳卫气、阳明卫气已经退守阴分，故卫气运转只能局限在少阳卫气"枢"区间，如此形成"起"强行"动"少阳卫气

"枢"的状态。少阳卫气与"肝营、胆营、三焦营"对应，少阳卫气"动"则肝营卫阳妄动。由于阴分太阴系统卫阳退守，致使太阴不能"开"，于是导致肝营卫阳无法向肺营推进，致使卫阳妄动只能发生在肝营区间，"诸风掉眩，皆属于肝"，故形成"起则头眩"。

(5)"脉沉紧"提示阴分厥阴系统、少阴系统已经处于阴气逆转侵压局势。"气上冲胸"提示三焦营已经有向心包营阴气逆转的趋势。"起则头眩"提示肝营已经处于阴气逆转被困状态。也就意味着"3+15"轴线处于阴气侵压状态。

"发汗"推动阴分少阴系统向太阳卫气"开"，致使阴分少阴系统卫阳进一步耗损，从而导致"肝营＋小肠营"轴线小肠营端卫阳外泄，肝营端失去小肠营端卫阳支持形成阴气侵入局势。肝经直达巅顶，肝营阴气逆转则形成清阳退守、浊阴占据的状态，故"身为振振摇者"。

少阳卫气与"肝营、胆营、三焦营"对应，"发汗"后肝营区间进入阴气逆转侵入局势，也就意味着阴分厥阴系统已经无力再支持少阳卫气运转。现在太阳卫气、阳明卫气、少阳卫气都被困阴分营脉，"发汗"导致阴分三阴系统营脉妄动，不再是三阳卫气层面的转变，故言"发汗动经"。

2. 茯苓桂枝白术甘草汤：茯苓四两，桂枝三两，白术、甘草各二两。

茯苓四两，用在"小肠营、心营、脾营、胃营"四个位置。减轻"伤寒，若吐、若下"后对这四个位置造成的阴气逆转侵压。

白术二两用在"胃营、脾营"，恢复胃营与脾营之间顺时针运转，解决"心下逆满"；炙甘草二两用在"脾营、心营"，用以调节太阴营脉系统向少阴营脉系统的过渡。

桂枝三两用在"膀胱营、肾营、心包营"三个位置，补充卫阳以支持厥阴系统卫阳恢复。

虽然"起则头眩""身为振振摇者"都提示肝营区间已经受到影响，但肝营区间的这些变化是由少阴不能"枢"，太阴不能"开"间接导致的，厥阴系统并没有受到"发汗""若吐、若下"的直接干预，所以"茯苓桂枝白术甘草汤"通过调整太阴"开"、少阴"枢"以达到解决厥阴"阖"的问题。

3. 第66条"发汗后，腹胀满者"是"三焦营＋脾营"轴线出现阴气逆行偏转的趋势，继而导致阴鱼、阳鱼顺行运转被压制的局势。而此条"心下逆满、气上冲胸"则是"胃营+心包营"轴线阴气逆行偏转的运转趋势，从而导致阳目出现被逆转的现象。由此可知，此条实际还是接续第66条在继续讨论。

发汗病不解，反恶寒者（宋本：虚故也），芍药甘草附子汤主之。（68）

芍药甘草附子汤方：

芍药　甘草（炙）各三两　附子（炮，去皮，破八片）一枚

上三味，以水五升，煮取一升五合，去滓，分温三服。

1. 在第65条讲过，从总纲图角度看，"发汗"是太阳卫气"开"带动阳明卫气"阖"、少阳卫气"枢"顺时针妄动外泄的过程。当少阳卫气"枢"妄动外泄后导致阴分厥阴卫阳向外耗损，致使阴气不能"阖"形成"汗出"。从这个过程来看，"发汗"首先引起的是太阳卫气、阳明卫气的妄动外泄，然后才引动少阳卫气"枢"改变。所以"发汗"过程首先消耗的是阴分少阴系统、太阴系统卫阳，然后才耗损厥阴系统卫阳。

从太极模式图看，"发汗"是太阳卫气"开"带动"膀胱营、小肠营、心营"及"脾营+三焦营"轴线卫阳顺时针外泄的过程。由此可以看出，"发汗"这个过程会导致两个影响结果：一方面，"发汗"会导致"膀胱营、小肠营、心营""脾营、胃营、大肠营、肺营"太阴系统、"肝营、胆营、三焦营"区间卫阳不断外泄耗损；另一方面，由于"发汗"从太阳卫气"开"起步，所以就导致"膀胱营、肾营、心包营"阴鱼顺时针运转的卫阳动力从膀胱营形成不断后撤趋势。

第62条"发汗后，身疼痛，脉沉迟者"是"发汗"导致三阴系统卫阳外泄耗损波及到"19+7"轴线节点。

第63条"汗出而喘、无大热者"是"发汗后"少阴系统卫阳再次外泄耗损后形成阴气逆转侵压状态，而厥阴系统形成卫阳退守局势。于是在"15+3"轴线节点上形成15位置阴气侵压、3位置卫阳退守。

第64条"发汗过多，其人叉手自冒心，心下悸欲得按者"是少阴系统卫阳再次耗损后阴气逆转侵压到13位置，而厥阴系统卫阳则退守到1位置。

第65条"发汗后，其人脐下悸者，欲作奔豚"是少阴系统卫阳再次耗损

后阴气逆转侵压到 11 位置，而厥阴系统卫阳退守到 23 位置。

第 66 条 "发汗后，腹胀满者" 则是 "发汗后" 少阴系统、太阴系统卫阳耗损后阴气逆转侵入到 9 位置，而厥阴系统卫阳退守到21 位置。

第 67 条 "伤寒，若吐、若下后，心下逆满、气上冲胸" 则是少阴系统、太阴系统通过 "若吐、若下后" 阴气逆转侵压到 7 位置，而厥阴系统卫阳退守到 19 位置。

从这个发展过程来看，一般的 "发汗" 是阴鱼卫阳在 21 位置支持不及，第 62 条则是阴鱼卫阳支持 19 位置不及。当进入第 63 条局势下，则形成厥阴系统卫阳支持 3 位置不及，第 64 条局势下则形成厥阴系统支持 1 位置不及，第 65 条局势下则形成厥阴系统卫阳支持 23 位置不及，第 66 条局势下则形成厥阴系统卫阳支持 21 位置不及。而第 67 条局势下则进入太阴系统卫阳支持 7 位置不及。

"发汗后" 卫阳不及的状态首先从少阴系统开始，逐渐发展到厥阴系统，再继续则发展到太阴系统。

从阴气逆转的角度看，一般 "发汗" 后阴气逆转的压力在胃营 9 位置。第 62 条局势下 "发汗" 引动厥阴系统心包营区间卫阳外泄，致使轴线对侧胃营卫阳耗损到 7 位置，导致脾营区间失去了胃营卫阳支持，脾营区间形成阴气逆转压力。第 63 条局势下厥阴系统卫阳从 3 位置退守，导致少阴系统阴气逆转侵入小肠营 15 位置。第 64 条局势下厥阴系统卫阳退守到 1 位置，导致少阴系统阴气逆转侵入小肠营 13 位置。第 65 条局势下厥阴系统卫阳退守到 23 位置，导致少阴系统阴气逆转侵入到心营 11 位置。第 66 条局势下厥阴系统卫阳退守到 "21+9" 节点位置，少阴系统 "肾营、膀胱营、小肠营、心营" 少阴系统就完全后退一格进入脾营区间，也就意味着肾营区间完全处于失去卫阳支持的状态，从而导致少阴系统无力继续向厥阴系统推动，形成被困下焦的状态。第 67 条局势下厥阴系统卫阳向 19 位置退守，致使厥阴系统形成阴气逆转侵入心包营的局势。

由此可见，"发汗后" 阴气压力首先在太阴系统胃营、脾营区间出现（即第 12 条、第 62 条局势），接下来则是在少阴系统区间出现（即第 63 条、第 64

条、第 65 条），再继续则发生在少阴系统与厥阴系统之间（即第 66 条），再继续发展则发生在厥阴系统（即第 67 条）。

"发汗后"卫阳不及趋势是：首先少阴系统，其次厥阴系统，再次太阴系统。阴气逆转压力趋势则是：首先太阴系统，其次少阴系统，再次厥阴系统。也就是说，"发汗后"卫阳不及趋势与太阳卫气"开"、少阳卫气"枢"、阳明卫气"阖"次序相一致，而阴气逆转压力趋势则与太阴系统"开"、少阴系统"枢"、厥阴系统"阖"次序相一致。

把这个结论还原到总纲图："发汗后"消耗了阴分三阴系统卫阳，致使"太阳卫气、少阳卫气、阳明卫气"卫气层面形成逆转后撤趋势。阴分三阴系统卫阳外泄耗损则阴气逆行，首先太阴不能"开"，接着少阴不能"枢"，最后导致厥阴不能"阖"。

2. 第 68 条"发汗病不解，反恶寒者"是接续第 67 条继续讨论，补充完整应该是：伤寒发汗病不解，反恶寒者，芍药甘草附子汤主之。

第 67 条讨论的是"伤寒，若吐、若下后"卫阳向"7+19"轴线节点退守的局势。如果阴分三阴系统卫阳已经退守到"7+19"轴线节点，则形成"心包、三焦、胆营、肝营、肺营、大肠营"区间卫阳与"胃营、脾营、心营、大肠营、膀胱营、肾营"区间阴气相互对峙的局势。如果在这个基础上继续"发汗"耗损卫阳则导致 7 位置卫阳向 5 位置退守，致使肾营区间阴气向 17 位置逼迫。

此时太阴系统卫阳已经退守到了肺营阴经位置，厥阴系统阴气已经下陷少阴系统肾营区间 17 位置，致使少阴系统处于阴气压制卫阳状态。少阴系统不能再支持太阳卫气向外运转，故"发汗病不解，反恶寒者"。

3. "芍药甘草附子汤方"附子一枚、破八片，用在"肾、心包、三焦、胆、肝、肺、大肠、胃"八个位置。目的是建立起阴分三阴系统卫阳顺时针运转的动力。

阴分三阴系统卫阳恢复也就能够支持三阳卫气运转，"反恶寒"的问题得以纠正。但厥阴系统"发汗"的妄动趋势没有给予控制，"芍药三两"用在"肝营、胆营、三焦营"以实现厥阴"合"的状态。如果没有"芍药三两"的应用，则附子推动的三阳卫气运转也就随之继续外泄。

炙甘草三两用在"脾营、心营、小肠营"三个位置，以抑制少阴系统"脾营、心营、小肠营"区间卫阳再随膀胱营"发汗"外泄。"脾营+三焦营""心营+胆营""小肠营+肝营"是轴线运转，炙甘草三两用在"脾营、心营、小肠营"三个位置，正好与"芍药三两"用在"三焦营、胆营、肝营"相对应，芍药三两抑制阳目卫阳外泄，炙甘草三两则抑制阴目卫阳外泄。

发汗，若下之，病仍不解，烦躁者，茯苓回逆汤主之。（69）

茯苓回逆汤方：

茯苓四两　人参一两　附子（生用，去皮，破八片）一枚　甘草（炙）二两　干姜一两

上五味，以水五升，煮取三升，去滓温服七合，日三服。

1."发汗"是太阳卫气"开"带动"膀胱营、小肠营、心营"及"脾营+三焦营"轴线卫阳外泄运转的过程。所以"发汗"事关膀胱营太阳卫气"开"与三焦营腠理"开"两个关键点。

三焦营与膀胱营居于"心包营、肾营"两端，膀胱营卫阳能够推进17位置，21位置就有卫阳进入三焦营给予支持，所以只要膀胱营区间卫阳能够继续支持三焦营区间卫阳耗损，还是不会"汗出"。当膀胱营卫阳耗损后无力再支持卫阳进入17位置，三焦营也就失去了卫阳支持，继而导致三焦营区间形成"阳不制阴"的现象，也就形成少阴系统"枢"无力推动"膀胱营、肾营、心包营"阴鱼阴气进入三焦营的局势。阴气无力进入三焦营，故逆时针从膀胱营下行外泄。

由此可见，"发汗"状态下少阴系统"枢"已经处于无力推动阴气上行厥阴系统的局势，少阴系统卫阳已经退守到17位置。"膀胱营、小肠营"与"胃营、大肠营"对称居于"心营、脾营"两端，如果此时"若下之"从太阴系统大肠营后撤卫阳动力，则形成膀胱营区间卫阳随大肠营"若下之"进一步外泄耗损，从而导致少阴系统卫阳进一步退守到15位置。

"大肠营+肾营"是轴线运转，"若下之"从大肠营后撤卫阳，致使"7+19"轴线节点卫阳逆转。

三焦营与膀胱营居于"肾营、心包营"两端，膀胱营卫阳从17位置向15位置退守，导致三焦营卫阳从23位置向21位置退守。

"7+19"轴线节点逆转，导致肾营无力推动阴气进入心包营。三焦营卫阳从23位置向21位置退守，导致心包营区间卫阳被困。

总体来看，"发汗"状态下少阴系统已经无力向厥阴系统提供支持，"若下之"则在此基础上继续从太阴系统后撤卫阳动力，致使厥阴系统形成阴气逆转逼迫卫阳困在心包营的状态。

2. 从总纲图看，第68条"发汗病不解，反恶寒者"是太阳卫气"开"导致阳明卫气阶段、少阳卫气阶段阳气顺行妄动外泄太过，致使阳明卫气、少阳卫气退守到阴分太阴系统、厥阴系统。如果在此基础上再继续发展，则导致阴分外阳气耗损波及到太阳卫气阶段"肾营、膀胱营"区间，继而形成"反恶寒者"。

第69条"发汗"已经进入第68条局势，即阴分外三阳卫气区间阳气退守到太阳卫气阶段"肾营、膀胱营"区间，在此基础上继续"若下之"则导致太阳卫气阶段阳气进一步逆转退守到阴分太阴系统脾营区间，继而在阴分内形成太阴系统阴气逼迫卫阳向厥阴系统逆转积压的"烦躁者"。

由此可知，第69条"发汗，若下之"是在第68条"发汗病不解，反恶寒者"基础上进一步逆转的结果。

3. 茯苓四逆汤方中"茯苓四两"用在"小肠营、心营、脾营、胃营"区间，与第67条"茯苓桂枝白术甘草汤"中茯苓四两是相同道理，都是"若吐、若下"后导致的阴气逆转侵入胃营的状态。

"人参一两"用在心包营，目的是推动阴气进入心包营，这是针对"若下之"对"7+19"轴线节点逆转给予的纠正。

"发汗"少阴系统卫阳已经耗损、"若下之"后少阴系统与太阴系统之间已经形成阴气逆转压制状态，厥阴系统区间如果还有卫阳顺时针运转，也不会形成卫阳被困心包营的局势。所以第69条局势下阴分三阴系统已经处于阴气主导逆转趋势。"附子一枚""干姜一两半"取回逆汤用意，纠正恢复三阴系统卫阳顺时针运转趋势。

发汗后恶寒者（注：虚故也）。不恶寒但热者，实也，当和胃气，与调胃承气汤。（70）

调胃承气汤方：

芒硝半升　甘草（炙）二两　大黄（去皮清酒洗）四两

上三味，以水三升，煮取一升，去滓，纳芒硝，更煮一两沸，顿服。（注加减方非疑仲景方）

1. 第67条"伤寒，若吐、若下后"是接续第66条"发汗后，腹胀满者"的讨论，第67条可视为列属于第66条之下。第68条"发汗病不解"、第69条"发汗，若下之"、第70条"发汗后"则是按照第62条到第66条演变过程继续讨论"发汗"之后的局势转变。

2. 第65条"发汗后"太阳卫气经历两次"开"泄，带动阳明卫气继续妄动耗损，直到阳明卫气与少阳卫气之间形成断续状态，由于太阳卫气、阳明卫气的外泄耗损，导致阴分"小肠营、心营、脾营、胃营、大肠营、肺营、肝营、胆营"区间形成卫阳退守、阴气压制局势。由于少阳卫气"枢"与阳明卫气"阖"之间已经处于断续状态，而太阳卫气与少阳卫气之间还保留顺势推进运转，所以三阳卫气层面只能在太阳卫气"开"与少阳卫气"枢"之间进行交换往来运转，继而形成"人脐下悸者，欲作奔豚"。

第66条是在第65条基础上继续"发汗"，致使阴分少阴系统卫阳再进一步外泄耗损，导致阴分少阴系统进入阴气压制卫阳运转的状态，也就是"肾营+大肠营"轴线逆转局势。由于阴分少阴已经处于阴气压制卫阳的局势，所以阴分少阴无力再支持太阳卫气"开"，导致阴分外少阳卫气失去太阳卫气支持，继而形成少阳卫气退守阴分厥阴系统的局势。

从第64条太阳卫气支持少阳卫气不及，到第65条太阳卫气、阳明卫气退守阴分少阴系统、太阴系统，再到第66条少阳卫气也退守进入阴分厥阴系统。这三条呈现出从太阳卫气退守阴分少阴、阳明卫气退守阴分太阴、少阳卫气退守阴分厥阴的逐步逆转趋势。

第66条已经进入少阳卫气退守阴分厥阴的局势，在此基础上继续发展则再次进入太阳卫气阶段，则形成第67条太阳卫气阶段的"伤寒，若吐、若下后"

讨论。

　　进入第 67 条局势后阴分外三阳卫气已经进入阳气退守太阳卫气阶段的"伤寒"状态，如果在此基础上"发汗"则导致阴分外三阳卫气耗损波及太阳卫气阶段膀胱营区间，故形成第 68 条"发汗病不解，反恶寒者"局势。

　　如果在第 68 条"发汗病不解"基础上"发汗、若下之"，则导致太阳卫气阶段阴气逆转侵压进入阴分太阴系统区间，继而形成阴分内太阴系统、厥阴系统卫阳逆转被困的"烦躁者"。

　　从这个延续讨论的角度看，第 68 条、第 69 条是延续第 67 条的继续讨论，这与康平本的论述是一致的。

　　3. 第 70 条言"发汗后恶寒者，虚故也"是阴分外三阳卫气区间阳气已经退守到太阳卫气阶段，三阳卫气之间已经接续不及，也就是第 69 条"发汗病不解，反恶寒者"的状态。

　　"发汗"后如果"不恶寒，但热者"是指阴分外三阳卫气区间"汗出后"形成阴亏阳盛状态，故言"实也"。也就是后面阳明病篇所言的"太阳阳明者，脾约是也"局势。

第四篇　经典病例讨论

从东汉末年张仲景写出《伤寒论》，到现如今这门学问已经传承 1800 余年。经过历代中医人不断的临床验证，《伤寒论》的临床价值得到了后世公认，由此张仲景也逐步被推崇到医之圣人的地位。一部书籍理论能够延续千百年的思考而从未断代，能够经历如此之久的重复临床检验而从未被淘汰，纵观古今中外医学史都是唯一仅有的。"实践是检验真理的唯一标准"，在《伤寒论》这里得到了完美体现。

由中医经典理论指导建立了《伤寒论》，而《伤寒论》的临床实用价值又支撑起了《伤寒论》的理论研究。因为《伤寒论》背后的理论一直未被真正发现，所以无法形成从"理论"向"实践"的顺序发展模式，导致人们的关注重心更多倾向于实用研究，不知不觉中形成从临床经验反向推导《伤寒论》理论的思维模式。但临床经验、实用只能作为验证理论正确与否的"数据"，是无法指导出理论的建立，所以《伤寒论》研究实际一直处于把经验当作理论、理论围绕经验进行适应性妥协的自圆其说模式当中。

我们要想找到《伤寒论》背后的那个"唯一"理论，要想验证我们找到的理论就是那个"唯一"正确存在，就必须把"理论"与"经验"绝对剥离，建立起分别独立的"理论"体系与"经验"体系，然后再实现两者之间的相互平等验证，从而避免用经验说明理论、又用理论证明经验的自话自说。

本书围绕"伤寒论总纲图"这个理论中心对前 70 条进行了尽可能详尽解读，中间不掺杂任何临床讨论说明，以此建立起完全独立的"理论"体系。这个"理论"体系是否正确，是否与人体实际相一致，是否能够指导临床应用等等都需要用客观的、公认的中医经典医案来予以检验说明。

此篇选择了不同时代、不同派别、不同专长的医家经典医案进行讨论分析，尽可能地避免人为选择因素的干扰，以此来实现相对客观的验证。用独立的经验、医案、临床数据体系去验证独立的"理论"体系，这是现代医学研究给予的提示，也是中医理论能够实现再次证明的途径，愿与同道共同努力。

《经方实验录》桂枝汤证其五（附列门人治验）

虞师舜臣尝曰："一二八之前，闸北有一老妇。其子服务于邮局。妇患脑疽病，周围蔓延，其径近尺许。启其所盖膏药，则热气蒸蒸上冒。头项不能转侧。余与余鸿孙先生会诊之，三日不见大效。四日诊时，天色已晚，见病者伏被中，不肯出。询其故，侍者曰，每日此时恶寒发热汗出。余乃悟此为啬啬恶寒，翕翕发热之桂枝汤证。即用桂枝五分，芍药一钱，加姜草枣轻剂投之。次日，病大减。遂逐日增加药量，至桂枝三钱，芍药五钱，余三味亦如之，不曾加他药。数日后，竟告痊愈云。"

按：脑疽，病也。虞余二先生先用治脑疽法治之，三日不见大效。及察知患者有桂枝汤证，试投桂枝汤。用桂枝不过五分，芍药不过一钱，姜草枣又皆和平之品，谅其为效也当仅矣。然而功出望外，毋怪虞师之惊奇。且用独方而竟全功，更可见唯能识证者方能治病。何况仲圣方之活用，初非限于桂枝一汤，仲圣所以于桂枝汤加减法独详者，示后人以楷模耳。果能将诸汤活而用之，为益不更大哉？由是细研，方知吾仲圣"脉证治法"之真价值。

【解读】

第 12 条言"太阳中风，脉阳浮而阴弱。（阳浮者，热自发；阴弱者，汗自出。）啬啬恶寒，淅淅恶风，翕翕发热，鼻鸣干呕者，桂枝汤主之"。

在前文解读中说过，"啬啬恶寒"是"形冷恶寒者，此三焦伤也"，而不是膀胱营位置的"恶寒"。从总纲图看，膀胱营处于"申时"，三焦营处于"亥时"，此病例"天色已晚，见病者伏被中，不肯出"，"每日此时恶寒发热汗出"都在验证这个结论。而这也是医案作者给出桂枝汤证判断的依据所在。

我对《伤寒论》条文的认识起点其实就在这个"啬啬恶寒"的理解上，列出这个病例算是进行佐证说明。

《余无言医案》夏令伤寒证

时当夏令，妇人恶寒高热。头痛项强，体疼骨疼，周身无汗、脉浮而紧。微有恶心及气急，此真六月伤寒也。询其致病之源，系在电影场中，为冷气所逼。以麻黄汤加葛根、藿香主之。

友人杨达奎君，其夫人秦碧筠，年41岁。于1942年6月下旬，忽患伤寒。余诊之，症状如上。心窃异之，因其非劳动阶级，何由致此。既询其致病之由。秦即详告云："沪上风行一时之观世音影片，在沪光大戏院开映。闻其情节至佳，因于昨日晚场往观。时天气颇热，乃着云纱短衣而往。入场则冷气开放，凉爽如秋，意至适也。迨一小时后，身觉微凉，继则较甚。但以情节苦楚，为之心酸堕泪，欲罢观而不能也。直至终场以后，更觉寒矣。归时路远，又未步行，乘车而返。夜深途中人少，车快如飞，于是恶寒更甚矣。抵家即覆被而卧，始则恶寒不热，至四小时后，则寒热并作矣。再进则头痛项强，身痛骨痛，周身无汗，而亢热矣。若初微觉凉时，早出影场，必不至有此病也。"

余既得其病情，且确为伤寒的证。不能因在夏令，而概不用麻黄也。昔贤谓有此证即用此药，亦何惧哉。乃处以麻黄汤加葛根、藿香，令其照法煎服，不必顾虑。时其夫杨君已回原籍，无人掌握服药事。其邻人有稍知药性者，谓"六月不可服麻黄，即便服之，亦只能三分之一，不可孟浪也。"秦从其商。服后微汗，但旋又复热而无汗，次日再延余诊。余颇讶之，再三质询，乃以实告。余当谢以不敏，令其再延他医。

他医治之，仍然无效。至第三日，挽张士瀛复来延余，并为深致歉意。且云："先做与杨君为好友，请勿计其妻不信任也。"余从之往。见其症状虽未变，而较有烦躁意。因将原方去藿香，加生石膏五钱。秦服之，一剂而汗出、热退、神安。后为之清理余邪，微和其大便，即告痊可。

中秋将至，杨君由原籍回沪。备悉其事，特向余致谢意曰："若不再服麻黄，辗转更换多医，设有不测，咎将谁归耶？无怪先生之不肯复诊也。"余笑颔之。

麻黄汤加葛根藿香方：

生麻黄三钱 川桂枝三钱 杏仁四钱 炙甘草二钱 粉葛根四钱 广藿香三钱（按第二方，去藿香，加生石膏五钱）。

【解读】

1.《伤寒论》第 3 条言：太阳病，或已发热，或未发热，必恶寒、体痛、呕逆、脉阴阳俱紧者，名为伤寒。

(1)"入场则冷气开放，凉爽如秋，意至适也"，此时太阳卫气层面处于阴阳平衡阶段，"冷气"可消减卫热太过，而人体卫气也能抗衡"冷气"侵袭，所以虽有"冷气"存在，但人体舒适；"迨一小时后，身觉微凉，继则较甚"，此时处于外寒太过耗损压制人体卫气阶段，卫气向外"温分肉"不及则开始"觉微凉"；"直至终场以后，更觉寒矣"，此时继续处于外寒增加、人体卫气"温分肉"消减的对抗阶段。

"归时路远，又未步行，乘车而返。夜深途中人少，车快如飞，于是恶寒更甚矣"，继续处于人体卫气与外寒此消彼长的发展趋势。

"抵家即覆被而卧，始则恶寒不热，至四小时后，则寒热并作矣"，这四小时之前的所有发展过程，都处于《伤寒论》第 3 条太阳病"或未发热""必恶寒"阶段。待"至四小时后，则寒热并作矣"，则开始进入"或已发热"。

从总纲图看，"膀胱营、小肠营"区间经历两个时辰，也就是 4 个小时。这正是"抵家即覆被而卧，始则恶寒不热，至四小时"之间的变化过程。《伤寒论·辨脉法一》言"阴阳相搏，名曰动。阳动则汗出，阴动则发热"。当"膀胱营、小肠营"区间阴阳对峙矛盾能够越过 13 位置进入心营区间时，"阴动"则开始有了"发热"，这就是"四小后"出现"寒热并作"的原因。

(2)在《伤寒论》第 3 条中已经讲过，"头项强痛"是指膀胱营足太阳卫气受压瘀堵的现象。而"身痛"是脾营受压瘀堵的现象。从开始"觉微凉"到"寒热并作"，症状一直都停留在手足太阳卫气层面。而在此之后则开始进入"膀胱营、小肠营、心营、脾营"这些营脉之内，此时才开始出现"再进则头痛项强，身痛骨痛""周身无汗"。

从中可以看出，从起初"身觉微凉"到"至四小时后，则寒热并作矣"期间所有矛盾都还集中在"膀胱营、小肠营"手足太阳卫气层面，也就只有

"冷""寒""热"这些现象。待继续发展后才开始出现"膀胱、小肠"营脉内的表现，才会出现"头痛项强，身痛骨痛"。

2. 待进入"见其症状虽未变，而较有烦躁意""微有恶心及气急"，则是"膀胱营、小肠营、心营、脾营"区间阴气逆转压制卫阳的状态不得解除，致使脾营区间卫阳推动阴气向胃营逆转侵压，胃营足阳明卫气顺行下降运转被逆则"微有恶心"，也就进入第 33 条"太阳与阳明合病，（若）不下利，但呕者，葛根加半夏汤主之"。

太阴系统"胃营、大肠营"手足阳明卫气被阴气逆转侵压后则被动蓄积向肺营逼迫，肺营卫阳被逆则"气急"。这也就是第 35 条"太阳病，头痛、发热、身疼、腰痛、骨节疼痛、恶风、无汗而喘者"中"无汗而喘"发生过程。

从"较有烦躁意"来看，手足阳明卫气被阴气逆转逼迫后对肺营只是造成了阳气受压的影响，"肺营、肝营"区间并没有形成卫阳与阴气对冲矛盾纠结，也就没有形成"喘"，而是继续对手足少阳卫气逆转逼迫蓄积，致使心包营卫阳蓄热而烦。

有了对疾病过程的认识，然后再对照这些用药，也就有了对这些药物的认识、对作者考虑意图的认识。此病例的作者是余无言先生，现在的我们是无法让原作者根据任何人的想法、理论去设计、编造什么的，原作者只是实事求是的在记录疾病事件本身。也只有这样对事实的客观描述，才能反应出《伤寒论》背后理论的真相。

胡希恕医案

【病例 1】

熊某，女，56 岁，1964 年 8 月 20 日初诊：3 个月来，每日下午 3～5 点发热，两臂肘窝发紧，肩背拘急，热后汗出，舌苔薄白润，脉缓。发热、两臂肘窝发紧、肩背拘急，为太阳表证。脉缓、发热、汗出，为营卫不和津虚于表。发热、汗出，尤其午后定时发热，为太阳中风桂枝汤方证。桂枝 9 克，白芍 9 克，生姜 9 克，大枣 4 枚，炙甘草 6 克。结果：服二剂而解。

【解读】

1. 从总纲图看，下午 3~5 点正好处于膀胱营"申"位。"每日下午 3 ~ 5 点发热"，也就是膀胱营位置发热。正常情况下膀胱营位置是不会发热的，那么膀胱营位置到底经历了什么样的改变才导致了"发热"？

从总纲图中看，膀胱营处于"心营、小肠营、膀胱营、肾营"少阴系统区间。一般情况下，小肠营卫阳推动阴气越过 15 位置进入膀胱营，而膀胱营卫阳推动阴气越过 17 位置进入肾营区间，如此则保持膀胱营区间阳气的进出平衡，所以不会出现阳气的瘀堵，也就不会"发热"。

"每日下午 3 ~ 5 点发热"意味着膀胱营区间阳气的进出平衡被打破，小肠营推动阳气进入 15 位置，但膀胱营不能及时推动阳气越过 17 位置进入肾营，所以导致膀胱营区间的阳气入多出少，故在 3~5 点形成阳气蓄积"发热"。

这个过程是不是很眼熟？其实就是小学数学题里面进水管与出水管的问题。

2. "两臂肘窝发紧，肩背拘急，热后汗出，舌苔薄白润，脉缓"。这个描述可谓详细。

从总纲图中看，膀胱营与三焦营居于"肾营、心包营"区间两端，膀胱营、三焦营都为阳经，阳气的运转实际是在膀胱营与三焦营之间进行相互转嫁。

如果膀胱营向 17 位置推动的阳气力量与心包营向 21 位置推动的阳气力量能够一致，也就保持了"肾营、心包营"区间阳气的进出平衡。但现在膀胱营入 17 位置受阻，也就意味着心包营入 21 位置缺乏后续阳气支持，心包营区间就形成阴气压制卫阳运转的局势。

"两臂肘窝"是手厥阴心包经循行位置，"发紧"是手厥阴之脉阳气不及而阴气偏盛，阴气盛则"寒"，寒则收引，故呈现上肢"微急"状态；"肩背拘急"是手足太阳经阳气受压后阴气留存瘀堵后的表现。

由于膀胱营卫阳蓄积后无法推动"膀胱营、肾营、心包营"区间阴气进入三焦营，致使阴气积压在膀胱营区间。膀胱营区间卫阳蓄热后被迫形成"阳加于阴谓之汗"的过程，从而外泄膀胱营区间阳气瘀堵压力，故形成"热后汗出"。

"舌苔薄白润"提示脾营区间卫阳不及、阴气偏盛。"脉缓"提示心营区间卫阳不及。

3. 从以上分析来看，之所以出现"每日下午 3～5 点发热"是由两个方面的原因导致的。首先从"舌苔薄白润""脉缓""肩背拘急"来看，是"脾营、心营、小肠营"区间卫阳顺时针支持膀胱营不及，从而导致膀胱营区间卫阳动力缺乏，无力越过 17 位置进入肾营。另外则是"膀胱营、肾营、心包营"区间卫阳不及，致使阴气压力向膀胱营区间积压。

所以要想解决这个问题，一方面要从"脾营、心营、小肠营"给予后续卫阳支持，另一方面则需要补充"膀胱营、肾营、心包营"区间卫阳动力，从而推动阴气顺时针进入三焦营，以此解决膀胱营区间阴气停滞的压力。其实这就是《伤寒论》第 13 条"太阳病，发热、汗出"的过程，所以桂枝汤解决。

《伤寒论》言服用桂枝汤后"遍身漐漐微似有汗者益佳"，这个"遍身漐漐微似有汗者"是三焦营作汗的表现。当三焦营位置形成"阳加于阴谓之汗"现象，提示桂枝汤推动阴鱼阴气已经进入三焦营，阳气与阴气相互作用的位置就转移到了三焦营区间，而不再是在膀胱营区间被迫形成"汗出"。

"不可令如水流离，病必不除"则意味着桂枝汤推动的阳气力量没有顺势进入三焦营区间，而是继续在膀胱营区间蓄热作汗，问题当然也就不可能解决。

4. 返回头来再看发病时间，1964 年 8 月 20 日是农历七月十三，位于申位。病史有 3 个月，也就是经历了"午、未、申"。结合以上分析来看，提示患者从 3 个月之前的"午"位心营区间已经出现"心营、小肠营"后续卫阳支持不及，继而导致阴鱼"膀胱营、肾营、心包营"顺时针运转不及而阴气逆转停滞，致使膀胱营区间形成阴气压制卫阳运转的蓄积发热。所以从首次发病时间可以评估出患者卫阳不及的起点位置。

小结：有了以上解读，这个病例背后隐藏的真相也就完全透明。通观整个病例事件，无论时间点，还是症状表现，都与经脉路线一致，环环相扣，中间没有任何可以让人犹豫徘徊的，这就是《伤寒论》对人体的认知程度。

像胡希恕这样的临床家，他们其实都应该归为《伤寒论》的应用研究，对《伤寒论》的本质研究是未曾触及的。就像这个病例，我们可以通过应用研究来总结各种经验，然后再继续经验论述，但对整个疾病事件本身来说，背后那个真相我们则早已忽略不提，这也就是笔者认为现阶段《伤寒论》研究还处于初级阶段的原因。

这样的病例，不是出自我手，当事医家如何记录、记录到什么程度，关注什么细节，这都是后面我们这些读者无法左右的。但就是这些连原医案作者都无法彻底明白的临床事件，却在严格证明《伤寒论》背后那套理论。

这其实只是一个最最简单的疾病事件，变化过程还处于初级状态，如果继续演变，会有更加复杂情况出现。"每日下午 3～5 点发热"可以把时间向后推移，也可向前转变，那么随之背后的过程细节也就发生变化，各条经脉上阴气与阳气的转变也将变化。疾病事件是个动态过程，所以其背后的理论也必须是随之动态的。

临床上所有关于时间发病规律的疾病事件，都在《伤寒论》讨论范围之内，至于我们能够探知多少，不过是我们对《伤寒论》认识程度深浅的问题。

【病例 2】

贺某，男，8 岁，1965 年 10 月 23 日初诊。外感发热 1 周不退，每日上午 11：30 出现发热（体温 38℃左右），汗出，12：00 后热自已，饮食精神均好，大便隔日一行，他无不适，舌苔白润，脉虚数。

脉虚数，为津虚有热。见于定时发热，汗出，主在荣卫失调，为太阳中风桂枝汤方证。

处方：桂枝 9 克，白芍 9 克，生姜 9 克，大枣 4 枚，炙甘草 6 克

结果：上药服 2 剂，上午已无发热，13：00 后尚有低热（体温 37.2～37.5℃），舌苔薄黄，脉尚稍数。继与桂枝合小柴胡加生石膏汤，服 3 剂，诸症解。

【解读】

1. "上午 11：30 出现发热（体温 38℃左右），汗出，12：00 后热自已"。从总纲图中看，11：30 分处于心营的前 1/4，12 点居于心营的 1/2。根据病例 1

的解读思路，这是心营 1/4 与 1/2 之间的进出矛盾。也就是脾营推动卫阳进入心营 1/4 后，心营 1/2 位置有阴气逆转阻滞，故导致这个时间区间蓄积发热。当心营卫阳推动到 1/2 时，"心营后 1/2、小肠、膀胱营"则有了后续卫阳支持，从而推动这个区间阴气实现顺时针运转。由于此时"膀胱营、肾营、心包营"阴鱼还是不能推动阴气进入三焦营区间，所以阴气压力积压在膀胱营区间，故心营 1/4 与 1/2 之间的蓄热只能通过膀胱营太阳卫气"开"实现外泄。

由于蓄积发热发生在心营"11~13"区间，心营卫阳蓄积则脉"数"，由于心营区间处于卫阳不足、顺时针推动阴气无力才导致的蓄热，所以心营本身处于卫阳不足状态。由这种卫阳不足导致的蓄积发热，则形成"脉虚数"表现。

由于太阴系统卫阳已经能够推动进入心营区间，所以心营与脾营区间没有发生阴阳对峙现象，故"舌苔白润"。也正是因为脾营能够完整推动卫阳进入心营区间，所以太阴系统并没有出现阴气逼迫卫阳逆反的阻滞现象，故"饮食精神均好"。

根据这些信息，结果第 23 条"太阳病，得之八九日，如疟状，发热恶寒，热多寒少，其人不呕，清便欲自可"及"桂枝麻黄各半汤"的分析，可知这个病例属于"膀胱营＋肺营"轴线区间"肺、大肠、胃、脾"与"心、小肠、膀胱"分布的局势。

而第 23 条只是大致讨论"清便欲自可"，并没有具体言"大便"的改变状态。而这个病例则补充说明了这点。由于卫阳困在心营 1/4 与 1/2 之间，也就意味着小肠营阴气能够逆转侵入到心营区间，小肠营已经处于缺乏后续卫阳推动、阴气逆转的局势，再加上太阴系统后续卫阳支持不足，所以大肠营、小肠营顺时针运转趋势就减缓，故出现大便延迟现象。

从总纲图看，"大便隔日一行，他无不适"提示太阳卫气阶段出现顺时针支持不及，从而影响三阳卫气整体顺时针运转趋势出现延迟后撤趋势。这延迟后退的"隔日"是少阴系统卫阳运转不及导致的。

2. 服桂枝汤"上药服 2 剂，上午已无发热，13：00 后尚有低热（体温 37.2～37.5℃）"，提示桂枝汤推动阳明卫气"阖"阴分少阴之后心营区间得到后续卫阳支持，心营卫阳能够推动阴气越过 13 位置向小肠营推进。

13：00后进入"小肠营、膀胱营"区间，"尚有低热"提示"小肠营、膀胱营"区间还是存在阴气压制卫阳的逆转压力。也就意味着桂枝汤只能推动阳明卫气"阖"阴分少阴系统心营区间，并不能进入"小肠营、膀胱营"区间，也就无力推动"小肠营、膀胱营"区间实现卫阳支持运转。

心营卫阳后撤到1/4与1/2之间时，由于太阴系统后续卫阳支持不足，所以"心营、脾营"区间处于卫阳不及局势，形成"舌苔白润"。现在服用桂枝汤后推动卫阳进入"脾营、心营"区间，但在13位置受到"小肠营、膀胱营"区间阴气逆转压制，所以有了实质性的蓄热现象，故"舌苔薄黄"。"脉尚稍数"是心营区间13位置受到阴气压制后的蓄热现象。

从第25条"若形似疟，一日再发者，汗出必解，宜桂枝二麻黄一汤"可知，桂枝二麻黄一汤是针对"肺营、大肠营、胃营、脾营、心营"与"小肠营、膀胱营"区间分布的局势，与这个病例此时局势完全对应。也就是说，这个病例在"每日上午11：30出现发热（体温38℃左右），汗出，12：00后热自已"阶段时处于"桂枝麻黄各半汤"局势，而服用桂枝汤后则进入"桂枝二麻黄一汤"局势。

据此可以重新体会一下《伤寒论》第23条、第24条、第25条之间的延伸关系。

问：在第23条、第25条原文中都有"如疟状""一日二三度发""一日再发者"的论述，但这个病例却并没有这个"二三""一二"的现象，为什么呢？

答：有两方面考虑，首先是这个病例的发热是发生在心营1/4与1/2之间，意味着脾营卫阳能够向心营推进1/4，太阴系统能够向少阴系统推动，那么对阳明卫气、少阳卫气、太阳卫气也就不会产生逆转阻滞的现象，所以就没有"二三度发"的现象。

服用桂枝汤后心营区间卫阳已经能够推动到13位置，但"小肠营、膀胱营"阴气阻滞现象并没有完全解除，所以"13:00后尚有低热"。"体温37.2～37.5℃"提示即使此时还有蓄热，但阴气压制现象有限，所以也就是在"心营、脾营"区间形成"舌苔薄黄""脉尚稍数"的现象，而对后续的阳明卫气并没有产生逆转影响。

3. 结合发病时间来看，1965 年 10 月 23 日初诊，是农历九月廿九戌月，也就是心包营位置。从总纲图看"心包营 + 胃营"是轴线运转，由于心包营区间卫阳顺时针运转不及，从而导致胃营端卫阳向脾营支持不及，继而导致"脾营、心营"区间卫阳向心营 1/4 与 1/2 之间退守，从而形成这个病例局势。

4. 蓄热发生在"每日上午 11:30 出现发热（体温 38℃左右），汗出，12:00后热自已"阶段，处于心营阴经区间，也就意味着阴气逆转压力已经深入阴分之内。《伤寒论·辨脉法一》言"阴阳相搏，名曰动。阳动则汗出，阴动则发热"，由于此时心营阴经"动"，所以蓄热程度较高。而"13:00 后尚有低热"时已经进入"小肠营、膀胱营"区间，也就是从阴分顺时针推动到了太阳卫气阶段，所以就算蓄热，体温也处于下降趋势，故"体温 37.2～37.5℃"。

从总纲图看，太阳卫气阶段阴气逆转侵入阴分少阴"心营"之内，则进入阴气压制卫阳运转局势。而当从阴分推动到太阳卫气阶段，则进入阴分外三阳卫气运转的阶段，所以有了自愈的趋势。

医案原作者言"继与桂枝合小柴胡加生石膏汤，服 3 剂，诸症解"，这个做法到底是不是合理，有待进一步验证。

任继学医案

吴某，女，63 岁。1987 年 11 月 21 日因晨起外出跑步锻炼，汗出去衣，至晚觉头痛头晕，鼻塞流涕，咳嗽喉痒，身酸楚，肢节不舒，动则身汗出而不达，颜面不红，口唇红润，舌淡红，咽不赤，苔薄白而润，尺肤微热，脉沉缓无力。病发于小雪前两日，为运气正值终之气运，为顺化之季，候反温，其病温，治宜咸补，以甘泻之，以酸收之。

桂枝 15 克，芍药 10 克，甘草 5 克，生姜 3 片，大枣 3 枚。服药后吸热粥以助药力，1 剂而痊。

按语：本证乃风温初起之候，由正虚外感风热所致。《温病条辨》曰："太阴风温、温热、温疫、冬温，初起恶风寒者，桂枝汤主之。"盖温病初起，虽有风寒之状，亦不可"汗而发之"，但宜解肌法邪，调和阴阳。正如吴瑭所说："盖温病忌汗，最喜解肌，桂枝扬本为解肌，且桂枝芳香化浊，芍药收阴敛汗，甘草败毒和中，姜枣调和营卫。温病初起，原可用之。"据任氏经验，桂枝汤不但善治虚人外感风寒之病，而且善治虚人外感风热之恙，临床上常用于治疗冬春两季感冒（风寒或风热侵袭），每获佳效。（《伤寒名医验案精选》）

【解读】

1. 1987 年 11 月 21 日，农历十月初一，居于亥位三焦营。从时令来看，天时推动人气进入"三焦营 + 脾营"轴线。

早晨是太阳卫气"开"的阶段，"晨起外出跑步锻炼，汗出去衣"导致太阳卫气"开"泄耗损。继而顺势推动少阳卫气、阳明卫气出现不及。

晚上进入阳明卫气"阖"阴分少阴阶段，由于三阳卫气已经出现逆转不及局势，所以阴分少阴失去后续卫阳支持，阴分三阴系统卫阳不及的状态开始体现。

"至晚觉头痛"提示"膀胱营、小肠营"区间卫阳耗损后已经退守到 15 位置。少阴系统卫阳已经退守到 15 位置，意味着膀胱营区间被阴气逆行侵入，故"身酸楚，肢节不舒"。

"15+3"是轴线运转，15 端已经进入卫阳退守、阴气逆转压制局势，也就意味着轴线对侧 3 位置也进入阴气逆转压制、卫阳不及状态。肝营卫阳不及则不能上达巅顶，阴气逆转占据扰动则"头晕"。3 位置卫阳支持肺营不及，肺营阴气逆行则"鼻塞流涕"。

据《伤寒论》13 条分析可知，当少阴系统卫阳从 17 位置退守到 15 位置时，心包营卫阳则从 21 位置向 19 位置退守，致使三焦营阳气不及而腠理不密，阴气逆转向膀胱营积压，被迫形成"汗出"。故形成"动则身汗出而不达"。

此时已经处于阳明卫气不及的状态，而不是阳明卫气被阻隔阴分之外的现象，所以"颜面不红，口唇红润，舌淡红"。

阳明卫气"阖"阴分少阴不及，所以脾营区间处于卫阳不及状态，而不是逆转蓄热，故"咽不赤，苔薄白而润"，"尺肤微热"简单来看是手三阴循行位置的表现，而从上述过程来看，手太阴、手少阴应该处于卫阳不及的状态，而只有手厥阴心包经能够出现阴气逆转压制的现象，故这个"微热"应该是心包营区间的表现。

"脉沉缓无力"则提示"三焦营＋脾营"轴线卫阳已经逆转退守，心营区间已经处于卫阳不及状态，也就是有向第62条"发汗后，身疼痛，脉沉迟者，桂枝加芍药生姜各一两人参三两新加汤主之"局势发展的迹象。

2. 从上面分析可知，此条其实是介于第13条"太阳病、头痛、发热、汗出"与第62条"发汗后，身疼痛，脉沉迟者"之间的局势，完全属于《伤寒论》原文讨论范畴。但由于我们缺乏对这些条文的具体认识，所以就有了"温病初起"的思考。

刘渡舟医案

【病例1】

李某某，女，46岁。因患心肌炎而住院治疗，每当入夜则胸中憋闷难忍，气短不足以息，必须靠吸氧气才能得以缓解。舌质淡苔白，脉弦而缓。辨为胸阳不振，阴气内阻证。桂枝10克，生姜10克，大枣12枚，炙甘草6克。服药二剂后证状减轻，原方加附子6克，再服3剂后，症状消除。

按语：胸闷或胸痛，是胸痹之主症，其病机主要是上焦心胸阳气虚弱而阴寒之气内盛，《金匮要略》云："阳微阴弦，即胸痹而痛"。因为胸为阳位似天空，心肺二脏居其内，营卫二气由此而得以宣发。如果胸阳不振，阴寒内凝，阳气不能布达而痹阻，心肺之气血不畅。所以，胸痹的临床表现，轻者胸中满闷，重者则见疼痛，用桂枝去芍药汤治疗有较好疗效。(《经方临证指南》)

【病例2】

王某，男，36岁。自诉胸中发满，有时憋闷难忍，甚或疼痛。每逢冬季则发作更甚，兼见咳嗽，气短，四肢不温，畏恶风寒等症。脉来弦缓，舌苔色白。参合上述脉证，辨为胸阳不振，阴寒上踞，心肺气血不利之证，治当通阳消阴。方用：桂枝9克，生姜9克，炙甘草6克，大枣7枚，附子9克。服5剂，胸满、气短诸症皆愈。

按语：本案胸满伴有四肢不温，时恶风寒，显为胸阳不振之象。治当振奋胸阳，蠲除浊阴，用桂枝去芍药加附子汤。附子辛热气厚，力雄气猛，"益火

之源，以消阴翳"。本方用于阳虚阴盛之胸痹证，有较好的疗效。(《刘渡舟临证验案精选》)

【解读】

据第21条"太阳病，下之后，脉促、胸满者，桂枝去芍药汤主之"、第22条"若微恶寒者，桂枝去芍药加附子汤主之"分析来看，"胸满"是厥阴系统肝营受阴气压制产生的表现。肝营受阴气逆转压制，继而肾营向心包营上行运转受阻，故产生"气短"。所以"胸满""气短"是针对厥阴系统而言。

病例1是"每当入夜则胸中憋闷难忍，气短不足以息"，病例2则是"胸中发满，有时憋闷难忍，甚或疼痛。每逢冬季则发作更甚"。前者是"入夜"阶段，后者则是"每逢冬季"，从发作时间来看，无论是从一日间变化，还是从四季变化来看，都是针对厥阴系统而言。

病例1中"气短"描述的是肾营上行心包不及的局势。而病例2"胸中发满，有时憋闷难忍"是肝营受困表现，而"甚或疼痛"则是心包营受压的表现，也就是《灵枢·经脉第十》"心主手厥阴心包络之脉……是主脉所生病者，烦心，心痛"的描述。

【病例3】

刘某某，女，12岁。初春感受风寒邪气，头痛发热，家人自购"平热散"，服药后汗出较多，随后发热消退。但第二天发热恶寒如疟疾之发作，上午一次，下午二次。脉浮略数，舌苔薄白而润。究其原因，属于发汗太过，在表之邪气反而稽留不解，当用桂枝二麻黄一汤小汗之法治疗。

桂枝5克，白芍5克，生姜5克，大枣3枚，麻黄3克，杏仁3克，炙甘草3克，1剂。药后得微汗出而解。

按语：大凡先发热而后恶寒，或发热恶寒同时并存，寒热一天发作两次或数次，如疟状，大多属于太阳病变，多由表证发汗太过，损伤营卫，而邪气又得不到彻解所致，此类病证，或用桂麻各半，或用桂二麻一，效果理想。(《经方临证指南》)

【解读】

从疾病过程来看，"初春感受风寒邪气，头痛发热，家人自购'平热散'，服药后汗出较多，随后发热消退"然后"第二天发热恶寒如疟疾之发作，上午一次，下午二次"。很明显这是太阳病发汗后导致的后续变化。

"初春感受风寒邪气，头痛发热"是人体受寒后"膀胱营、小肠营"区间卫阳逆转瘀堵向15位置积压，从而形成"头痛"，太阳卫气不能"开"继而导致阳明卫气、少阳卫气产生逆转，故蓄积"发热"。

用"平热散"后"汗出较多，随后发热消退"，提示三阳卫气阶段的阳热蓄积压力通过太阳卫气阶段"汗出较多"得到解决。

但由于用"平热散"后导致三阳卫气阳气耗损太过，致使阳明卫气、少阳卫气阳气动力被消减，顺时针"阖"阴分不及，继而导致阴分少阴顺时针支持太阳卫气"开"受限，形成"第二天发热恶寒如疟疾之发作"。

上午是太阳卫气阶段，由于太阳卫气"开"受限，所以发作一次"如疟疾"。下午进入少阳卫气向阳明卫气推进阶段，少阳卫气向阳明卫气、太阳卫气推进受阻，故又发作一次"如疟疾"。当进入阳明卫气"阖"阴分阶段，则阳明卫气向阴分"阖"、再向太阳卫气"开"受阻，故再发作一次"如疟疾"。这样就形成了"上午一次，下午二次"的现象。

第25条"桂枝二麻黄一场"解决的是"一日再发者"，也就是阳明卫气与太阳卫气之间的受困矛盾。

换个角度看，这个病例其实是从反方向实现了第23条"太阳病，得之八九日，如疟状""一日二三度发"的局势。如果我们明白了第23条"一日二三度发"与第25条"一日再发者"的真正发展过程，应该会明白此条实际是"桂枝麻黄各半汤"主之，而不是"桂枝二麻黄一汤"。

由于我们实际处方开药时并不是完全严格按照《伤寒论》原方剂量比例进行，而且药物实际用量也减少很多，所以就有了理论与临床实际之间的差异，"桂枝麻黄各半汤"与"桂枝二麻黄一汤"在临床实际操作时也就没有了本质区别。所以此病例给出的"桂枝5克，白芍5克，生姜5克，大枣3枚，麻黄3克，杏仁3克，炙甘草3克"能够给予解决，并不意味着这个"桂枝二麻黄一汤"判断结论的正确。

【病例 4】

李某某，女，53 岁。患阵发性发热汗出一年余，每天发作二到三次。前医按阴虚发热治疗，服药二十余剂无效。问其饮食、二便尚可，视其舌淡苔白，切其脉缓软无力。辨为营卫不和，卫不护营之证。当调和营卫阴阳，用发汗以止汗的方法，为疏桂枝汤：桂枝 9 克，白芍 9 克，生姜 9 克，炙甘草 6 克，大枣 12 枚，2 剂。服药后，吸热稀粥，覆取微汗而病愈。

按语：发热汗出见舌不红而淡，苔不少而白，脉不细而缓，则非阴虚发热之证，乃营卫不和也。营卫，即人体之阴阳，宜相将而不宜相离。营卫谐和，则阴阳协调，卫为之固，营为之守。若营卫不和，阴阳相悖，营卫不济卫阳而发热，卫阳不固营阴则汗出。用桂枝汤"先其时发汗则愈"。(《伤寒名医验案精选》)

【解读】

从第 1 条"太阳之为病，脉浮、头项强痛而恶寒"来看，只要太阳卫气"开"受到影响则在外"温分肉"不及，就会出现"恶寒"。但从这个病例来看，"患阵发性发热汗出一年余，每天发作二到三次"是没有明显恶寒表现的。为什么会出现这种现象呢？

《伤寒论》讨论的是人体受到外邪之后的随即变化，所以在"太阳之为病"阶段就有"恶寒"的现象。但随着疾病逐步发展，"伤寒"状态会进入阴分阻隔三阳卫气在外的逆转趋势，三阳卫气逆转在外则阳气蓄积，故不再有"恶寒"的出现。

结合上一个病例"发热恶寒如疟疾"来看，明显的"恶寒"提示膀胱营区间卫阳向太阳卫气"开"已经明显不及，继而形成"上午一次，下午二次"的明显变化。而这个病例是"阵发性发热汗出"，"每天发作二到三次"则提示阴分外阳明卫气、少阳卫气、太阳卫气区间被迫形成了"阳加于阴谓之汗"的妥协趋势。"二到三次"是三阳卫气之间的相互对冲现象。

由于上一个病例中有明显"恶寒"现象，所以太阳卫气阶段需要有"麻黄汤"的干预。而这个病例实际是第 54 条"病人藏无他病，时发热，自汗出而不愈者，此卫气不和也。先其时，发汗则愈，宜桂枝汤"的局势。

刘少轩医案

林某某，青年渔民，文关岛人。体素健壮，某年夏天午饭后，汗渍末干，潜入海中捕鱼，回家时汗出甚多从此不论冬夏昼夜，经常自汗出。曾就诊数处，以卫阳不固论治，用玉屏风散及龙、牡、麻黄根等，后来亦用桂枝汤加黄芪，均稍愈而复发。嗣到某医院诊治，疑有肺结核，经 X 光透视，心肺正常。经过年余，体益疲乏，皮肤被汗浸成灰色，汗孔增大，出汗时肉眼可见。汗出虽多但口不渴，尿量减少，流汗时间午、晚多而上午止，清晨末起床前，略止片刻。自觉肢末麻痹，头晕，脉浮缓重按无力。治宜微发其汗而调营卫，处方：桂枝梢 9 克，杭白芍 9 克，炙甘草 3 克，大枣 7 枚，生姜 9 克，水一碗煎六分。清晨睡醒时服下，嘱少顷再吃热粥一碗，以助药力，静卧数小时，避风。服药后全身温暖，四肢舒畅，汗已止。仍照原方加黄芪 15 克，服法如前，但不吸粥，连进 2 剂，竟获全功。其后体渐健壮，七年未发。

按语：病起于腠理疏松之时，水湿直浸营卫之间，卫与营分，欲"司开合"而不能，致毛孔洞开不收，故自汗不止。然病延既久，当察有无证变，所幸"虽多但口不褐""脉仍浮缓"，可知"脏气末伤"，病仍在太阳营卫之间，此所谓"病常自汗出，以卫气不共荣气谐合故尔"，故治仍予桂枝汤"复发其汗"，今卫与营和则愈。(《伤寒名医验案精选》)

【解读】

1. "某年夏天午饭后，汗渍末干"是膀胱营区间太阳卫气"开"的趋势强于三焦营手少阳卫气逆时针蓄积的趋势，三焦营卫阳不固则有了腠理"开"的条件，故膀胱营区间形成"阳加于阴谓之汗"的现象。

此时三焦卫阳不足而腠理"开"，"潜入海中捕鱼"后受寒所伤则寒邪直中。三焦营手少阳卫气受寒邪所伤则腠理不密，故阴气向膀胱营逆转形成"自汗"，导致"回家时汗出甚多从此不论冬夏昼夜，经常自汗出"。

少阴系统卫阳向厥阴系统顺时针运转不及，致使阴气向少阴系统逆转积压，"心营、脾营"卫阳不断耗损则"经过年余，体益疲乏"。

"皮肤被汗浸成灰色，汗孔增大，出汗时肉眼可见。汗出虽多但口不渴"

提示阴分"心包营＋胃营"还能维持卫阳推动阴气顺行的趋势，胃营区间还有阴气进入支持。

"尿量减少"则是阴气积压到膀胱营区间都从"腠理"开泄耗损，致使膀胱腑阴气不足。

"自觉肢末麻痹"是四肢卫阳逐步耗损的表现，也就是"心包营、肾营"区间卫阳逐步耗损、阴气停滞的现象。

三焦营卫阳不及则阴气向少阴系统积压，从而导致阳气与阴气在少阴系统不断对峙消耗，厥阴系统卫阳逐步耗损不及，肝营卫阳不及则阴气上行侵扰形成"头晕"。

阳气与阴气在少阴"枢"不断对峙消耗，也就导致厥阴系统、太阴系统卫阳逐步逆转后撤。阴分三阴系统卫阳不足则"重按无力"。阴气与阳气在少阴系统"枢"对峙耗损，阳气逆转受压向心营施压则"脉浮"，阳气受阴气压制消耗则推动无力，故"缓"，如此形成"脉浮缓"。

2. 从总纲图看，阳明卫气、少阴卫气已经处于逆转后撤趋势，致使阴气向太阳卫气阶段积压，在太阳卫气阶段被迫形成"自汗出"不断耗损的局势。

"清晨未起床前"阴气困在阴分之内，而此时又进入阴分卫阳推动太阴"开"的趋势，所以"脾营＋三焦营"轴线能够获得一时脾营卫阳推动阴气进入三焦营的机会，故能够"略止片刻"。上午阶段是太阳卫气"开"，如果少阴系统卫阳与阴气能够形成对峙平衡，也能够获得一时的自汗"止"。

而当进入"午、晚"时，则进入少阳卫气、阳明卫气阶段，从太阳卫气"开"提供到体表的阳气则开始从"枢"到"阖"向里运转，体表阳气不达则无法固守阴气故自汗"多"。

从笔者的分析来看，这个病例应该是芍药甘草附子汤的局势。

孙百善医案

侣某，男，9 岁，1985 年 7 月 5 日初诊。其母代诉：患儿自幼未有汗出，每至暑月则全身皮肤发红、干燥、瘙痒，经常抓破皮肤结血痂，痛苦难忍，曾多次到当地医院求治，诊为植物神经功能紊乱，服用谷维素等药不效。刻诊：

全身皮肤发红、干燥，四肢、胸腹部见有条状血痂及出血痕迹，呼吸气粗，时烦躁，口鼻干燥，舌质淡红，苔薄白，脉浮数。患儿呈现一派热象，然审证求因，此非内有实热，乃营卫不调，汗液不得宣泄之故。治以调和营卫，开发腠理，处以桂枝汤：桂枝5克，白芍5克，甘草5克，生姜3片，大枣5枚。水煎5剂。

服药后，唯腋下略有汗液泌出，肌肤较前感舒服柔和。因患者服用汤药困难，改用桂枝、白芍、甘草各等份，共研极细末，装入空心胶囊，每日两次，每次10克，用生姜、大枣煎汁送下，服用二一日，患儿遍身汗出，诸症皆除，如同常人，随访三个月未有发。

按语：本案无汗，自幼即见，并无外感风寒之病史，又无恶寒脉浮紧之见，知非营卫郁滞之风寒表实证，仍为"荣弱卫强"之桂枝证也。营气内弱，不济卫阳，则卫气不营，滞于玄府而逞其"卫强"之势。荣气内弱，汗孔闭塞，则见无汗；卫气"外强"，郁于腠理，而见皮肤发红、瘙痒，甚则渗血结痂、烦躁、脉浮数一派热象。但此与烦渴引饮，溲赤便结之实热内存毕竟不同本质，切勿苦寒直折，衰败营卫，又忌麻黄洞开腠理，损伤营卫。只宜桂枝汤发汗解肌，济营畅卫。待营卫相济，各司其职，则汗出肌利，烦热自除。诚信桂枝汤发汗之功寓于解肌与调和营卫之中也。（《伤寒名医验案精选》）

【解读】

1. 从症状表现来看，"呼吸气粗"是肺营区间阳气太过的状态。大肠主津，大肠营不能向胃营提供阴气运转，故"口鼻干燥"。总体来说，就是"胃营、大肠营、肺营"区间阳气逆转逼迫太过而阴气不能到达的状态；心包营主"烦"，所以"时烦躁"提示心包区间有卫阳逆转蓄积。

三焦营主水道，人体运化水液需进入三焦后才能正常布散人体内外。现在太阴系统卫阳蓄积逼迫阴气逆行，继而逼迫厥阴系统手少阳卫气逆转侵入心包营区间，心包营有热蓄积则"时烦躁"。

三焦营主腠理，手少阳卫气逆转则三焦营卫阳蓄积太过，致使腠理密太过。三焦营手少阳卫气逆转蓄积太过则推动三焦营阴气向21位置逼迫，继而推动"心包营、肾营"区间阴气越过17位置向膀胱营施压。如果阴气逆转侵入 17 位置后膀胱营区间能够形成"阳加于阴谓之汗"相互作用的外泄过程，三焦营卫阳蓄积压力减除，腠理密太过的状态也就缓解。

如果膀胱营区间不能形成"阳加于阴谓之汗"的外泄过程，那么三焦营区间卫阳蓄积压力就不能通过膀胱营转嫁外泄，致使三焦营卫阳蓄积状态一直维持，导致卫阳瘀堵压力只能在三焦营与心包营区间来回转嫁，从而形成"时烦躁"的现象。

"脾营 + 三焦营"为轴线运转，三焦营端卫阳蓄积而阴气压制，所以脾营端阴气不至，致使太阴系统处于阳多阴少局势。太阴系统卫阳太过则逼迫阴气逆转后撤。"肝营 + 小肠营"是轴线运转，"肝藏血"，肝营端卫阳逼迫阴气逆转则血不能藏，"膀胱营、小肠营"端体表的血气不能向肝营端运转藏纳，导致血留滞于表，从而形成"全身皮肤发红、干燥，四肢、胸腹部见有条状血痂及出血痕迹"。这个病例患者是 9 岁儿童，处于血运旺盛、容易变动阶段，所以才有了这种现象发生。

"脉浮数"是三焦营卫阳蓄积压力逆时针向膀胱营转嫁，从而导致"膀胱营、小肠营"区间卫阳蓄积而脉"数"。但"膀胱营、小肠营"区间卫阳蓄积后并没有推动阴气越过 13 位置向心营逆转侵入，所以还处于"太阳之为病"的"脉浮"状态。"心营、脾营"区间没有阴阳对峙的卫阳瘀堵蓄积，故"舌质淡红，苔薄白"。

从以上分析来看，笔者倾向于大青龙汤局势。但从"脉浮""全身皮肤发红、干燥，四肢、胸腹部见有条状血痂及出血痕迹"的分析来看，厥阴系统卫阳虽然有卫阳瘀堵蓄积，少阴系统并没有出现阴气瘀堵压制的局势，反而出现体表之血不归肝藏的局势。所以从血回藏不及的角度看，桂枝汤比较吻合。但如果从疾病症状表现来看，大青龙汤也有可能。如果这个病例原本就是大青龙汤局势，而用桂枝汤也能得以解决，那么对我们理解桂枝汤的"太阳中风"与大青龙汤的"太阳中风"又有了新的思路。

从"服药后，唯腋下有汗液泌出，肌肤较前感舒服柔和"来看，"腋下略有汗液泌出"是手厥阴心包经循行位置。也就是服用桂枝汤后在心包营与三焦营之间实现了"阳加于阴谓之汗"的过程，也就意味着心包营向三焦营顺时针运转趋势有了纠正的趋势。

我们一般情况下的"汗出"都是发生在膀胱营与三焦营之间，由于阴分三阴系统一直处于逆转趋势上，所以膀胱营实现不了"正汗"，故只能在经脉与经脉之间相互作用形成"汗出"。这对我们了解特殊位置的发汗有很大的提示作用。

2. 从总纲图看，"患儿自幼未有汗出"腠理秘而汗不得泻。"暑月"对应少阳卫气阶段，三焦主腠理，三焦手少阳卫气蓄积太过后不能推动阴气从膀胱营逆转外泄，故导致少阳卫气阶段阳气向太阳卫气阶段逆转侵压，太阳卫气阶段阳热成风则"每至暑月则全身皮肤发红、干燥、瘙痒"。

由此来看，这个病例处于阴分外三阳卫气阶段阳气太过而阴气不能相互制约的状态。而"脉浮数"也提示阴分外三阳卫气处于逆转蓄积的状态。阴分外三阳卫气区间已经处于阴气不及状态，也就不再耐受太阳卫气"发汗"的外泄趋势。所以用桂枝汤推动阴气一个经脉一个经脉环节的跨越推动。从这个角度看，对我们理解第 52 条"脉浮而数，可发汗，宜麻黄汤"有了新的角度辨别。

《经方实验录》麻黄汤证其四

曹颖甫曰：发热恶寒无汗，而两脉浮紧者，投以麻黄汤，无不应手奏效。辛未六月，有乡人子因事居舍弟裔伯家，卒然见病，发热恶寒，拥被而卧。寒战不已。长女昭华为疏麻黄汤。服后，汗出神昏，裔伯大恐。不踰时，沉沉睡去，日暮始醒，病若失。大约天时炎热，药剂太重，以致神昏，非有他也。今年阴历十一月初一日，予在陕西渭南县，交通银行行长曹某之弟志松病，发热无汗脉浮紧，予用麻黄三钱，桂枝四钱，生草三钱，杏仁五钱，服后，微汗出，脉微，嗜卧，热退，身凉，不待再诊，病已愈矣。又记昔在丁甘仁先生家，课其孙济华昆季，门人裴德炎因病求诊于济万，方治为荆防等味，四日，病无增减，亦不出汗。乃招予往诊，予仅用麻黄二钱，桂枝一钱半，杏仁三钱，生草一钱。明日，德炎不至，亦不求再诊，予甚疑之。越日，德炎欣然而来曰，愈矣。予按伤寒始病脉之所以浮紧者，以邪正交争于皮毛肌腠间，相持而不下也。一汗之后，则皮毛肌腠已开，而邪正之交争者解矣。世人相传麻黄多用亡阳，而悬为厉禁，然则病太阳伤寒者，将何自而愈乎？

【解读】

1."辛未六月，有乡人子因事居舍弟裔伯家，卒然觏病，发热恶寒，拥被而卧。寒战不已。长女昭华为疏麻黄汤。服后，汗出神昏，裔伯大恐。不踰时，沉沉睡去，日暮始醒，病若失。大约天时炎热，药剂太重，以致神昏，非有他也。"

从笔者的理解来看，此记录的结果就是服用麻黄汤之后"汗出神昏"、继而"沉沉睡去，日暮始醒，病若失"。至于究竟是"炎热，药剂太重"还是其他原因，不予考虑。因为无论什么原因，导致的结果都是固定的。我们对这个结论进行探讨。

《伤寒论》第37条"太阳病，十日以去，脉浮细而嗜卧者，外已解也。设胸满胁痛者，与小柴胡汤。脉但浮者，与麻黄汤"。

从症状表现来看，"汗出神昏"是指"服麻黄汤"后少阳卫气阶段阳气退守不及的现象，而"沉沉睡去，日暮始醒"则是阳明卫气阶段"嗜卧"状态，而"病若失"是"外已解"的状态。也就是说，这个病例解释了第37条"脉浮细而嗜卧者，外已解也"的现象。

2."今年阴历十一月初一日，予在陕西渭南县，交通银行行长曹某之弟志松病，发热无汗脉浮紧，予用麻黄三钱，桂枝四钱，生草三钱，杏仁五钱，服后，微汗出，脉微，嗜卧，热退，身凉，不待再诊，病已愈矣。"

这个病例还是第37条"脉浮细而嗜卧者，外已解也"的现象。只不过这个比较直接，"服麻黄汤后"直接体现了太阳卫气与阳明卫气之间的关系，而上一个病例则中间经历了少阳卫气"枢"的过程。

《经方实验录》白虎汤证其二

江阴缪姓女，予族侄子良妇也，自江阴来上海，居小西门寓所，偶受风寒，恶风自汗，脉浮，两太阳穴痛，投以轻剂桂枝汤，计桂枝二钱，芍药三钱，甘草一钱，生姜二片，大枣三枚。汗出，头痛差，寒热亦止。不料一日后，忽又发热，脉转大，身烦乱，因与白虎汤。生石膏（八钱），知母（五钱），生草（三钱），粳米（一撮）服后，病如故。次日，又服白虎汤，孰知身热更高，烦躁更甚，大渴引饮，汗出如浆。又增重药量，为石膏二两，知母一两，生草五钱，粳米二杯，并加鲜生地二两，天花粉一两，大小蓟各五钱，丹皮五钱。令以大锅煎汁，口渴即饮。共饮三大碗，神志略清，头不痛，壮热退，并能自起大小便。尽剂后，烦躁亦安，口渴大减。翌日停服，至第三日，热又发，且加剧，周身骨节疼痛，思饮冰凉之品，夜中令其子取自来水饮之，尽一桶。因思此证乍发乍止，发则加剧，热又不退，证大可疑。适余子湘人在，曰，论证情，确系白虎，其势盛，则用药亦宜加重。第就白虎汤原方，加石膏至八两，余仍其旧。仍以大锅煎汁冷饮。服后，大汗如注，湿透衣襟，诸恙悉除，不复发。惟大便不行，用麻仁丸二钱，芒硝汤送下，一剂而瘥。

按：白虎汤证有由直中天时之热而起者，有由自身积热而起者，若前案所引是也。有非直起于热，而由寒化热者，即由桂枝汤证转为白虎汤证者，若本案所言是也。

仲圣曰，"服桂枝汤，大汗出后，大烦渴不解，脉洪大者，白虎加人参汤主之。"是即由寒化热之明证。本条之意若曰："有患桂枝汤证者于此，医者认证不误，予以桂枝汤。服汤已，应热退病除，但病者忽大汗出后，反大烦渴不解，脉且转为洪大。是盖其人素有蕴热，因药引起，或药量过剂所致，但勿惧，可以白虎加人参汤一剂愈之。其属有蕴热者可以顺便除之，其属药量过剂者，此即补救法也。"本条即示桂枝汤证化为白虎汤证之一例。

人多以桂枝麻黄二汤齐称，我今且撇开麻黄，而以白虎合桂枝二汤并论之。余曰桂枝汤为温和肠胃（若以其重要言，当曰胃肠）之方，白虎汤则为凉和肠胃之方。桂枝证之肠胃失之过寒，故当温之，温之则能和。白虎证之肠胃失之过热，故当凉之，凉之则亦能和。和者，平也，犹今人所谓水平，或标准也。失此标准则病，故曰太过等于不及，犹言其病一也。桂枝汤证肠胃之虚寒，或由于病者素体积弱使然，或由于偶受风寒使然，或更合二因而兼有之。白虎汤证肠胃之实热，容吾重复言之，或由于病者素体积热使然，或由于由寒化热使然，或竟由直受热邪使然，或竟合诸因而兼之。来路不一，证状参差，而医者予以方，求其和则同。方药不一，而方意则同。桂枝汤有桂芍以激血，生姜以止呕，同是温胃。白虎汤之石膏知母同是凉胃。大枣免胃液之伤，粳米求胃津之凝。余下甘草一味，同是和肠，防其下传。两相对勘，一无遁形。

吾师治白虎汤证之直起于热者，用白虎汤，治白虎汤证之由寒化热者，亦用白虎汤。无所谓伤寒，无所谓温热，是乃仲圣之正传。乃温热家硬欲分伤寒温热为尔我彼此，谓由寒化热者是伤寒，由热直起者是温热。然则治伤寒之白虎汤证用白虎汤，治温热之白虎汤证，曷不用其他神汤妙药，而终不脱石膏知母耶？是故温热伤寒之争，甚无谓也。

【解读】

1."江阴缪姓女，予族侄子良妇也，自江阴来上海，居小西门寓所，偶受风寒，恶风自汗，脉浮，两太阳穴痛"，即第 13 条"太阳病，头痛、发热、汗出、恶风，桂枝汤主之"局势。

从"投以轻剂桂枝汤"后"汗出，头痛差，寒热亦止"来看，桂枝汤的应用是符合疾病局势的。"不料一日后，忽又发热，脉转大，身烦乱"这个阶段到底是不是"白虎汤"局势呢？

如果我们明白第 24 条"太阳病，初服桂枝汤，反烦，不解者，先刺（风池、风府），却与桂枝汤则愈"、第 25 条"服桂枝汤，大汗出，脉洪大者，与桂枝汤，如前法。若形似疟，一日再发者，汗出必解，宜桂枝二麻黄一汤"、第 26 条"服桂枝汤，大汗出后，大烦渴不解，脉洪大者，白虎加人参汤主之"之间的疾病演变关系，针对这个病例过程就应该会考虑是不是"桂枝汤"之后的这些疾病局势。

也正是由于我们缺乏对这些条文之间关系的认识，所以也就有了"白虎汤"的考虑。那么这个"因与白虎汤"到底是不是误判呢？这就要看"白虎汤"应用之后产生了怎样的变化。

（1）"服后，病如故"，提示药力与疾病并没有迎刃而解。

（2）"次日，又服白虎汤，孰知身热更高，烦躁更甚，大渴引饮，汗出如浆"，提示药力与疾病处于相互对冲局势，对疾病产生了压制蓄积然后反弹的效用。

（3）"又增重药量，为石膏二两，知母一两，生草五钱，梗米二杯，并加鲜生地二两，天花粉一两，大小蓟各五钱，丹皮五钱。令以大锅煎汁，口渴即饮。共饮三大碗，神志略清，头不痛，壮热退，并能自起大小便。尽剂后，烦躁亦安，口渴大减"，提示用寒凉药物强行压制、消减蓄热。

（4）"翌日停服，至第三日，热又发，且加剧，周身骨节疼痛，思饮冰凉之品，夜中令其子取自来水饮之，尽一桶"，进一步证实了第三步的状态，蓄热不是被引导顺势外泄的，而是强行压制下去的。所以才会出现这种反复发作而且更剧的现象。

（5）"因思此证乍发乍止，发则加剧，热又不退，证大可疑。适余子湘人在，曰，论证情，确系白虎，其势盛，则用药亦宜加重。第就白虎汤原方，加石膏至八两，余仍其旧。仍以大锅煎汁冷饮。服后，大汗如注，湿透衣襟，诸恙悉除，不复发"，这个结果看似解决了问题，但却又出现"惟大便不行，用麻仁丸二钱，芒硝汤送下，一剂而瘥"的后续变化。

2. 从总纲图看，"投以轻剂桂枝汤"后"汗出，头痛差，寒热亦止"，提示太阳病已解。"不料一日后，忽又发热，脉转大，身烦乱"，这与第57条"伤寒发汗已解，半日许复烦，脉浮数者，可更发汗，宜桂枝汤"有类似之处。两者的区别在于，57条是"伤寒"已解之后出现的"复烦"，而此病例是"太阳中风"已解之后形成的"复烦"。

"投以轻剂桂枝汤"后太阳病已解，提示太阳卫气阶段实现了阳气推动阴气顺行的趋势。

"不料一日后，忽又发热，脉转大，身烦乱"提示之前的太阳病已解只是解决了太阳卫气从阴分"开"的矛盾，并没有解决阳明卫气向阴分"阖"的问题。"一日后"三阳卫气"阖"入阴分，在阴分"脾营、心营"区间受阻，从而导致"脾营＋三焦营""胃营＋心包营"轴线卫阳的逆转蓄积。"忽又发热"是阴分阻隔三阳卫气形成的逆转蓄积，"脉转大"是阴分"脾营、心营"区间卫阳进入的表现，"身烦乱"是"胃营＋心包营"轴线心包营端蓄热后的表现。

问题的矛盾集中在阴分"脾营、心营"与太阳卫气"开"这个环节，而不在阴分外的三阳卫气逆转蓄积上。由于我们不理解25条"与桂枝汤，如前法"

的真正目的，所以就有了"因与白虎汤"。

3.原本疾病局势需要用桂枝汤继续推动，从而实现阴分"脾营、心营"向太阳卫气"开"的趋势。而此时却用白虎汤压制阴分太阴系统卫阳动力。"服后，病如故"是阳明卫气与阴分"脾营、心营"之间还能维持顺行趋势，没有产生逆反效应。

"次日，又服白虎汤，孰知身热更高，烦躁更甚，大渴引饮，汗出如浆"，是用"白虎汤"后逆转了阴分"脾营、心营"卫阳顺行运转，致使三阳卫气被阻隔于阴分之外，阳明卫气被迫逆转蓄积则"身热更高"，少阳卫气进一步被逆转蓄积则"烦躁更甚"。三阳卫气被阻隔于阴分之外，阳热推动阴气向太阳卫气阶段施压，则"汗出如浆"。阴气在三阳卫气形成了逆转耗损局势，阴分缺乏阴气进入补充，故"大渴引饮"。

"又增重药量，为石膏二两，知母一两，生草五钱，梗米二杯，并加鲜生地二两，天花粉一两，大小蓟各五钱，丹皮五钱。令以大锅煎汁，口渴即饮。共饮三大碗，神志略清，头不痛，壮热退，并能自起大小便。尽剂后，烦躁亦安，口渴大减"，这是强行用大量寒凉药物消减三阳卫气区间阳气的做法，所以得到一时缓解。

"翌日停服，至第三日，热又发，且加剧，周身骨节疼痛，思饮冰凉之品，夜中令其子取自来水饮之，尽一桶"，"三日"又经历了一次三阳卫气运转，由于此时一直处于三阳卫气阻隔于阴分之外的状态，所以"三日"阳明卫气阶段再次"热又发，且加剧"，而"周身骨节疼痛"提示之前大剂量寒凉药物之后导致太阳卫气阶段出现阴寒逆转压制的局势。

"因思此证乍发乍止，发则加剧，热又不退，证大可疑。适余子湘人在，曰，论证情，确系白虎，其势盛，则用药亦宜加重。第就白虎汤原方，加石膏至八两，余仍其旧。仍以大锅煎汁冷饮。服后，大汗如注，湿透衣襟，诸恙悉除，不复发"，经过再次大剂量寒凉药物的侵袭，阴分外三阳卫气阶段的蓄热是得到了解除，但阴寒逆转的现象已经从太阳卫气阶段的"周身骨节疼痛"进一步向阴分侵入，也就有了"惟大便不行"的现象。

4.以笔者来看，这个病例实际是个典型的"桂枝汤"证误用"白虎汤"的病历。这个病例也从反面补充了第 24 条、第 25 条不"却与桂枝汤"、不"与桂枝汤,如前法"后的变证。

《范中林六经辨证医案选》太阳证发热(长期低热)

郭某某,女,24 岁。北京某医院医务人员。

病史:近三年来,常间歇性低热。1976 年 3 月,感冒发烧,曾服用感冒冲剂、四环素等药。其后经常自觉畏寒发热,常患扁桃体炎和关节痛。腋温,一般在 37.4 ~ 38℃,偶尔在 38℃以上。曾查血沉 25mm/h,其他如白细胞和基础代谢均正常。注射卡那霉素后,热暂退,但始终呈间歇性发作。自 1978 年初以后,每日皆发热两次,体温在 37.5℃上下。虽经治疗,未愈。1979 年 3 月来诊,按太阳伤寒证发热论治,两诊热退。

初诊:3 月 1 日。今晨自觉畏寒发热,测体温 37.4℃,畏寒发热、身无汗,两膝关节疼痛,面色正常,唇淡红,舌质淡红而润、微紫暗,苔黄挟白较腻,脉浮紧。此为太阳伤寒表实证,法宜开腠发汗、安中攘外,以麻黄汤主之。处方:麻黄 10 克,桂枝 6 克,甘草 18 克,杏仁 15 克,二剂。

辨证:《伤寒论》云:"太阳病,头痛发热,身疼腰痛,骨节疼痛,恶风,无汗而喘者,麻黄汤主之。"此为太阳伤寒之主证。柯韵伯曾指出:"麻黄八证……重在发热身疼,无汗而喘"。本例患者未致肺气郁闭,故无喘证,其余麻黄汤之主证皆备。舌质淡红润,苔白,为有寒象,这种舌质,再加淡黄色苔,参之舌微现紫暗,为陈寒郁滞已久之征。脉浮,病在表,紧则为寒。寒邪外束,身之阳气不得宣散,故令发热。此非阳明实热,故虽发热而不甚,虽间歇性发热而非潮热可比。寒主闭藏,使皮毛闭,故身无汗。营卫阻滞,失正常之卫外机能,故畏寒。寒邪郁于经脉之间,阳气不舒,故令骨节疼痛。

此病之初,原为外感风寒之邪,虽迁延三载,但始终缠绵未解,并未传经。转来初诊时,病仍属太阳伤寒表实,麻黄证具,故不拘其日,仍当发其汗。

二诊:3 月 3 日。服药后,身觉微汗出,恶寒减,舌紫暗渐退,苔白滑根部微黄,脉细微缓。尚有轻微发热,病仍在太阳。服麻黄汤后,发热恶寒皆减，但现身汗出，脉微缓，营卫失和之象。法宜通阳解表，调和营卫，以桂枝汤加味主之。处方：桂枝 10 克，白芍 10 克，炙甘草 6 克，生姜 60 克，大枣 10 枚，白薇 12 克，三剂。

三诊：3 月 8 日。上方服三剂后热退。两日来未再低热，体温 36.7℃。膝关节偶尔有短瞬疼痛，微觉头昏，梦多，此外身无明显不适，舌脉均转正常。再少进调和营卫之剂，巩固疗效，并嘱其注意饮食起居，避免病情反复。

7 月 17 日随访，患者说：自第二诊服药后低热退，至今未再复发，自觉一直良好。

按语：从祖国医学看，发热的原因，可归纳为外感和内伤两类。在外感热病即伤寒病中，发热为主要见证之一。如太阳病多恶寒发热；阳明病多蒸蒸发热或潮热；少阳病为往来寒热；少阴病发热则有寒化热化之别，还有兼证及阳气渐复发热之异；厥阴病发热主要表现在阴阳胜复过程中，有正胜于邪及阳复太过发热等不同；唯太阴为至阴，所谓"两阴相合，无热可发"。上述诸发热证，虽性质各不相同，并且不论高热低热，均有一定规律性，皆可按六经辨证施治。

本例患者间歇性低热反复发作，已三年之久，但未传经。这样长的时间，始终属太阳表证，似乎不好理解。实际上，后世《伤寒论》注家，对此已有阐发，认为太阳病传变与否，应凭脉证，计日传经之说，不可拘泥。不过，此证虽未犯他经，却在太阳经内变化；所谓表虚表实，常可相互转化。因此，关键在于严格掌握六经及其传变规律。本例辨证准确，抓住太阳病恶寒发热这一基本特征，灵活使用麻黄汤和桂枝汤，先后有别，分寸恰当，故使三年缠绵之疾，数日内迎刃而解。

【解读】

1.	"其后经常自觉畏寒发热"提示"膀胱营、小肠营、心营、脾营"区间处于阴气逆转、阳气受压的状态；"常患扁桃体炎和关节痛"，"关节痛"发生在"膀胱营、小肠营"区间；"扁桃体炎"发生在"心营、脾营"区间。

"腋温，一般在 37.4~38℃，偶尔在 38℃以上"，体温变化处于低热状态，也就意味着阴分外三阳卫气区间蓄积瘀堵的压力有限。

"曾查血沉 25mm/h，其他如白细胞和基础代谢均正常。注射卡那霉素后，热暂退，但始终呈间歇性发作"，提示阴分"心营、脾营"区间营血运转受影响有限。

"自 1978 年初以后，每日皆发热两次，体温在 37.5℃上下"，一来体温处于低热状态，二来有"一日再发"或者"二三度发"现象。提示此时处于"桂枝麻黄各半汤"或者"桂枝二麻黄一汤"局势。

2. 3 月 3 日"以麻黄汤主之"，"服药后，身觉微汗出，恶寒减，舌紫暗渐退，苔白滑根部微黄，脉细微缓"："麻黄汤"之后"膀胱营、小肠营、心营、脾营"区间阴气逆转压力从膀胱营得以外泄则"身觉微汗出，恶寒减"，带动"心营"区间营血停滞压力减轻则"舌紫暗渐退"，"心营、脾营"区间营血实现顺行脉由"浮紧"转为"细微缓"。而从"脉细微缓"也提示出"心营、脾营"区间缺乏后续卫阳支持。

"尚有轻微发热，病仍在太阳。服麻黄汤后，发热恶寒皆减，但现身汗出，脉微缓，营卫失和之象。法宜通阳解表，调和营卫，以桂枝汤加味主之"，从"每日皆发热两次"到"轻微发热"，不再有明显发热规律，提示阴分对三阳卫气已经不再存有逆转阻隔现象，而是进入三阳卫气游离于在外的现象。

3 月 8 日"上方服三剂后热退。两日来未再低热，体温36.7℃。膝关节偶尔有短瞬疼痛，微觉头昏，梦多，此外身无明显不适，舌脉均转正常"：用"桂枝汤"后"低热"解决，又出现"微觉头昏，梦多"现象。"头昏"是太阳卫气向少阳卫气顺行推动不及，从而导致的肝营位置清阳不能上头的现象。也就是说，用"麻黄汤"之后虽然解决了太阳卫气与阴分之间的逆转压力，但同时阴分外三阳卫气也产生了顺行不及的状态，所以有了"尚有轻微发热"。用"桂枝汤"后解决了"低热"现象，实际只是解决了阴分两端太阳卫气"开"与阳明卫气"阖"的进出平衡，而中间少阳卫气"枢"还处于"浮阳"不定的状态，"枢"不稳则"头昏"。

3. 总体来看，这个病例本来是"桂枝麻黄各半汤"或者"桂枝二麻黄一汤"局势，也就是一边后续补充、一边顺势外泄的格局。但由于有了误判，所以选择了单方面先用"麻黄汤"解决，随后出现变证，再次进入"桂枝汤"解决范畴。这也就补充了《伤寒论》第23条、第25条局势下如果不予"桂枝麻黄各半汤""桂枝二麻黄一汤"正解,而是采用其他方式产生的变证。

前面说过,《伤寒论》第27条"太阳病,发热恶寒,热多寒少,脉微弱者(此无阳也)。不可大发汗,宜桂枝二越婢一汤"与第28条"服桂枝汤,或下之,仍头项强痛、翕翕发热、无汗、心下满微痛、小便不利者,桂枝去桂加茯苓白术汤主之"是对同一疾病局势正解与误判后分别讨论。以此类推,这个病例算是对第23条、第25条给出了进一步补充说明。

《临证实验录》桂枝麻黄各半汤证

张某,男,35岁,木材公司木工。感冒半月余,每日上午十时许,恶寒发热,寒多热少,骨节酸楚,至子夜汗出热退。次日依然,周而复始。服解热止痛片得汗出,汗后仅可舒快一时,继而又热。体倦乏力,食欲不振,微有恶心,大便日行一次,舌淡红少苔,脉象沉缓。

患者素体健少病,病后上班依然,虽纳呆恶心,以其脉不弦、口不苦知邪未入少阳;且从清便自调观之,更未进入阳明,可见正气尚足,邪仍羁留于太阳。以其势不盛,不宜峻剂发散,拟桂麻各半汤小发其汗。

麻黄 7.5 克 白芍 6 克 甘草 4.5 克 杏仁 6 克 桂枝 6 克 生姜 3 片 大枣 5 枚。一剂。

二诊:药后全身汗出津津,恶寒发热止,胃纳增加,惟劳动时汗出,此病后气阴虚损也,改用生脉散加味治之。

【解读】

1.《伤寒论》第23条言"太阳病,得之八九日,如疟状,发热恶寒,热多寒少,其人不呕,清便欲自可,一日二三度发。脉微缓者,为欲愈也;脉微而恶寒者,此阴阳俱虚,不可更发汗、更下、更吐也;面色反有热色者,未欲解也,以其不能得小汗出,身必痒,宜桂枝麻黄各半汤"。

单从症状表现来看,"恶寒发热,寒多热少,骨节酸楚","体倦乏力,食欲不振,微有恶心","脉象沉缓"与23条原文是存在差异区别的。但抱着事实为上的原则,既然这个病例"拟桂麻各半汤"收效,那么就必然存在其能够起效的内在原因。

2. 从前文分析可知,桂枝麻黄各半汤实则为麻黄桂枝各 1/3 汤,桂枝汤的 1/3 用在"肺营、大肠营、胃营、脾营"四个位置,而麻黄汤的 1/3 用在"心营、小肠营、膀胱营"三个位置。针对这个病例,就围绕这个桂枝麻黄各半汤的设计来追究探讨一下。

从第 23 条原文来看,"发热恶寒,热多寒少"提示"心营、小肠营、膀胱营"区间太阳卫气"开"受限,而营脉阳气蓄积。而"其人不呕"提示太阴系统"胃营、脾营"之间顺时针推进运转已经完整,没有阴阳顺逆相争。

但从这个病例来看,"恶寒发热,寒多热少"提示"膀胱营、小肠营、心营"区间营脉内阳气蓄积的少,而太阳卫气"开"受限的多。膀胱营区间阳气蓄积不够,也就意味着向肾营支持不足,故肾营位置有"骨节酸楚"。

"体倦乏力"是脾营受困的现象。"食欲不振,微有恶心"是"脾营、胃营"区间出现阴气逆行与阳气顺行的对冲矛盾。总体来说,"体倦乏力,食欲不振,微有恶心"提示脾营区间出现阴气逆行压力,对胃营阳气顺行推动已经有了影响。但究竟影响到何种程度呢?

"每日上午十时许"发病,也就是在脾营 1/2 位置出现了阴阳对冲矛盾,也就意味着脾营区间阴气逆转了 1/2 的地步。

第 23 条与这个病例对比来看,第 23 条之所以能够"发热恶寒,热多寒少,其人不呕",是因为太阴系统的阳气能够推动到脾营 11 位置,太阴系统能够推动完整,所以不会"呕"。少阴系统因为有后续阳气支持到 11 位置,所以膀胱营位置才能"热多寒少"。脾营能够向心营支持阳气到 11 位置,所以心营"脉微缓者"。

而这个病例呢,因为阴气逆转到了脾营 1/2 位置,所以"脾营、胃营"之间有了逆反现象出现"体倦乏力,食欲不振,微有恶心";而"膀胱营"区间失去脾营这 1/2 阳气的支持,所以导致膀胱营蓄积阳气不够,出现"恶寒发热,寒多热少,骨节酸楚"。由于脾营阳气后撤了这 1/2,导致少阴系统支持厥阴心包营不及,故出现了"脉沉""缓"。

3. 通过分析,前后两者的区别就差在这脾营 1/2 上。有了这脾营区间 1/2

的差别，桂枝麻黄各半汤还适合吗？这就要结合另外一个现象来继续分析，即"至子夜汗出热退"。

从总纲图看，太阳卫气"开"逆转，继而对阳明卫气"阖"产生逆反压力，如果少阳卫气区间有足够的阳气支持，那么问题就全部集中在了阳明卫气"阖"上。但由于太阳卫气"开"不及，从而导致三阳卫气顺时针运转动力下降后退，致使阳明卫气、少阳卫气区间阳气运转逆转退守，退守到了哪里呢？就在胆营位置。

现在知道为什么第23条会出现"一日二三度发"而这个病例只会出现"子夜汗出热退"了吗？

第23条阴分外三阳卫气之间的运转是相对完整的，所以如果太阳卫气"开"受限后，就会对阳明卫气"阖"阴分、少阳卫气向阳明卫气、太阳卫气向少阳卫气推进这三个环节产生逆反影响，故有了"二三度发"。

而这个病例呢，因为三阳卫气的阳气动力已经退守到了胆营区间，也就有了太阳卫气与少阳卫气之间的"汗出热退"。而不再有"二三度发"的出现。

换个角度看，脾营端阴气逆转、卫阳退守了1/2，致使太阴系统手足阳明卫气、厥阴系统手足少阳卫气、少阴系统手足太阳卫气都同步逆转了1/2，"每日上午十时许，恶寒发热，寒多热少"中的"热少"就是三阳卫气游离于阴分外这1/2导致的，而"寒多""骨节酸楚"则是太阳卫气阶段阴气逆行、阳气后撤了1/2导致的。

三阳卫气游离于阴分外1/2，"阳脉不足，阴往乘之"，故阴分向在外的三阳卫气区间逆转了1/2的阴气逆转压力。从"每日上午十时许"到"子夜"期间，则是太阳卫气向少阳卫气顺行推进阶段，由于三阳卫气从阴分退守在外1/2，所以少阳卫气与太阳卫气之间处于逆转蓄积发热阶段。由于太阳卫气、少阳卫气不能向阳明卫气顺行推动1/2的阴气压力，故在太阳卫气与少阳卫气区间形成"汗出热退"的妥协现象。

如果太阳卫气、少阳卫气能够推动这1/2阴气压力进入阳明卫气阶段，则形成阳明卫气与阴分之间的阴阳对冲现象，也就是第12条的"鼻鸣干呕"。

据此来看，如果阴分对三阳卫气施加的1/2阴气逆转压力全部集中在阳明卫气阶段，则是第12条局势。如果这个阴气逆转的压力全部集压到了太阳卫气阶段则是第13条局势。而如果把这个阴气逆转压力积压在了少阳卫气阶段，也就是"三焦营"位置，则有了"三焦营＋脾营"轴线卫阳不及、阴气逆转的"体倦乏力""骨节酸楚""子夜汗出热退"。这一条实际是进一步补充了12条"太阳中风"局势。也就是说，此条应该是桂枝汤主之，而不是"桂枝麻黄各半汤"。

4."药后全身汗出津津，恶寒发热止，胃纳增加"这是桂枝麻黄各半汤对"心营、脾营"区间纠正的结果。"惟劳动时汗出"这是太阳卫气向少阳卫气推动不及的状态，也就是"桂枝麻黄各半汤"中"麻黄"对太阳卫气造成的耗损影响，而不是什么"病后气阴虚损也"。

《临证实验录》自汗（芍药甘草附子汤证）

许某，女，65岁，住城内周家巷。暑天大热，饮冷过多，病头痛发热（体温39℃）。自服阿司匹林片，致大汗淋漓，热虽解，而汗出不止，神疲乏力。因循迁延20余日始找余就诊。

患者面色萎黄，倦怠头晕，汗出如泉，拭之复涌。身不热，体不痛，畏寒唇冷，手足不温，胃纳呆钝，口渴欲饮，二便如常。舌淡红润，脉沉细略数。

综观此病，既非太阳中风证。亦非太阳少阴两感证，有似太阳病汗漏不止之桂枝加附子汤证。其实亦非。乃汗多伤阴，阴损及阳之芍药甘草附子汤证也。拟：

白芍10克　附子10克　炙草10克。一剂症减，二剂痊愈。

按：发热、汗出、恶风、脉象浮缓，为太阳病中风营卫不和也：太阳少阴两感证，以脉微细、但欲寐、无汗恶寒为主症，绝无汗出不止，口渴思饮；桂枝加附子汤证，为太阳病，过汗后，遂漏不止，表邪未解而阳气已伤。三证异于本证者。皆有表邪也。本案为过汗后表邪已解，阳气不固、津液大伤之阴阳两虚证。故遵《伤寒论》"发汗后恶寒者虚故也，芍药甘草附子汤主之"之旨，用之果验。

【解读】

1.《伤寒论》第 20 条"太阳病，发汗，遂漏不止，其人恶风，小便难，四肢微急，难以屈伸者，桂枝加附子汤主之。"第 68 条"发汗病不解，反恶寒者，虚故也，芍药甘草附子汤主之"。

如果只从"大汗淋漓，热虽解，而汗出不止"，"汗出如泉，拭之复涌"这些表现来看，与第 20 条"太阳病，发汗，遂漏不止"应该是一致的。

但如果把第 20 条"其人恶风，小便难，四肢微急，难以屈伸者"与病例中"身不热，体不痛，畏寒唇冷，手足不温。胃纳呆钝，口渴欲饮，二便如常。舌淡红润，脉沉细略数"对比来看，则是完全不同的。

2. 简单来说，第 20 条"其人恶风，小便难，四肢微急，难以屈伸者"这些症状都集中在"小肠营、膀胱营、肾营、心包营"区间。也就是这个区间阳气外泄、阴气逆转的局势。

而这个病例"患者面色萎黄，倦怠"则涉及"脾营 + 三焦营"轴线两端，如果结合"头晕"来看则涉及"三焦营、胆营、肝营"区间的肝营位置。也就是说从这些症状可知阳气不及的状态已经从少阴系统波及了厥阴系统。

"身不热，体不痛"提示"膀胱营、小肠营"区间已经不再有阴阳相争；"畏寒"是"膀胱营、小肠营"区间太阳卫气"开"不及，"唇冷"则是手足阳明卫气不及；"手足不温"是太阳卫气向阴分陷入的状态。"胃纳呆钝"是胃营阳气不及状态；"口渴欲饮"是五苓散局势。"二便如常。舌淡红润"则提示阴分太阴系统阳气妥协、不与阴气相争。从第 62 条"发汗后，身疼痛，脉沉迟者"可知，"脉沉细略数"意味着阳气困在了阴分"心包营、肾营"区间。

第 20 条"太阳病，发汗，遂漏不止"之后阴阳相争的现象都集中在太阳卫气阶段，不涉及阴分之内。而此病例的症状则是三阳卫气向阴分三阴逆转退守的趋势。两者是完全不同的。

《临证实验录》牙痛（芍药甘草附子汤证）

少阴病主症为无热恶寒，脉微细，但欲寐。属全身性虚寒证，多由太阳病传来，或误治后邪陷少阴而致。乡邻陈某，女，30岁。产后伤寒刚愈，外出复感。症见发热恶寒，无汗头痛。西医无先表后里之治则，故不予表散，仅针对便秘一症投硫酸镁泻下，药后发热得退。未几，又见上下牙龈肿痛，口渴思冷。因农村条件所限，冬季难有水果，常食生萝卜取快。视其舌淡少苔，诊其脉沉细略数。

脉症分析：产后脉细略数，系少阴不足；牙龈肿痛、口渴思冷为阳明有余，治宜滋肾阴，泻阳明。拟甘露饮加减之：

生地30克　熟地15克　天冬15克　麦冬15克　黄芩10克　石斛15克杷叶10克　石膏30克。二剂。

二诊：叙称药后发热面赤，烦躁难寐，服药四次，症状一次重似一次。视其倦怠神疲，面色萎黄，齿龈表面色泽淡红，虽肿不焮，亦无脓血。舌质淡白滑嫩，右侧苔白微腻。闻其声音低微，寡言懒语。询知微恶寒，不发热。

但欲寐，头脑空痛，夜间汗出。龈虽肿痛，若含漱热水痛可暂缓。口不苦，亦不渴。切得脉象沉细。

审症察脉，此阴阳两虚证也。前者少阴不足，阳明有余，显属错误诊断。盖产后气血两亏，复又泻下伤阴，阴损及阳，阳不卫外而恶寒，阴不内荣而龈肿。治宜补正扶元，阴阳兼顾。《伤寒论》68条云："发汗病不解，反恶寒者虚故也，芍药甘草附子汤主之。"今虽未汗，然下亦同理也。拟小剂芍药甘草附子汤，以投石问路。

附子6克　白芍6克　炙草4.5克。一剂。

三诊：服后一时许，甚感恶心，欲吐不得，烦躁不安，片刻即能安卧，龈痛略减，知药已中病，原方加量。

附子10克　白芍10克　炙草10克。一剂。

四诊：牙龈肿痛大减，恶寒头痛亦轻，口不干苦，脉较前有力。更增其量。

附子15克　白芍15克　炙草10克。一剂。

五诊：肿痛全消，诸症均失，惟倦怠神疲，拟归脾汤加附子、白芍善后。

按：本案产后气血两虚，复经误下，致阴阳两伤，本应阴阳双补，而惑于牙龈肿痛、口渴思冷予以滋阴清热，以致阳气更虚，出现面赤心烦等虚阳上浮之象。尔后根据症状及误投寒凉之教训予以补阳益阴。先以小剂试之，药后恶心呕吐，乃阴阳相乖，格拒不纳之象，继而安卧无恙，为阴阳交泰，已复平秘之故，遂用重剂而收功。王冰云："益火之源。以消阴翳。"正此之谓也。

真寒假热辨证要领，肿处色淡不红，舌淡白嫩，汗后恶寒。口不苦，不渴，得热痛减。若火热之证，当红热肿痛。脓血腐秽，便干溲赤，舌苔黄腻，脉象滑数；若为阴虚，应五心烦热，不恶寒，舌红少津，口干思饮，脉象细数。临证若详细辨认，不难别也。

【解读】

1.结合病例前后来看，患者"产后伤寒刚愈，外出复感。症见发热恶寒。无汗头痛"兼有"便秘"。

"发热恶寒，无汗头痛"提示太阳卫气阶段"膀胱营、小肠营"区间阴阳对峙。"便秘"应该与"产后"伤及阴分营血有关，也就意味着阳明卫气阶段推进阴气不及。

"发热恶寒，无汗头痛"阴阳对峙矛盾发生在"膀胱营、小肠营、心营、脾营"区间，因为"西医无先表后里之治则，故不予表散"，也就是不是通过"膀胱营、小肠营"顺时针运转得以解决。"仅针对便秘一症投硫酸镁泻下，药后发热得退"则是通过逆转后撤阴分少阴系统、太阴系统来实现阳热外泄。

"泻下"后阴分太阴系统阴气逆转，继而逼迫"胃营、大肠营"手足阳明卫气阻隔于阴分之外，从而"未几，上下牙龈肿痛"。

阳明卫气阶段阴气不及则"口渴"，阳明卫气被迫阻隔于阴分之外则"思冷"。

阴分"心营、脾营"区间阴气逆转侵入、卫阳退守，故"视其舌，色淡少苔"；"泻下"后阴分少阴系统营血顺行不及则"脉细"，阴分太阴系统卫阳向厥阴系统逆转退守则"脉沉"，阳气困在厥阴系统之内则"略数"。

2."拟甘露饮加减之"后进一步逆转压制了阴分太阴系统、厥阴系统卫阳运转，阳明卫气进一步阻隔于阴分之外蓄积则"药后发热面赤"，少阳卫气被阻隔于阴分之外则"烦躁难寐"。

"拟甘露饮加减之"后一方面导致阴分三阴不断阻隔三阳卫气在外逆转蓄积，所以有了"服药四次，症状一次重似一次"的现象；另外一方面则不断消减阴分三阴系统的卫阳运转。脾营卫阳被消减则"视其倦怠神疲"，营血逆转停滞在阳明卫气阶段，则"面色萎黄"。

阳明卫气阶段营血停滞瘀堵在阴分之外，故"齿龈表面色泽淡红，虽肿"；由于此时处于阳明卫气被阻隔在阴分之外的局势，阳热压力不是集中在阴分太阴系统"胃营、大肠营"脉内，所以"虽肿不焮，亦无脓血"。简单来看，此时浮热在阴分之外而不在营脉之内。

"舌质淡白滑嫩"是阴分"心营、脾营"区间卫阳进一步退守、阴气逆转蓄积导致的。"右侧苔白微腻"是指阴气逆转停滞现象已经波及阴分厥阴系统。

"闻其声音低微，寡言懒语"是指阴分卫阳退守到了少阴系统肾营区间，肾营与肺营居于厥阴系统两端，卫阳向肾营退守，继而导致厥阴系统支持肺营不及。

"询知微恶寒，不发热"，提示阴分外三阳卫气已经逆转退守到了太阳卫气阶段"肾营、膀胱营"区间，阳明卫气、少阳卫气已经处于阳气不及状态，而太阳卫气阶段膀胱营形成阴分支持不及的局势。

"但欲寐"提示三阳卫气向阴分少阴"阖"不及，致使阴分少阴系统卫阳不足。

"头脑空痛"是卫阳不能上头的状态。"夜间汗出"提示阴分厥阴系统阴气从少阴系统逆转外泄的局势。

"龈虽肿痛，若含漱热水痛可暂缓"进一步提示阴分太阴系统"胃营、大肠营"进入卫阳不足而营血停滞的状态。

"口不苦"提示阴气停滞的压力没有积压到阴分厥阴系统胆营区间。"亦不渴"提示阴气逆转退守到了阴分三阴系统，太阴系统"胃营、大肠营"已经进入阴气逆转蓄积状态，而不再是阳多阴少状态。

从"脉细略数"发展到"切得脉象沉细"，提示阴分厥阴系统向少阴系统的阳气逆转蓄积也进一步耗损。

3."拟小剂芍药甘草附子汤"后出现"一时许，甚感恶心，欲吐不得，烦躁不安"。这是服"芍药甘草附子汤"后阴分三阴系统卫阳恢复，继而支持三阳卫气顺行运转，阳明卫气阶段"大肠营、胃营"顺行恢复，但被阻隔于阴分之外，故"甚感恶心"。阳明卫气与阴分太阴系统脾营区间处于进出对冲状态，故"欲吐不得"。阳明卫气"阖"阴分少阴受阻，导致少阳卫气向阳明卫气顺行推进不能，故"烦躁不安"。

当阳明卫气能够"阖"入阴分少阴，则带动少阳卫气实现顺行运转，故"片刻即能安卧"。阳明卫气能够阖入阴分少阴，则阴分太阴系统"胃营、大肠营"脉内卫阳恢复，故"龈痛略减，知药已中病，原方加量"，继而实现了"四诊，牙龈肿痛大减，恶寒头痛亦轻，口不干苦，脉较前有力。更增其量"与"五诊，肿痛全消，诸症均失，惟倦怠神疲，拟归脾汤加附子、白芍善后"。

第68条"发汗病不解，反恶寒者，虚故也，芍药甘草附子汤主之"。

第69条"发汗，若下之，病仍不解，烦燥者，茯苓四逆汤主之"。

对"拟小剂芍药甘草附子汤"后出现"一时许，甚感恶心，欲吐不得，烦躁不安"，可以有两个方面给予考虑。从成功案例角度看，这是疾病从逆到顺的恢复扭转过程，这个"一时许"是逆顺之间的必要过渡环节。而从另外一方面看，这个环节可看作是一种误治、误判。从正文分析可知，第68条与第69条是疾病发展演变关系，二者处于两个局势的相邻跨界状态，所以可以产生相互的类似推动。就这个疾病局势来看，"拟小剂芍药甘草附子汤"后形成三阳卫气顺行与阴分阴气停滞相互对冲的矛盾，这个矛盾是因为阴分少阴系统、太阴系统区间阴气逆转停滞导致的。也就是说此时实际已经进入第69条"茯苓四逆汤主之"局势。而继续用"芍药甘草附子汤"之所以能够解决问题，是单方面给予阳气顺行实现的推进过程。

换个角度看，"拟小剂芍药甘草附子汤"后出现"一时许，甚感恶心，欲吐不得，烦躁不安"，这个"小剂量"已经导致如此现象，如果是大量"芍药甘草附子汤"后呢？阴分少阴系统与太阴系统之间阴气停滞的压力不予解除，阴分外三阳卫气力量过强，这种对冲矛盾会更加明显。所以这个"小剂芍药甘草附子汤"是种试探、尝试的应用，而不是对疾病局势的完整认识状态。

从我们习惯的临床认为来说，有效了、问题解决了就算是成功，但如果我们想追问《伤寒论》的本来面目，搞清楚古人对人体到底研究到了何种地步，那么就得如此细致的"吹毛求疵"。而从这个病例逆顺恢复的扭转过程，使我们对第 68 条与第 69 条之间的演变关系有了进一步深入认识。

参考文献

1. 叶橘泉.古本康平本伤寒论[M].长沙：湖南科技出版社，1988.

2. 李培生，刘渡舟.伤寒论[M].北京：人民卫生出版社，1987.

3. 范永升.金匮要略[M].北京：中国中医药出版社，2016.

4. 田代华.灵枢经[M].北京：人民卫生出版社，2005.

5. 田代华整理.黄帝内经素问[M].北京：人民卫生出版社，2005.

6. 尚志钧.《神农本草经》校注[M].北京：学苑出版社，2008

7. (晋) 王叔和.脉经[M].北京：学苑出版社，2014.

8. 杨继洲.针灸大成[M].南宁：广西科学技术出版社，2015.

9. (晋)皇甫谧编集.针灸甲乙经[M].北京：人民卫生出版社，2006.

10. 段玉裁.说文解字注[M].江苏：凤凰出版社，2015.

11. 曹颖甫.经方实验录[M].北京：中国医药科技出版社，2011.

12. 王致谱，农汉才.余无言伤寒论新义[M].福州：福建科技出版社，2015.

13. 鲍艳举.胡希恕伤寒论讲座[M].北京：学苑出版社，2008.

14. 姜元安.经方临证指南[M].天津：天津科学技术出版社，1993.

15. 陈明.刘渡舟临证验案精选[M].北京：学苑出版社，1996.

16. 陈明等.伤寒名医验案精选[M].北京：学苑出版社，1998.

17. 孙百善.桂枝汤治无汗证[J].山东中医杂志，1989(05)：45-46.

18. 范开礼，徐长卿.范中林六经辨证医案选[M].北京：学苑出版社，2007.

19. 闫云科.临证实验录[M].北京：中国中医药出版社，2012.

20. 扁鹊撰.难经[M].北京：中国医药科技出版社，2018.

附　录

附录一　理论延伸说明

有人说笔者创造了一套中医理论，但笔者可以明明白白的告知：这里没有理论。笔者所讨论的、所应用的都是《黄帝内经》《难经》《伤寒论》原封不动的理论，笔者不过是个拿来用的学生。

比如在对《伤寒论》条文的解读中，笔者一直说"阳气不足、阴气逆转侵压""阳气妥协、阴气随之侵入"等之类的讨论，其实不过《伤寒论·辨脉法第一》中"阴脉不足，阳往从之；阳脉不足，阴往乘之"所论。我之前不过懒得读书，所以也就随自己的理解进行解读。相比之下，古人这短短十六个字可谓高雅、上档次、也高明的多。

笔者再提供《伤寒论》一延伸思路，也算是再"创造"一回。

针对前3条的解读，学生总是对"脉浮""脉缓""脉阴阳俱紧"的具体过程提出疑问，虽然有时候就算是解读到我自己都感到骄傲的地步了，但学生还是糊里糊涂，搞得笔者都不知该如何继续解释。无奈之下，也只好拿古人的一些理论来说事儿，或许能够管用。

1. 从《卫气行篇》可知，手太阳卫气是从头走手，而《经脉篇》手太阳小肠经则是从手走头，两者呈现相对运转过程。

2.《难经》六十四难曰："《十变》又言，阴井木，阳井金；阴荥火，阳荥水；阴俞土，阳俞木；阴经金，阳经火；阴合水，阳合土。阴阳皆不同，其意何也？然：是刚柔之事也。阴井乙木，阳井庚金。阳井庚，庚者，乙之刚也；阴井乙，乙者，庚之柔也。乙为木，故言阴井木也；庚为金，故言阳井金也。余皆仿此。"

阴经的"井、荥、俞、经、合"是木、火、土、金、水。阳经的"井、荥、输、经、合"则是金、水、木、火、土。

也就是说，阴经从手向胸是五行生之关系的运转，阳经从手向头也是五行生之关系的运转。并且阳气对阴经处于"克制"地位。

把以上两者关系联系在一起来看，以心经、小肠经为例，心经"井、荥、俞、经、合"其实是小肠经手太阳卫气"从头向手"给予的推动；而小肠经"井、荥、输、经、合"是心经营脉"从胸走手"给予的推动。如此阴经、阳经共同实现了"五行生之关系"。

手太阳卫气"从头走手"抑制心营实现可控运转，所以形成阳经的"五行"对阴经"五行"的相克地位。

足经上阳经与阴经"井、荥、俞、经、合"的"五行相生关系"同手经一致，而足阳经"从头至足"的卫气运转还是实现对阴经的"克制"地位，其目的是实现阳气的顺时针运转。

3.《难经》七十六难曰："何谓补泻？当补之时，何所取气？当泻之时，何所置气？然：当补之时，从卫取气；当泻之时，从荣置气。其阳气不足，阴气有余，当先补其阳，而后泻其阴；阴气不足，阳气有余，当先补其阴，而后泻其阳。营卫通行，此其要也。"《难经》的这段论述就是对上面结论的验证。

4. 有了上面的这些结论，再来看《伤寒论》前三条"脉浮""脉缓""脉阴阳俱紧"的认识。

第1条"太阳之为病"导致"膀胱营、小肠营"手足太阳卫气顺行受限，继而导致足太阳卫气向手太阳卫气的逆转侵压，手太阳卫气从"头至手"运转趋势增加则对阴经"克制"，致使心经阳气进出对冲，故"脉浮"。

第2条"太阳中风"后"膀胱营、小肠营"区间手足太阳卫气形成一致顺时针外泄趋势，从而导致手太阳卫气对心经"克制"减弱，阳经手太阳卫气随营脉阳气顺行外泄，故"浮大而濡"，阴经心经阳气失去"克制"则"浮大而濡"。小肠经与心经不再处于相互"克制"以支持的运转状态，故形成同向的"阴脉与阳脉同等者"，故《伤寒论·辨脉法第一》言"阳脉浮大而濡，阴脉浮大而濡，阴脉与阳脉同等者，名曰缓也"。

《伤寒论·辨脉法第一》言"假令尺脉弱，名曰阴不足，阳气下陷入阴中，则发热"，把这个延伸一下则是"阳气下陷入阴中，则发热"。第3条"伤寒"导致"膀胱营、小肠营"区间逆转蓄积，如果只是在两者之间来回转嫁压力，那么还是"或未发热"，而当"膀胱营、小肠营"阳气逆转下陷入心营中则进入"或已发热"。

《伤寒论·辨脉法第一》言"寸口脉浮而紧，浮则为风，紧则为寒。风则伤卫，寒则伤荣。荣卫俱病，骨节烦疼，当发其汗也。"阳气下陷入阴中，则发热"只是描述了阳气从阳经进入阴经的过程，而与此同时还存在阳气推动阴气进入阴经的过程，阴经则进入阴气瘀堵与阳气瘀堵同时存在的现象，也就有了我们所谓的"浮紧"之类。

第3条的"脉阴阳俱紧"是与"或已发热，或未发热，必恶寒、体痛"、"呕逆"相互对应的，"或已发热，或未发热，必恶寒、体痛"发生在"膀胱营、小肠营、心营"区间的事情，而"呕逆"描述的是"脾营、胃营"的事情，所以"脉阴阳"应该与此严格对应，故此处的"脉阴阳"则有了寸口、人迎的对照结论。

把这些认识继续延伸下去，则《伤寒论》与《难经》可实现完整统一。

附录二　"上帝公式"（欧拉公式）的中医趣味解读

欧拉公式在数学、物理和工程领域都有广泛应用。物理学家理查德·费曼（Richard Phillips Feynman）将欧拉公式称为："我们的珍宝"和"数学中最非凡的公式"。这个公式发表于公元1748年，是把复指数函数与三角函数联系起来的一个公式，即：

$$e^{ix}=\cos x+i\sin x$$

e 为自然常数，i 为虚数，x 则是以弧度为单位的参数（变量）。尤其是当参数 x 等于 π 的时候，就是欧拉恒等式，被誉为上帝公式：

$$e^{\pi x}+1=0$$

如果 x 是随时间线性变化的参数，则可以得到以下三维等径螺旋线，该螺旋线在复平面上的投影是一个圆，投影点在圆上的运动为匀速圆周运动。

这个公式的最大特点是将自然常数 e，圆周率 π，虚数单位 i，自然数 1 以及 0 这五个最基本的数字用两个基本的运算符 + 和 = 连接在了一起。在中医的经脉营卫系统中存有先天与后天的讨论，也存在时间量变因素的参与，还存在十二营脉圆周运转规律，所以从直觉上笔者认为中医理论与此公式可作关联讨论。

1.《道德经》言"道生一、一生二，二生三、三生万物"。二，即"阴"与"阳"的对立关系出现。两者要想产生相互间的运动变化，只能形成你来我往的二维运转。

从"二"转变到"三"，如果这个数字"三"只是个独立的"三"，那么由"三"只能建立起不变的、固定的"三角"稳定关系。因为这个"三"是不能产生运转的，所以生不了万物。

要想"三生万物"，这个"三"必须进入"三阴三阳"模式，也就是其中的每个"一"都得存在"阴阳"的"二维"运转。如此"三"中的每个"一"就都建立了"阴阳"变动。

由于"三"中的每个"一"都建立了"二维运转"，三者之间就建立起相互间的循环变动，继而建立起"圆"的运转轨迹。由于此时"三阴三阳"依然是建立在"二维"运转基础上的，所以这个"圆"实际还处于二维平面状态。

当"三阴三阳"再掺入"手足""上下"这个空间变换因素后则进入手三阴三阳、足三阴足三阳的"六阴六阳"模式。由于有了"上下"空间因素的变化，此时"六阴六阳"就进入三维空间运转状态。

2. 在从"二"变为"三"的过程中，从《内经》经脉营卫理论可知，这个"三"的出现是"卫气"变动导致的，也就是原本"二"中的"阳"分化出了"卫气"与"卫阳"两种阳气变化因素。

换言之，如果"二"中的这个"阳"不产生"动"，那么他只能继续处于"二维"状态，而这个变动的"阳"则是卫气。由此看来，要想形成"二生三"是由"卫气"这个因素决定的。我们把这个"卫气"变动因素定义为"e"，也就是人气常变之数。

3. 从前面解释可知，"二生三"之后"三"是需要建立"六阴六阳"模式才能进入"生万物"的三维空间阶段。从太极模式图可知，"六阴六阳"运转已经进入阴阳太极模式，也就是"圆"运动，而"圆"的变动常数则是"π"。

4.《内经》《伤寒论》是"时空医学"。简单来说，"空间"即人体自身经脉营卫体系，也就是人体变化的具体空间定位。"时间"则是古人定义的百刻度之变化，当然你也可以对这个时间进行无限划分，这个数可视为"i"。也就是说，人体进入"六阴六阳"空间运转后，则进入另外一个因素的参与，即"时间"。

如此形成"二生三"实现过程中"阳动"的卫气变动因素"e"，"三"之数建立后圆周运转轨迹的变动因素"π"，"三生万物"后又生出的时间变动因素"i"。由此建立起以卫气"e"按照"π"参数进行"i"运转的无限"时空"运转过程。即上面所言"三维等径螺旋线"模式。

5. 从"二生三，三生万物"是无限向外扩延的过程，这是后天；而"道生一"的"一"则是先天，如此形成"正"与"负"的相对。当先天"+1"与后天"-1"进行完美中间契合时，才能回归"道"，即"0"。

6.《灵枢·五十营》黄帝曰："余愿闻五十营奈何？岐伯答曰：天周二十八宿，宿三十六分；人气行一周，千八分，日行二十八宿。人经脉上下左右前后二十八脉，周身十六丈二尺，以应二十八宿，漏水下百刻，以分昼夜。故人一呼脉再动，气行三寸，呼吸定息，气行六寸；十息，气行六尺，日行二分。二百七十息，气行十六丈二尺，气行交通于中，一周于身，下水二刻，日行二十五分。五百四十息，气行再周于身，下水四刻，日行四十分。二千七百息，气行十周于身，下水二十刻，日行五宿二十分。一万三千五百息，气行五十营于身，水下百刻，日行二十八宿，漏水皆尽脉终矣。所谓交通者，并行一数也。故五十营备，得尽天地之寿矣，凡行八百一十丈也"。

《难经》一难曰："十二经皆有动脉，独取寸口，以决五脏六腑死生吉凶之法，何谓也？然：寸口者，脉之大会，手太阴之脉动也。人一呼脉行三寸，一吸脉行三寸，呼吸定息，脉行六寸。人一日一夜，凡一万三千五百息，脉行五十度，周于身。漏水下百刻，营卫行阳二十五度，行阴亦二十五度，为一周也，故五十度复会于手太阴。寸口者，五脏六腑之所终始，故法取于寸口也。"

"人一日一夜，凡一万三千五百息"，而"脉行五十度"，13500/50=270；"人经脉上下左右前后二十八脉，周身十六丈二尺，以应二十八宿，漏水下百刻，以分昼夜"，270/100=2.7。

这个"一万三千五百"确定数字的出现，无论从人体任何一个实际变化角度看，它都肯定不应该是个确定值，也无论如何是不可能具体数出来的。但通过"漏水下百刻，营卫行阳二十五度，行阴亦二十五度，为一周也"的中间换算最终落在了"2.7"这个确定数字上。

到底是这个"2.7"决定了"一万三千五百"数字的出现，还是这个"一万三千五百"数字决定了"2.7"的出现？

这通篇内容到底是在强调这个"一万三千五百"的确定总数，还是目的要给出这个"2.7"的最小结果？

在所有的自然数、小数、有理数、无理数当中，这个"2.7"显得太过突兀。符号 e，自然常数，是一个无限不循环小数，且为超越数，其值约为 2.718281828459045。

这是纯粹的巧合吗？

结　语

《伤寒论》前70条是其背后理论的第一层次讨论，这个阶段所有疾病局势变化都是以阳气变化为主导，阴气变化随之，形成阳退阴进的演变。从71条"五苓散"开始则进入阴气与阳气双方面联动耗损变化的局势，总纲图理论则进入第二层次讨论。

本书通过这前70条的解读，有三个目的：首先，从条文关系、经方剂量、方证对应联系中给出条文的完整论证说明，让读者明白《伤寒论》文字背后存在一套可以"一以贯之"的、完整的、严谨的理论体系，而不是随意的临床经验记录。中医是成熟的理论医学，而不是经验医学。

第二，《伤寒论》就像是一系列人体数学猜想，张仲景给出了"命题"，也告知了"结论"，但并没有给出中间具体讨论过程。通过这前70条的解读，我们可以明确体会到这个中间过程是真实存在的。由于"命题"与"结论"告知相对容易，而中间过程是个严密的逻辑推演换算历程，所以用语言文字去具体表述非常困难。张仲景要完善的是《伤寒论》这个理论体系，而不是给予他人证明，所以这个中间过程也就随之跨越过去，而《伤寒论》实际上已经给出了张仲景的所有思考结果，并没有任何藏私。

第三，上下条文之间的逻辑演变关系、经方剂量的设定，以及临床症状的经脉定位，都可以证明《伤寒论》是有规有矩的严密人体医学理论，是不允许人们唯心的天马行空、任意妄为。而我们对《伤寒论》的学习，也得像走路一样，需要一步一个脚印的、脚踏实地的走下去，中间任何一个环节的投机、取巧、自作聪明，这个背后真相都将被轻而易举的绕过、错过。

愿与同道共勉，为《伤寒论》的发扬光大共同努力！